HULIXUE CAOZUO GUIFAN
YU LINCHUANG SHIJIAN

护理学操作规范与临床实践

主 编 赵利英 王秀霞 赵永艳 等

U0338644

中国海洋大学出版社
CHINA OCEAN UNIVERSITY PRESS
·青 岛·

图书在版编目（CIP）数据

护理学操作规范与临床实践 / 赵利英等主编. — 青岛：中国海洋大学出版社,2018.11

ISBN 978-7-5670-1375-9

Ⅰ.①护… Ⅱ.①赵… Ⅲ.①护理—技术操作规程Ⅳ.①R472-65

中国版本图书馆CIP数据核字(2018)第261637号

出版发行	中国海洋大学出版社			
社　　址	青岛市香港东路23号	**邮政编码**	266071	
出 版 人	杨立敏			
出 版 人	http://www.ouc-press.com			
电子信箱	369839221@qq.com			
订购电话	0532-82032573（传真）			
责任编辑	王积庆	**电　　话**	0532-85902349	
印　　制	济南大地图文快印有限公司			
版　　次	2018年11月第1版			
印　　次	2018年11月第1次印刷			
成品尺寸	210mm×285mm			
印　　张	9.75			
字　　数	332千			
印　　数	1~1000			
定　　价	108.00元			

发现印装质量问题，请致电15020003333，由印刷厂负责调换。

前　言

　　随着医学模式的转变，护理学已经成为现代医学的重要组成部分。我们在总结国家级规划教材建设经验的基础上，与国内多所医院的护理专家共同探讨商榷，结合创新型护理人才培养目标，吸取护理教育发展成果，迎合新时期护理人才的需要，共同编写了本书。

　　本书重点讲述了临床各科常见病的护理内容，详细阐述了各专科疾病的护理操作规范及临床实践，内容上力求先进性和科学性，突出实用性，希望能成为广大护理同仁的一本工具书。参编的各位作者紧密结合国家医疗卫生事业的最新进展，紧跟国际护理学发展的步伐，贴近护理工作实际，参考了大量的护理学文献，去粗取精，去伪存真，为护理工作增添了新观点和新内容。

　　在编写的过程中，由于作者较多，写作方式和文笔风格不一，再加上编者时间和篇幅有限，难免存在疏漏和不足之处，望广大读者提出宝贵意见和建议，以便再版时修订，谢谢。

编　者
2018 年 8 月

目　　录

第一章

常规护理

第一节 新型采血法

一、一次性定量自动静脉采血器采血法

一次性定量自动静脉采血器,用于护理和医疗检测工作,与注射器采血相比较,可预防交叉感染,特别是有各种已配好试剂的采血管,这不仅减少了化验和护理人员配剂加药工作量,而且可避免差错发生。

（一）特点

1. 专用性。专供采集静脉血样标本用。血液可直接通过胶管吸入负压贮血管内。血液完全与外界隔离,避免了溶血和交叉感染,提高了检测的准确度。

2. 多功能。已配备各种抗凝剂、促凝剂,分别适用于各种检验工作。改变了长期以来存在的由于检验、护理人员相关知识不协调,导致试剂成分与剂量不规范,影响检测效果的现状。

3. 高效率。一次性定量自动静脉采血器不需人力拉引,不需另配试管、试剂和注射器,可一针多管采取血样标本,还可一针多用,采完血不必拔出针头又可输液,是注射器采血时间的三分之二。从而大大减轻了护理、检验人员的劳动强度和患者的痛苦,也不会因反复抽注造成溶血。

（二）系列采血管

1. 普通采血管。

（1）适应检测项目:①血清电解质钾、钠、氯、钙、磷、镁、铁、铜离子测定;②肝功能、肾功能、总蛋白、A/G 比值、蛋白电泳、尿素氮、肌酐、尿酸、血脂、葡萄糖、心肌酶、风湿系列等生化测定;③各种血清学、免疫学等项目测定。如:抗"O"、RF、ALP、AFP、HCG、ANA、CEA、Ig、T_3、T_4、补体 C_3、肥达试验、外斐试验及狼疮细胞检查等。

（2）采集方法:在接通双针头后至采血完毕,将贮血管平置、送检。

2. 3.8％枸橼酸钠抗凝采血管。

（1）适用检测项目:魏氏法血细胞沉降率测定专用。

（2）在接通双针头后至采血完毕,将贮血管轻轻倒摇动 4~5 次,使抗凝剂充分与血液混匀,达到抗凝的目的后送检。

3. 肝素抗凝采血管。

（1）适用检测项目:血流变学测定（采血量不少于5ml）,红细胞比,微量元素检测。

（2）采集方法:接通双针头后至采血完毕,将采血管轻轻抖动 4~5 次,使抗凝剂充分与血液混匀,达到抗凝的目的后送检。

注意:本采血管不适用作酶类测定。

4. EDTA（乙二胺四乙酸）抗凝采血管。

（1）适用检测项目：温氏法血沉及血细胞比容检查，全血或血浆生化分析，纤维蛋白原测定，各种血细胞计数、分类及形态观察，贫血及溶血，红细胞病理、血红蛋白检查分析。

（2）采集方法：同肝素抗凝采血管。

5. 草酸钠抗凝采血管。

（1）适应检测项目：主要用于凝血现象的检查测定。

（2）采集方法：同肝素抗凝采血管。

（三）使用方法

（1）检查真空试管密封是否完好，观察试管密封胶塞的顶部是否凹平，如果凸出则说明密封不合格，需更换试管。

（2）按常规扎上止血带，局部皮肤消毒。

（3）取出小包装内双针头，持有柄针头，取下针头保护套，刺入静脉。

（4）见到小胶管内有回血时，立即将另端针头（不需取下针头套）刺入贮血管上橡胶塞中心进针处，即自动采血。

（5）待达到采血量时，先拔出静脉上针头，再拔掉橡皮塞上的针头，即采血完毕（如果需多管采血时，不需拔掉静脉上针头，只需将橡胶塞上针头拔出并刺入另一贮血管即可）。

（6）如需抗凝血，需将每支贮血管轻轻倒摇动 4~5 次，使血液与抗凝剂完全混匀后，平置送检。如不需抗凝的血，则不必倒摇动，平置送检即可。

（四）注意事项

（1）包装破损严禁使用。

（2）一次性使用后销毁。

（3）环氧乙烷灭菌，有效期两年。

二、小静脉逆行穿刺采血法

常规静脉取血，进针的方向与血流方向一致，在静脉管腔较大的情况下，取血针的刺入对血流影响不明显。如果穿刺的是小静脉，血流就会被取血穿刺针阻滞，针头部位就没有血流或血流不畅，不容易取出血来。小静脉逆行穿刺采血法的关键是逆行穿刺，也就是针头指向远心端，针头迎着血流穿刺，针体阻止血液回流，恰好使针头部位血流充盈，更有利于取血。

1. 操作方法。

（1）选择手腕、手背、足腕、足背或身体其他部位充盈好的小静脉。

（2）常规消毒，可以不扎止血带。

（3）根据取血量选用适宜的一次性注射器和针头。

（4）针头指向远心端，逆行穿刺，针头刺入小静脉管腔 3~5mm，固定针管，轻拉针栓即有血液进入针管。

（5）采足需要血量后，拔出针头，消毒棉球按压穿刺部位。

2. 注意事项。

（1）尽可能选择充盈好的小静脉。

（2）可通过按压小静脉两端仔细鉴别血液流向。

（3）注射器不能漏气。

（4）固定针管要牢，拉动针栓要轻，动作不可过大。

（5）本方法特别适用于肥胖者及婴幼儿静脉取血。

三、细小静脉直接滴入采血法

在临床护理中，对一些慢性病患者特别是消耗性疾病的患者进行常规静脉抽血采集血标本时，常因针管漏气、小静脉管腔等原因导致标本溶血,抽血不成功。给护理工作带来很大麻烦。而细小静脉直接滴入采血法,不仅能减轻患者的痛苦,而且还能为临床提供准确的检验数据。

1. 操作方法。

(1)选择手指背静脉、足趾背浅静脉、掌侧指间小静脉。

(2)常规消毒:在所选用的细小静脉旁或上方缓慢进针,见回血后立即用胶布将针栓固定,暂不松开止血带。

(3)去掉与针栓相接的注射器,将试管接于针栓下方约1cm处,利用止血带的阻力和静脉本身的压力使血液自行缓缓沿试管壁滴入至所需量。

(4)为防凝血,可边接边轻轻旋转试管,使抗凝剂和血液充分混匀。

(5)操作完毕,松止血带,迅速拔出针头,用棉签压住穿刺点。

2. 注意事项。

(1)选血管时,不要过分拍挤静脉或扎止血带过久,以免造成局部淤血和缺氧,致使血液成分遭破坏而致溶血。

(2)进针深浅度适宜,见回血后不要再进针。

(3)固定头皮针时,动作要轻柔,嘱患者不要活动,以保证滴血通畅。

(4)此方法适用于急慢性白血病、肾病综合征和消化道癌症等患者。

四、新生儿后囟采血法

在临床护理中,给新生儿特别是早产儿抽血采集血标本时,常因血管细小,管腔内血液含量相对较少而造成操作失败,以致延误诊断和抢救时机,后囟采血法是将新生儿或2~3个月以内未闭合的后囟作为采集血标本的部位,这种方法操作简便,成功率高,安全可靠。

1. 操作方法。

(1)穿刺部位在后囟中央点,此处为窦汇,是头颈部较大的静脉腔隙。

(2)患儿右侧卧位,面向操作者,右耳下方稍垫高,助手固定患儿头及肩部。

(3)将后囟毛发剃净,面积为5~8cm²,用2.5%碘酒消毒皮肤,75%酒精脱碘。用同样的方法消毒操作者左手示指,并在后囟中央点固定皮肤。

(4)右手持注射器,中指固定针栓,针头斜面向上,手及腕部紧靠患儿头(作为固定支点),针头向患儿口鼻方向由后囟中央点垂直刺入进针约0.5cm,略有落空感后松开左手,试抽注射器活塞见回血,抽取所需血量后拔针,用消毒干棉签按压3~5分钟,不出血即可。

2. 注意事项。

(1)严格无菌操作,消毒皮肤范围应广泛,避免细菌进入血液循环及颅内引起感染。

(2)对严重呼吸衰竭,有出血倾向,特别是颅内出血的患儿禁用此方法。

(3)进针时右手及胸部应紧靠患儿头部以固定针头,避免用力过度进针太深而刺伤脑组织。

(4)进针后抽不到回血时,可将针头稍进或稍退,也可将针头退至皮下稍移位后再刺入,切忌针头反复穿刺,以防感染或损伤脑组织。

(5)操作过程中,严密观察患儿的面色、呼吸,如有变化立即停止操作。

五、脐带血采集方法

人类脐带血含有丰富的造血细胞,具有不同于骨髓及外周血的许多特点,这种通常被废弃的血源,可提供相当数量的造血细胞,用于造血细胞移植。脐带血还可提供免疫球蛋白,提高机体免疫力,因而近年来,人脐带血已开始应用于临床并显示出广泛的应用前景。

1. 操作方法。

(1)在胎儿着冠前,按无菌操作规程的要求准备好血袋和回输器,同时做好采血的消毒准备。

(2)选择最佳采集时间,在避免胎儿窒迫的前提下,缩短第二产程时间,胎盘剥离之前是理想的采集时机。

（3）胎儿娩出后立即用碘酒、酒精消毒脐轮端以上脐带约 10cm，然后用两把止血钳夹住脐带，其中一把止血钳用钳带圈套好，距脐轮 1cm 处夹住脐带，另一把钳与此相距 2cm，并立即用脐带剪断脐。

（4）迅速选择母体端脐带血管暴起处作为穿刺部位，采血，收集脐带血适量后，再用常规消毒方法严格消毒回输器与血袋连接处，立即封口形成无菌血袋。

（5）采集后留好血交叉标本，立即送检、储存，冷藏温度为 −4℃，保存期 10 天。

2. 注意事项。

（1）采集的对象应是各项检验和检查指标均在正常范围的产妇。

（2）凡甲肝、乙肝、丙肝患者，不得采集；羊水Ⅲ°污染及羊水中有胎粪者，脐带被胎粪污染者不采集；早产、胎盘早剥、前置胎盘、孕妇贫血或娩出呼吸窘迫新生儿的产妇不采集。

（3）脐带血的采集，应选择素质好、责任心强、操作技术熟练的护士专人负责，未经培训者不得上岗。

（4）严格把好使用检查关，脐带血收集后，须由检验科鉴定脐带血型。使用时须与受血者做交叉配血试验，血型相同者方可使用。

第二节　注射新方法

各种药物进行肌内注射时，都可采用乙型注射法。此法简便易行，可减少患者注射时疼痛，特别是可显著减轻其注射后疼痛，尤其适用于需长时间接受肌内注射者。

一、常规操作

1. 操作方法。

（1）常规吸药后更换一无菌针头。

（2）选取注射部位，常规消毒皮肤，用左手将注射部位皮肤、皮下组织向一侧牵拉或向下牵拉，用左手拇指和食指拔掉针头帽，其余各指继续牵拉皮肤。

（3）右手将注射器内空气排尽后，刺入注射部位，抽吸无回血后注入药液，注射完毕立即拔针，放松皮肤，使得药液封闭在肌肉组织内。

2. 注意事项。

（1）如注射右旋糖酐铁时，注药完毕后需停留 10 秒后拔出针头，放松皮肤及皮下组织。

（2）禁止按摩注射部位，以避免药物进入皮下组织产生刺激而引起疼痛。

二、水肿患者的静脉穿刺方法

临床工作中，水肿患者由于肢体肿胀，看不到也触及不到静脉血管，患者需要静脉注射或滴注治疗时，就会遇到困难，现介绍一种简便方法。

用两条止血带，上下相距约 15cm，捆扎患者的肢体，肢体远端一条最好选用较宽的止血带，捆在患者的腕部、肘部或踝部。捆扎 1 分钟后，松开下面一条止血带，便在此部位看到靛蓝色的静脉，行静脉穿刺。

该方法亦适用于因肥胖而难以进行静脉穿刺的患者。

三、小静脉穿刺新法

患者因长期输液或输入各种抗癌药物，血管壁弹性越来越差，血管充盈不良，给静脉穿刺带来很大困难。此时如能有效利用小静脉，既可减轻患者痛苦，又能使较大血管壁弹性逐渐恢复。

其方法是：用棉签蘸 1% 硝酸甘油均匀涂在患者手背上，然后用湿热小毛巾置于拟输液部位 3 分钟左右，表浅小静脉迅速充盈，此时可进行静脉穿刺。因湿热毛巾外敷促使血管扩张，并可增加硝酸甘油的渗透作用，而硝酸甘油具有扩张局部静脉作用。

此方法适用于慢性衰竭及末梢循环不良者，静脉不清晰的小儿患者，长期静脉输液或输入刺激性药物后血管硬化者，休克患者，术前需紧急输入液体但静脉穿刺困难而局部热敷按摩无效者。

四、氦氖激光静脉穿刺新方法

氦氖激光治疗仪是采用特定波长的激光束，通过光导纤维置入人体血管内对血液进行净化照射的仪器。氦氖激光在治疗时是通过静脉穿刺来完成的。如采用激光套管针进行静脉穿刺，易造成穿刺失败，如改用9号头皮针进行静脉穿刺，取代套管针，不仅节省原材料，还能减轻患者痛苦。

1. 操作方法。

（1）首先接通电源，打开机器开关，根据需要调节功率，一般在1.5～2.2mV，每次照射60～90分钟。

（2）将激光针用2%戊二醛溶液浸泡30分钟后取出，用0.1%肝素盐水冲洗，以免戊二醛溶液损伤组织细胞。

（3）将9号头皮针末端硅胶管部分拔掉，留下带有约1cm长塑料部分的针头。将激光针插入头皮针腔内，安置于纤维管前端的针柄上拧紧螺帽。

（4）选择较粗直的肘正中静脉、头静脉或手背静脉、大隐静脉，将脉枕放在穿刺部位下于穿刺点上方约6cm处，扎紧止血带。

（5）常规消毒，针尖斜面向上使穿刺针与皮肤成15°，刺入皮下再沿静脉走向潜行刺入静脉将激光针稍向外拉，见头皮针末端的塑料腔内有回血后，再轻轻送回原处。

（6）松止血带，胶布固定，将复位键打开使定时键为0并计时。

2. 注意事项。

（1）每次治疗应随时观察病情变化，如患者出现兴奋、烦躁不安，心慌等可适当调节输出功率，缩短照射时间。

（2）为防止突然断电不能准确计时，应采用定时键与其他计时器同时计时。

（3）治疗结束后关闭电源，将头皮针和激光针一起拔出。将激光针用清水清洗干净后浸泡于2%戊二醛溶液中待用。

五、冷光乳腺检查仪用于小儿静脉穿刺

小儿静脉穿刺一直沿用着凭肉眼及手感来寻找静脉的方法。由于小儿皮下脂肪厚，皮下静脉细小，尤其伴有肥胖、水肿、脱水时静脉穿刺较为困难。冷光乳腺检查仪不仅能把乳腺肿物的大小、透光度显示出来，还能清晰地显示出皮下静脉的分布走行。应用乳腺检查仪，可大大加快寻找静脉的速度，尤其能将肉眼看不到、手摸不清的静脉清晰地显示出来，提高了穿刺成功率。特别是为危重病儿赢得了抢救时间，提高了护士的工作效率，可减轻患儿不必要的痛苦，取得家长的信任和支持，密切护患关系。

1. 操作方法。

（1）四肢静脉的选择：按常规选择好穿刺部位，以手背静脉为例，操作者左手固定患儿手部，右手将冷光乳腺检查仪探头垂直置于患儿掌心，让光束透射手掌，推动探头手柄上的滑动开关，调节光的强度，便可把手背部静脉清晰地显示出来，选择较大的静脉行常规消毒穿刺。

（2）头皮静脉的选择：按常用穿刺部位，以颞静脉为例，首先在颞部备皮，操作者以左手固定患儿头部，右手将探头垂直抵于颞部皮肤，移动探头并调节光的强度，可在探头周围形成的透射区内寻找较粗大的静脉，常规消毒穿刺。

2. 注意事项。

（1）调节光的强度应由弱到强，直到显示清晰。

（2）四肢静脉以手背静脉、足背静脉效果最佳。

六、普通头皮针直接锁骨下静脉穿刺法

在临床危重患者的抢救中，静脉给药是抢救成功的最可靠的保证，特别是危重婴幼儿患者，静脉通道能否尽快建立成为抢救成功与否的关键。对于浅表静脉穿刺特别困难者，以往大多采用传统的静脉切开法或较为先进的锁骨下静脉穿刺法，但这两种方法难度较高，且又多用于成年患者，用普通头皮针直接锁骨下静脉穿刺，便可以解决这一难题。

1. 操作方法。

（1）定位。①体位：患者取仰卧位，枕垫于肩下，使颈部充分暴露；②定点：取锁骨的肩峰端与胸锁关节连线的内1/3作为进针点；③定向：取胸骨上端与喉结连线的1/2处与进针点连线，此线为进针方向。

（2）进针。将穿刺部位做常规消毒，在定点上沿锁骨下缘进针，针尖朝进针方向，进针深度视患儿年龄的大小、体质的胖瘦而定，一般为2.0~2.5cm左右，见回血后再继续进针2~3mm即可。

（3）固定。针进入血管后保持45°左右的斜度立于皮肤上，所以固定前应先在针柄下方支垫少许棉球，再将胶布交叉贴于针柄及皮肤上以防针头左右摆动，将部分输液管固定在皮肤上，以防牵拉输液管时引起针头移位或脱落。

2. 注意事项。

（1）输液期间尽量减少活动，若行检查、治疗及护理时应注意保护穿刺部位。

（2）经常检查穿刺部位是否漏液，特别是穿刺初期，按压穿刺部位周围有无皮下气肿及血肿。

（3）在排除原发性疾病引起的呼吸改变后，应注意观察患儿的呼吸频率、节律是否有改变，口唇是否有发绀现象。因锁骨下静脉的后壁与胸膜之间的距离仅为5~7mm，以防针尖透过血管，穿破胸膜，造成血胸、气胸。

（4）拔针时，用无菌棉球用力按压局部3~5分钟以上，以免因局部渗血而形成皮下血肿，影响患儿的呼吸及再次注射。若需保留针头，其方法与常规浅表静脉穿刺保留法相同。

七、高压氧舱内静脉输液法

高压氧舱内静脉输液，必须保持输液瓶内外压力一致，如果产生压差，则会出现气、液体均流向低压区，而发生气泡、液体外溢等严重后果。若将密闭式输液原通气方向改变，能较好地解决高压氧舱内静脉输液的排气，保持气体通畅，使输液瓶内与舱内压力一致，从而避免压差现象。

1. 操作方法。

（1）患者静脉输液时，全部使用塑料瓶装，容量为500ml的静脉用液体。

（2）取一次性输液器，按常规操作为患者静脉输液，操作完毕，将输液瓶倒挂于输液架。

（3）用碘酒消毒该输液瓶底部或侧面（距液面5cm以上）。

（4）将密闭式输液瓶的通气针头从下面的瓶口处拔出，迅速插入输液瓶底部或侧面已消毒好的部位，使通气针头从瓶口移至瓶底，改变原来的通气方向。

（5）调节墨菲滴管内液面至1/2高度，全部操作完成，此时患者方可进入高压氧舱接受治疗。

2. 注意事项。

（1）舱内禁止使用玻璃装密闭式静脉输液。

（2）使用三通式静脉输液器时，需关闭通气孔，按上述操作方法，在瓶底或瓶侧插入一个18号粗针头即可。

（3）使用软塑料袋装静脉输液时，需夹闭原通气孔，按上述操作方法，在塑料袋顶端刺入一个18号粗针头，即可接受高压氧治疗。

八、静脉穿刺后新型拔针法

在临床中静脉穿刺拔针时，通常采用左凤林、王艳兰、韩斗玲主编的《基础护理学》（第2版）教

材中所介绍的"用干棉签按压穿刺点，迅速拔出针头"的方法（下称旧法），运用此法操作，患者血管损伤和疼痛明显。如果将操作顺序调换为"迅速拔出针头，立即用干棉签按压穿刺点"（下称新法），可使患者的血管损伤和疼痛大为减轻。

经病理学研究和临床实验观察，由于旧法拔针是先用干棉签按压穿刺点，后迅速拔出针头，锋利的针刃是在压力作用下退出血管，这样针刃势必会对血管造成机械性的切割损伤，致血管壁受损甚至破裂。在这种伤害性刺激作用下，可释放某些致痛物质并作用于血管壁上的神经末梢而产生痛觉冲动。由于血管受损，红细胞及其他血浆成分漏出管周，故出现管周淤血。由于血管内皮损伤，胶原暴露，继发血栓形成和血栓机化而阻塞管腔。由于血管壁损伤液体及细胞漏出，引起管周大量结缔组织增生，致使管壁增厚变硬，管腔缩小或闭塞，引起较重的病理变化。

新法拔针是先拔出针头，再立即用干棉签按压穿刺点。针头在没有压力的情况下退出管腔，因而减轻甚至去除了针刃对血管造成的机械性切割损伤，各种病理变化均较旧法拔针轻微。

九、动脉穿刺点压迫止血新方法

目前，介入性检查及治疗已广泛地应用于临床，术后并发皮下血肿者时有发生，尤以动脉穿刺后多见。其原因主要是压迫止血方法不当，又无直观的效果判断指标。如果采用压迫止血新方法，可有效地预防该并发症的发生。

其方法是，当动脉导管及其鞘拔出后，立即以左手食、中二指并拢重压皮肤穿刺口靠近心端2cm左右处即动脉穿刺口处，保持皮肤穿刺口的开放，使皮下积血能及时排出，用无菌纱布及时擦拭皮肤穿刺口的出血（以防凝血块形成而过早被堵住）。同时调整指压力量直至皮肤穿刺口无持续性出血则证明指压有效，继续压迫15~20分钟，先抬起两指少许，观察皮肤穿刺口无出血可终止压迫，再以弹性绷带加压包扎。

十、动、静脉留置针输液法

动、静脉留置针输液是近几年兴起的一种新的输液方法。它选择血管广泛，不易刺破血管形成血肿，能多次使用同一血管，维持输液时间长，短时间内可输入大量液体，是烧伤休克期、烧伤手术期及术后维持输液的理想方法。

1. 操作方法。

（1）血管及留置针的选择：应选择较粗且较直的血管。血管的直径在1cm左右，前端有一定弯曲者也可。一般选择股静脉、颈外静脉、头静脉、肘正中静脉、前臂浅表静脉、大隐静脉，也可选择颞浅静脉、额正中静脉、手背静脉等。留置针选择按血管粗细、长度而定。股静脉选择16G留置针，颈外静脉、头静脉、肘正中静脉、前臂浅表静脉、大隐静脉可选用14~20G留置针，其他部位宜选用18~24G留置针。

（2）穿刺方法：进针部位用1%普鲁卡因或利多卡因0.2ml行局部浸润麻醉约30秒后进针，进针方法同一般静脉穿刺，回血后将留置针外管沿血管方向推进，外留0.5~2.0cm。左手按压留置针管尖部上方血管，以免出血或空气进入，退出针芯、接通输液。股静脉穿刺在腹股沟韧带股动脉内侧采用45°角斜刺进针，见回血后同上述穿刺方法输液，但股静脉穿刺因其选择针体较长，操作时应戴无菌手套。

（3）固定方法：①用3M系列透明粘胶纸5cm×10cm规格贴于穿刺部位，以固定针体及保护针眼，此法固定牢固、简便，且粘胶纸有一定的伸缩性，用于正常皮肤关节部位的输液，效果较好；②缝合固定：将留置针缝合于局部皮肤上，针眼处用棉球加以保护，此方法多用于通过创面穿刺的针体固定或躁动不安的患者；③采用普通医用胶布同一般静脉输液，多用于前臂、手背等处小静脉。

2. 注意事项。

（1）行股静脉穿刺输液时应注意以下几点：①因股静脉所处部位较隐蔽，输液过程中要注意观察局部有无肿胀，防止留置针管脱出致液体输入皮下；②因血管粗大，输液速度很快，应防止输液过快或液体走空发生肺水肿或空气栓塞；③若回血凝固，管道内所形成的血凝块较大，应用 5～10ml 无菌注射器接于留置针局部将血凝块抽出，回血通畅后接通输液，若抽吸不出，应拔除留置针，避免加压冲洗管道，防止血凝块脱落导致血栓栓塞；④连续输液期间每日应更换输液器 1 次，针眼周围皮肤每日用碘酒、酒精消毒后针眼处再盖以酒精棉球和无菌纱布予以保护。

（2）通过创面穿刺者，针眼局部每日用 0.2% 氯己定液清洗 2 次，用油纱布及无菌纱布覆盖保护，若局部为焦痂每日可用 2% 碘酒涂擦 3～4 次，针眼处用碘酒棉球及无菌纱布保护。

（3）对前端血管发红或局部液体外渗肿胀者应立即予以拔除。

（4）留置针管同硅胶导管，其尖端易形成血栓，为侵入的细菌提供繁殖条件，故一般保留 3～7 天。若行痂下静脉穿刺输液，保留时间不超过 3 天。

十一、骨髓内输注技术

骨髓内输注是目前欧美一些国家小儿急救的一项常规技术。小儿急救时，常因中央静脉插管困难及静脉切开浪费时间，休克导致外周血管塌陷等原因而无法建立静脉通道，采用骨髓内输注法进行急救，安全、省时、高效。因长骨有丰富的血管网，髓内静脉系统较为完善，髓腔由海绵状的静脉窦隙网组成，髓窦的血液经中央静脉管回流入全身循环。若将髓腔视为坚硬的静脉通道，即使在严重休克时或心脏停搏时亦不塌陷。当然，骨髓内输注技术并不能完全取代血管内输注，只不过为血管内输注技术一项有效的补充替代方法，仅局限于急救治疗中静脉通路建立失败而且适时建立通路可以明显改善预后的患者。

1. 适应证和禁忌证。心脏停搏、休克、广泛性烧伤、严重创伤以及危及生命的癫痫持续状态的患者，可选择骨髓内输注技术。患有骨硬化症、骨发育不良症、同侧肢体骨折的患者，不宜采用此技术，若穿刺部位出现蜂窝织炎，烧伤感染或皮肤严重撕脱则应另选它处。

2. 操作方法。

（1）骨髓穿刺针的选择：骨髓内输注穿刺针采用骨髓穿刺针、15～18 号伊利诺斯骨髓穿刺针或 Sur－Fast（美国产）骨髓穿刺针。18～20 号骨髓穿刺针适用于 18 个月以下婴幼儿、稍大一些小儿可采用 13～16 号针。

（2）穿刺部位的选择：最常用的穿刺部位是股骨远端和胫骨远、近端，多数首选胫骨近端，因其有较宽的平面，软组织少，骨性标志明显，但 6 岁以上小儿或成人常因该部位厚硬，穿刺难而选择胫骨远端（内踝）。胫骨近端为胫骨粗隆至胫骨内侧中点下方 1～3cm，胫骨远端为胫骨内侧内踝与胫骨干交界处，股骨远端为外踝上方 2～3cm。

（3）穿刺部位常规消毒，固定皮肤，将穿刺针旋转钻入骨内，穿过皮质后，有落空感，即进入了髓腔。确定针入髓腔的方法为，接注射器抽吸有骨髓或缓慢注入 2～3ml 无菌盐水，若有明显阻力则表示针未穿过皮质或进入对侧皮质。

（4）针入髓腔后，先以肝素盐水冲洗针，以免堵塞，然后接输液装置。

（5）输注速度：液体从髓腔给药的速度应少于静脉给药。内踝部常压下 13 号针头输注速度为 10ml/min，加压 40kPa 为 41ml/min。胫骨近端输注速度 1 130ml/h，加压情况下可达常压下 2～3 倍。

（6）待建立血管通路后，及时中断骨髓内输注，拔针后穿刺部位以无菌纱布及绷带加压压迫 5 分钟。

3. 注意事项。

（1）操作过程应严格无菌，且骨髓输注留置时间不宜超过 24 小时，尽快建立血管通路后应及时中断骨髓内输注，以防骨髓炎发生。

（2）为预防穿刺部位渗漏，应选择好穿刺部位，避开骨折骨，减少穿刺次数。确定好针头位于髓腔内，必要时可摄片。为防止针移位，应固定肢体，减少搬动。定时观察远端血供及软组织情况。

（3）婴幼儿穿刺时，若采用大号穿刺针，穿刺点偏向胫骨干，易引起医源性胫骨骨折。因此，应选择合适穿刺针，胫骨近端以选在胫骨粗隆水平或略远一点为宜。

第三节　输血新技术

一、成功输血 12 步骤

（1）获取患者输血史。

（2）选择大口径针头的输血器，同时选择大静脉，保证输血速度，防止溶血。输血、输液可在不同部位同时进行。

（3）选择合适的过滤网，170μm 网眼口径的过滤网即可去除血液中肉眼可见的碎屑和小凝块。20～40μm 网眼口径的过滤网可过滤出更小的杂质和血凝块，此过滤网仅用于心肺分流术患者，而不用于常规输血。

（4）输血时最好使用 T 型管，特别是在输入大量血液时，更应采用 T 型管。可以既容易又安全地输入血制品，减少微生物进入管道的机会。

（5）做好输血准备后再到血库取血。

（6）做好核对工作，认真核对献血者和受血者的姓名、血型和交叉配血试验结果。

（7）观察生命体征，在输血后的 15 分钟内应多注意观察患者有无异常症状，有无输血反应。

（8）输血前后输少量 0.9% NaCl。

（9）缓慢输血，第一个 5 分钟速度不超过 2ml/min，如果此期间出现输血反应，应立即停止输血。

（10）保持输血速度，如果输血速度减慢，可提高压力，最简单的方法是将血袋轻轻用手翻转数次或将压力袖带系在血袋上（勿使用血压计袖带）。若采用中心静脉导管输血，需将血液加温至约 37℃，防止输入大量冷血引起心律失常。

（11）密切监测整个输血过程。

（12）完成必要的护理记录。

二、成分输血

成分输血是通过血细胞分离和将血液中各有效成分进行分离，加工成高浓度、高纯度的各种血液制品，然后根据患者病情需要有针对性输注，以达到治疗目的。它具有疗效高，输血反应少，一血多用和节约血源等优点。

1. 浓集细胞。新鲜全血经离心或沉淀后移去血浆所得。红细胞浓度高，血浆蛋白少，可减少血浆内抗体引起的发热、过敏反应。适用于携氧功能缺陷和血容量正常或接近正常的慢性贫血。

2. 洗涤红细胞。浓集红细胞经 0.9% NaCl 洗涤数次，加 0.9% NaCl 或羟乙基淀粉制成。去除血浆中及红细胞表面吸附的抗体和补体、白细胞及红细胞代谢产物等。适用于免疫性溶血性贫血、阵发性血红蛋白尿等以及发生过原因不明的过敏反应或发热者。

3. 红细胞悬液。提取血浆后的红细胞加入等量红细胞保养液制成的悬液，可以保持红细胞的生理功能，适用于中、小手术，战地急救等。

4. 冰冻红细胞。对 IgA 缺陷而血浆中存有抗 IgA 抗体患者，输注冰冻红细胞反应率较低。

5. 白细胞悬液。新鲜全血经离心后取其白膜层的白细胞，或用尼龙滤过吸附器而取得，适用于各种原因引起的粒细胞缺乏（小于 0.5×10^9/L）伴严重感染者（抗生素治疗在 48 小时内无反应的患者）。

6. 血小板悬液。从已采集的全血中离心所得，或用连续和间断血液细胞分离机从供血者获取。适用于血小板减少或功能障碍所致的严重自发性出血者。

7. 新鲜或冰冻血浆。含有正常血浆中所有凝血因子，适用于血浆蛋白及凝血因子减少的患者。

三、自体输血法

自体输血法是指采集患者体内血或回收自体失血，再回输给同一患者的方法。开展自体输血将有利于开拓血源，减少贮存血量，并且有效地预防输血感染和并发症（如肝炎、艾滋病）的发生。自体输血分为预存和术中自体输血两种方法。

1. 预存自体输血。即在输血前数周分期采血，逐次增加采血量，将前次采血输回患者体内，最后采集的血贮备后于术中或术后使用。预存自体血的采集与一般供血采集法相同。

2. 术中自体输血。对手术过程中出血量较多者，如宫外孕、脾切除等手术，应事先做好准备，进行自体血采集和输入。

（1）操作方法：①将经高压灭菌后的电动吸引器装置一套（按医嘱在负压吸引瓶内加入抗凝剂和抗生素），乳胶管（硅胶管）两根，玻璃或金属吸引头一根，闭式引流装置一套以及剪有侧孔的 14 号导尿管，无菌注射器，针头和试管备好；②连接全套吸引装置，在负压瓶内加入抗凝剂，一般每 100ml 血液加入 10～20ml 抗凝剂；③术中切开患者腹腔后立即用吸引头吸引，将血液引流至负压瓶内，边吸边摇瓶，使血液与抗凝剂充分混匀。如收集胸血时，将插入胸腔的导管连接无菌闭式引流装置，在水封瓶内加入抗凝剂；④收集的自体血经 4～6 层无菌纱布过滤以及肉眼观察无凝血块后，即可回输给患者。

（2）注意事项：①用电动吸引器收集自体血时，负压吸引力不宜超过 13.3kPa，以免红细胞破裂；②收集脾血时，脾蒂血管内的血液可自然流入引流瓶内，切忌挤压脾脏而引起溶血；③回输自体血中的凝血因子和血小板已被耗损，可引起患者凝血功能的改变，故输血以后需要密切观察有无鼻出血，伤口渗血和血性引流液等出血症状，并做好应急准备；④如果收集的自体血量多，可用 500ml 0.9% NaCl 输液空瓶收集保存。

四、血压计袖带加压输血法

危重或急诊患者手术时，常常需要大量快速输血，由于库血温度低，血管受到刺激容易发生痉挛，影响输血速度。其次，一次性输血器管径小，弹性差，应用手摇式和电动式加压输血器效果也不理想。如采用血压计袖带加压输血，既方便经济，效果又好。

其方法是：输血时，应用一次性输血器，固定好穿刺部位，针头处衔接严密，防止加压输血时脱落。输血前将血压计袖带稍用力横向全部缠绕于血袋上，末端用胶布固定，再用一长胶布将血压计袖带与血袋纵向缠绕一圈粘贴妥当。袖带连接血压计的胶管用止血钳夹紧，然后将血袋连接一次性输血器，悬挂在输液架上，经输气球注气入袖带，即可产生压力，挤压血袋，加快输血速度。注入袖带内的气体量和压力根据输血滴速要求而定，袖带内注入 300ml 气体，压力可达 12kPa，此时血液直线注入血管，一般输入 350ml 血液，中途须充气 2～3 次，8 分钟内即可输完，若需改变滴速可随时调节注入袖带内的气体量。

此方法为一般输血速度的 3～3.5 倍，红细胞不易被破坏，从而减少输血反应机会，还可随意调节滴速。

第四节　吸引法

一、安全吸引法

吸引法是通过负压装置将管腔器官内的分泌物、浸出物或内容物吸出的一种治疗方法。如吸痰、胃肠减压以及术中腹腔、胸腔出血的吸引等。在负压吸引时，无论操作时怎样小心，都可能对患者造成损害，如吸痰时将一定量的氧气带走，胃肠吸引时可能损伤胃黏膜等。因此，为了减少吸引给患者造成的损伤，应采用安全吸引法。

1. 控制流量。根据吸引的目的决定流量的大小。在吸引时，如果增加负压，可能损伤组织，因此在不增加负压的前提下可采取增加流量的有效方法，一是使用大口径吸引导管，二是缩短吸引管道的长度。如术中动脉出血，使术野不清时，则应选用较大流量的大口径导管，以减少吸引阻力。当进行气管内吸引时，大口径导管不能插入气管内，则可在导管和引流装置之间连接大口径管道，同样可以减少吸引阻力。吸引管道的长度是影响流量的因素之一，过长的管道可以增加不必要的阻力，因此长短要适度，不宜过长。引流物的黏稠度也对流量有影响，如果掌握上述基本原理，可以为患者做各种负压吸引。

2. 使用二腔管间断吸引。在进行鼻胃管负压吸引时，采用二腔管间断吸引并将贮液瓶放在高于患者处，可预防黏膜损伤及管腔阻塞。其原理是，二腔管中一管腔用于吸引，另一管腔与外界相通，使空气进入胃内，流动的气体保证了管端与胃黏膜分离，减少了由于吸引管末端与胃黏膜接触而导致的胃黏膜损伤及管道堵塞现象。间断吸引时，管内压力恢复到大气压水平，也有助于使胃黏膜或胃内容物与管端分离。将贮液瓶放在高于患者水平处，可防止吸引并发症的发生。其机制是，如传统的贮液瓶低于患者水平处，当吸引停止时，则导管与黏膜很可能紧密接触。而将贮液瓶移高于患者，吸引中断时，管内液体可反流入胃，有助于分离胃黏膜与导管，一般反流量不足 7ml（标准鼻管容积为 7ml），进入胃内无害，同时也防止了侧管反流现象发生。

3. 气道吸引法。进行气道吸引时，负压调节在 6～9kPa，切忌增加吸引压力，从而损伤气道黏膜。如痰液黏稠时，应多湿化多饮水，以促进其稀释。由于气道吸引的同时，常因吸走部分氧气而引起低氧血症，所以吸引前后应加大给氧量或嘱患者深呼吸。另外，还应选择合适吸痰管，一般吸痰管外径以不超过气道内径的 1/2 为宜，以防引起肺不张。

二、气管内吸引法

临床护理中，对于各种原因引起的肌无力致使无力咳痰者或咳嗽反射消失以及昏迷患者不能将痰液自行排出者，常常采取气管内吸引，以解除呼吸道阻塞。在气管内吸引中，使用正确的操作方法，不仅可以缓解呼吸困难，而且还可以减少吸引不良反应。

1. 操作方法。

（1）吸引压力：吸引的负压不宜过高，一般选择在 10.64～15.96kPa，因较高负压可加重肺不张、低氧血症及气道黏膜损伤。早产儿和婴儿吸引时，负压应控制在 7.98～10.64kPa。

（2）吸引时间：应限于 10 秒或更少，每次操作插管最多不超过 2 次，尤其对头部闭合伤伴颅内压增高的患者更应如此。因吸引导管插入次数越多，对黏膜损伤越大，必须加以限制。当给予高充气时，吸引导管如多次通过气管插管，可增高平均动脉压，加重颅内压增高。

（3）吸引管的选择及插入深度：吸引管外径不能超过气管内插管内径的 1/2，使吸引时被吸出氧气的同时，空气可进入两肺，以防肺不张。吸引管的长度应以吸引管插至气管插管末端超出 1cm 为宜，对隆突处吸引比深吸引效果好，可以减少损伤。

（4）吸引前后吸入高浓度氧或高充气：吸引前后给予高浓度氧气吸入，可以预防因气管内吸引所致的低氧血症。高充气是将潮气量增至正常的 1.5 倍，易引起平均动脉压升高，增加肺损伤的危险，一般不宜作为常规使用。当高浓度氧气吸入后，患者血氧饱和度能保持稳定，可不必高充气。

2. 注意事项。

（1）气管内吸引不能作为常规，只能在必需时进行。因吸痰可引起气道损伤，刺激气道产生分泌物，只有当患者咳嗽或呼吸抑制，听诊有啰音，通气机压力升高，血氧饱和度或氧分压突然下降时进行吸引。还应根据患者的症状和体征将吸引频率减少到最低限度，以避免气道不必要的损伤。

（2）盐水不能稀释气道分泌物。以往认为气管插管内滴入盐水可稀释分泌物，使其易于吸出，一些医院以此作为吸引前常规。但实验研究证明，盐水与呼吸道分泌物在试管内没能混合，也未必能在气道内混合而被吸出。另外，盐水还影响氧合作用，并因灌洗将细菌转入下呼吸道而增加感染机会，因此，盐水对分泌物的移动和变稀是无效的。

（3）注意监测心律、心率、血氧饱和度、氧分压等指标，吸引时患者出现心动过缓、期前收缩、血压下降，意识减退应停止吸引。

第五节 吸痰术

一、适应证

吸除气道内沉积的分泌物；获取痰标本，以利培养或涂片确定肺炎或其他肺部感染，或送痰液做细胞病理学检查；维持人工气道通畅；对不能有效咳嗽导致精神变化的患者，通过吸痰刺激患者咳嗽，或吸除痰液，缓解痰液刺激诱导的咳嗽；因气道分泌物潴积导致肺不张或实变者，吸痰可促进肺复张。

二、禁忌证

气管内吸痰术对人工气道患者是必要的常规操作，无绝对禁忌证。

三、主要器械

1. 必要器械。负压源、集痰器、连接管、无菌手套、无菌水和杯、无菌生理盐水、护目镜、面罩和其他保护装置、氧源、带活瓣和氧源的人工气囊、听诊器、心电监护仪、脉氧监测仪、无菌痰标本收集装置等。

2. 吸痰管。吸痰管直径不超过气管插管内径的 1/2。

四、吸痰操作

1. 患者准备。如条件允许，吸痰前应先予 100% O_2 > 30s（最好吸纯氧 2min）；可适当增加呼吸频率和（或）潮气量，使患者稍微过度通气，吸痰前可调节呼吸机"叹息（sigh）"呼吸 1 ~ 2 次，或用呼吸球囊通气数次（3 ~ 5 次）；机械通气患者最好在不中断通气的情况下吸痰或密闭式吸痰；吸痰前后最好有脉搏氧饱和度监测，以观察患者有无缺氧；吸痰时可向气道内注入少许生理盐水以稀释痰液或促使气内道的痰液移动，以利吸除。

2. 吸引负压。吸引管负压一般按新生儿 60 ~ 80mmHg，婴儿 80 ~ 100mmHg，儿童 100 ~ 120mmHg，成人 100 ~ 150mmHg。吸引负压不超过 150mmHg，否则可能因吸引导致气道损伤、低氧血症和肺膨胀不全等。

3. 吸痰目的至少达到下列之一。①呼吸音改善；②机械通气患者的吸气峰压（PIP）与平台压间距缩小，气道阻力下降或顺应性增加，压力控制型通气患者的潮气量增加；③ PaO_2 或经皮氧饱和度（SPO_2）改善；④吸除了肺内分泌物；⑤患者症状改善，如咳嗽减少或消失等。

4. 吸痰前、中、后应做好以下监测。呼吸音变化，血氧饱和度或经皮氧饱和度，肤色变化，呼吸频率和模式，血流动力学参数如脉搏、血压、心电，痰液特征如颜色、量、黏稠度、气味，咳嗽有无及强度，颅内压（必要时），通气机参数如 PIP、平台压、潮气量、FiO_2，动脉血气，以及吸痰前后气管导管位置有无移动等。

5. 吸痰。吸痰时遵守无菌操作原则，术者戴无菌手套，如有需要可戴防护眼镜、穿隔离衣等。吸痰管经人工气道插入气管/支气管时应关闭负压源，待吸痰管插入到气管/支气管深部后，再开放负压吸引，边吸引边退出吸痰管，吸痰管宜旋转式返出，而非反复抽插式吸痰。每次吸痰的吸引时间约 10 ~ 15s，如痰液较多，可在一次吸引后通气/吸氧至少 10s（最好能吸氧 1min 左右）再吸引，避免连续吸引，以防产生低氧血症和肺膨胀不全等。吸痰完成后，应继续给予纯氧约 2min，待血氧饱和度恢复正常或超过 94% 后，再将吸氧浓度调至吸痰前水平。目前不少多功能呼吸机有专用的吸纯氧键，按压该键后，会自动提供纯氧约 2min（具体时间因厂品不同而异）。吸除气道内的痰后，再吸除患者口鼻中的分泌物（特别是经口气管插管或吞咽功能受影响者）。

五、并发症

气管内吸引主要并发症包括低氧血症或缺氧、气管／支气管黏膜组织损伤、心搏骤停、呼吸骤停、心律失常、肺膨胀不全、支气管收缩／痉挛、感染、支气管／肺出血、引起颅内压增高、影响机械通气疗效、高血压、低血压。这些并发症大多是吸引不当所致，规范的操作可大大降低有关并发症的风险。

第二章

妇科疾病的护理

第一节　概述

生殖系统炎症是女性常见病，可发生于生殖器官任何部位。主要包括下生殖道的外阴炎、阴道炎、宫颈炎和上生殖道的子宫内膜炎、输卵管炎、输卵管卵巢炎、盆腔腹膜炎及盆腔结缔组织炎。

女性生殖器外口直接与外界相通，并邻近尿道和肛门，病原体易于侵入。健康女性的生殖系统具备较完善的自然防御功能，当机体内外环境发生变化干扰了正常的防御功能时，就会发生炎症。护理人员应能帮助患者应用正确的治疗方法，在最短的时间内恢复健康，并指导患者积极预防，养成良好的卫生习惯避免复发，同时进行心理护理解除患者心理负担。

一、健康妇女生殖道的自然防御功能

（1）两侧大阴唇自然合拢，遮掩尿道口、阴道口，防止外界微生物污染。

（2）在盆底肌的作用下阴道口闭合，阴道前、后壁紧贴，可以防止外界的污染。经产妇阴道松弛，此种防御功能相对较差。

（3）阴道具有自净作用：阴道上皮在雌激素的作用下增生变厚，增加了对病原体的抵抗力；阴道上皮内含有丰富的糖原，在阴道杆菌的作用下糖原分解为乳酸，维持正常的阴道酸性环境使 pH≤4.5（pH 值 3.8～4.4），使适应弱碱环境中繁殖的病原体受到抑制。

（4）宫颈黏膜为柱状上皮细胞，黏膜层中的腺体分泌的碱性黏液形成黏液栓，将宫颈管与外界隔开。

（5）宫颈阴道表面覆以复层鳞状上皮，具有较强的抗感染能力。

（6）输卵管的蠕动以及输卵管黏膜上皮细胞的纤毛向子宫腔方向摆动，对阻止病原体的侵入有一定的作用。

（7）育龄期妇女子宫内膜周期性脱落，可及时消除子宫腔内的感染。此外，子宫内膜分泌液也含有乳铁蛋白、溶菌酶，可抑制细菌侵入子宫内膜。

二、生殖系统菌群

（一）阴道正常菌群

正常阴道内有多种病原体寄居形成阴道正常菌群，如乳酸杆菌、棒状杆菌、非溶血性链球菌、肠球菌及表面葡萄球菌、加德纳菌、大肠杆菌、摩根菌及消化球菌等。此外，还有支原体及假丝酵母菌。

（二）引起生殖系统炎症的病原体

虽然正常阴道内有多种细菌存在，但正常情况下，阴道与这些菌群之间形成生态平衡并不致病。但当某些因素一旦打破了此种平衡或外源性病原体侵入，即可导致炎症发生。引起外阴阴道炎症的病原体

主要有以下几种。

1. 需氧菌。大肠杆菌、金黄色葡萄球菌、乙型溶血性链球菌、淋病奈瑟菌（简称淋菌）、阴道加德纳菌等。

2. 厌氧菌。脆弱类杆菌、消化链球菌、消化球菌、放线菌属等。

3. 原虫。主要是阴道毛滴虫最多见，其次为阿米巴原虫。

4. 真菌。主要是假丝酵母菌。

5. 病毒。以疱疹病毒、人乳头瘤病毒为多见。

6. 螺旋体。主要是苍白密螺旋体。

7. 衣原体。常见为沙眼衣原体，感染症状不明显，但常导致严重的输卵管黏膜结构及功能破坏，并可引起盆腔广泛粘连。

8. 支原体。为条件致病菌，是阴道正常菌群的一种。

三、传播途径

1. 上行蔓延。病原体侵入外阴阴道后，沿黏膜上行经宫颈、子宫内膜、输卵管至卵巢及腹腔。淋病奈瑟菌、沙眼衣原体及葡萄球菌沿此途径扩散。

2. 血液循环蔓延。病原体先侵入人体其他系统，再经血液循环感染生殖器。生殖器结核杆菌主要以此种方式感染。

3. 经淋巴系统蔓延。细菌经外阴阴道、宫颈及宫体创伤处的淋巴管进入盆腔结缔组织及内生殖器其他部位。常见的有产褥感染、人工流产术后感染、放置宫内节育器后感染。感染的细菌主要有链球菌、大肠杆菌及厌氧菌等。

4. 直接蔓延。腹腔其他脏器感染后，直接蔓延到内生殖器。如阑尾炎可引起右侧输卵管炎。

四、阴道分泌物检查

正常妇女的阴道分泌物为清亮、透明、无味，量适中，不引起外阴刺激症状。当阴道分泌物增多，呈脓性并有异味时，多可能出现外阴阴道炎症。此时应对阴道分泌物进行检查及全面的妇科检查。

外阴阴道炎症的共同特点是阴道分泌物增加及外阴瘙痒，但由于病因不同，引起感染的病原体不同，其分泌物的特点、性质及瘙痒程度也不尽相同。在进行妇科检查时，应认真观察阴道分泌物的颜色、气味，并进行分泌物 pH 值测定及病原体检查。

五、炎症的发展与转归

1. 痊愈。绝大部分生殖系统炎症经治疗后均能痊愈。痊愈后组织结构、功能都可恢复正常。但如果坏死组织、炎性渗出物机化形成瘢痕或粘连，则组织结构和功能不能完全恢复，只能是炎症消失。

2. 转为慢性炎症。炎症治疗不及时、不彻底或病原体对抗生素不敏感，患者身体防御功能与病原体的破坏作用处于相持状态，使炎症长期存在。当机体抵抗力强时，炎症可以暂时被控制并逐渐好转，但当机体抵抗力下降时，慢性炎症可急性发作。

3. 扩散与蔓延。当病原体作用强大，而患者的抵抗力低下时，炎症可经血液、淋巴或直接蔓延到邻近器官。严重时可形成败血症，危及患者生命。由于医疗水平不断提高，此种情况在临床极为少见，只有当患者全身状况极差或伴有其他疾病（如肿瘤等）才可能出现。

第二节 外阴炎

一、外阴炎

（一）概述

外阴部皮肤或前庭部黏膜发炎，称为外阴炎。由于外阴部位暴露于外，又与尿道、肛门、阴道邻近，因此外阴较易发生炎症。外阴炎可发生于任何年龄的女性，多发生于大、小阴唇。外阴炎以非特异性外阴炎多见。

（二）病因

（1）外阴与尿道、肛门临近，经常受到经血、阴道分泌物、尿液、粪便的刺激，若不注意皮肤清洁易引起外阴炎。

（2）糖尿病患者糖尿的刺激、粪瘘患者粪便的刺激以及尿瘘患者尿液的长期浸渍等。

（3）穿紧身化纤内裤，导致局部通透性差，局部潮湿以及经期使用卫生巾的刺激，均可引起非特异性外阴炎。

（4）营养不良可使皮肤抵抗力低下，易受细菌的侵袭，也可发生本病。

（三）护理评估

1. 健康史。重点评估患者年龄、平时卫生习惯、内裤材质及松紧度，是否应用抗生素及雌激素治疗，是否患有糖尿病、老年性疾病或慢性病等，育龄妇女应了解其采用的避孕措施及此次疾病症状等。

2. 临床表现。外阴皮肤瘙痒、疼痛、烧灼感，于活动、性交、排尿、排便时加重。检查见局部充血、肿胀、糜烂，常有抓痕，严重者形成溃疡或湿疹。慢性炎症可使皮肤增厚、粗糙、皲裂，甚至苔藓样变。严重时腹股沟淋巴结肿大且有压痛，体温升高，白细胞数量增多。糖尿病性外阴炎常表现为皮肤变厚、色红或呈棕色，有抓痕，因为尿糖是良好的培养基而常并发假丝酵母菌感染。幼儿性外阴炎还可发生两侧小阴唇粘连，覆盖阴道口甚至尿道口。

3. 辅助检查。取外阴处分泌物做细菌培养，寻找致病菌。

4. 心理－社会评估。评估出现外阴瘙痒症状后对患者生活有无影响，以及影响程度；患者就医的情况及是否为此产生心理负担。

5. 治疗原则。

（1）病因治疗：积极寻找病因，若发现糖尿病应积极治疗糖尿病，若有尿瘘、粪瘘，应及时行修补术。

（2）局部治疗：可用 1：5 000 高锰酸钾液坐浴，每日 2 次，每次 15~20 分钟。若有破溃涂抗生素软膏或局部涂擦 40% 紫草油。此外，可选用中药苦参、蛇床子、白癣皮、土茯苓、黄柏各 15g，川椒 6g，水煎熏洗外阴部，每日 1~2 次。急性期可选用微波或红外线局部物理治疗。

（四）护理诊断和医护合作性问题

1. 皮肤黏膜完整性受损。与炎症引起的外阴皮肤黏膜充血，破损有关。

2. 舒适的改变。与皮肤瘙痒、烧灼感有关。

3. 知识缺乏。缺乏疾病及其防护知识。

（五）计划与实施

1. 预期目标。①患者能正确使用药物，避免皮肤抓伤，皮损范围不增大；②患者症状在最短时间内解除或减轻，舒适感增强；③患者了解疾病有关的知识及防护措施。

2. 护理措施。①告知患者坐浴的方法：取高锰酸钾放入清洁容器内加温开水配成 1：5 000 的溶液，配制好的溶液呈淡玫瑰红色。每次坐浴 20 分钟，每日 2 次。坐浴时，整个会阴部应全部浸入溶液中，月经期间停止坐浴；②应积极协助医生寻找病因，进行外阴处分泌物检查，必要时进行血糖或尿糖检查；③指导患者遵医嘱正确使用药物，将剂量、使用方法向患者解释清楚；④告知患者按医生要求进行复诊，治疗期间如出现新的症状或症状加重应及时就诊。

3. 健康指导。①保持外阴部清洁干燥，严禁穿化纤及过紧内裤，穿纯棉内裤并每日更换；②做好经期、孕期、分娩期及产褥期卫生护理。发现过敏性用物后立即停止使用；③饮食注意勿饮酒或食辛辣食物，增加新鲜蔬菜和水果的摄入；④严禁搔抓局部，勿用热水烫洗和刺激性药物或肥皂擦洗外阴；⑤配制高锰酸钾溶液时，浓度不可过高，防止灼伤局部皮肤。

（六）护理评价

患者在治疗期间能够按医嘱使用药物，症状减轻。患者了解与外阴炎相关知识及防护措施。

二、前庭大腺炎

（一）概述

前庭大腺炎是病原体侵入前庭大腺引起的炎症。包括前庭大腺脓肿和前庭大腺囊肿。前庭大腺位于两侧大阴唇后 1/3 深部，腺管开口于处女膜与小阴唇之间。因解剖部位的特点，在性交、分娩等其他情况污染外阴部时，病原体容易侵入而引起前庭大腺炎。此病多见于育龄妇女，幼女及绝经后妇女较少见。

（二）病因

主要病原体为内源性及性传播疾病的病原体。内源性病原体有葡萄球菌、大肠杆菌、链球菌、肠球菌等。性传播疾病的病原体常见的是淋病奈瑟菌及沙眼衣原体。

急性炎症发作时，病原体首先侵犯腺管，腺管呈急性化脓性炎症，腺管开口往往因肿胀或渗出物凝聚而阻塞，脓液不能外流、积存而形成脓肿，称前庭大腺脓肿。在急性炎症消退后腺管堵塞，分泌物不能排出，脓液逐渐转为清液而形成囊肿，或由于慢性炎症使腺管堵塞或狭窄，分泌物不能排出或排出不畅，也可形成囊肿。

（三）护理评估

1. 健康史。重点评估患者年龄，平时卫生习惯，近期是否有流产、分娩等特殊情况，育龄妇女应了解其性生活情况，有无不洁性生活史。

2. 临床表现。炎症多发生于一侧，初起时局部肿胀、疼痛、灼热感，行走不便，有时会致大小便困难。检查见局部皮肤红肿、发热、压痛明显。若为淋病奈瑟菌感染，挤压局部可流出稀薄、淡黄色脓汁。当脓肿形成时，可触及波动感，脓肿直径可达 5～6cm，患者出现发热等全身症状。当脓肿内压力增大时，表面皮肤变薄，脓肿自行破溃，若破孔大，可自行引流，炎症较快消退而痊愈，若破孔小，引流不畅，则炎症持续不消退，并可反复急性发作。慢性期囊肿形成时，患者有外阴部坠胀感，偶有性交不适，检查时局部可触及囊性肿物，常为单侧，大小不等，无压痛。囊肿可存在数年而无症状，有时可反复急性发作。

3. 辅助检查。可取前庭大腺开口处分泌物作细菌培养，确定病原体。

4. 心理–社会评估。评估症状出现后对患者生活影响的程度；评估患者就医的情况及有无因害怕疼痛和害羞的心理而使自己的疾病未能得到及时治疗及对疾病的治愈是否有信心等。对性传播疾病的病原体感染的患者，应通过与其交谈、接触了解其心理状态，帮助患者积极就医并采取正确的治疗措施。

5. 治疗原则。根据病原体选用口服或肌内注射抗生素。在获得培养结果前应使用广谱抗生素治疗。此外，可选用清热、解毒的中药，如蒲公英、紫花地丁、金银花、连翘等，局部热敷或坐浴。脓肿形成后可切开引流并作造口术。单纯切开引流只能暂时缓解症状，切口闭合后，仍可形成囊肿或反复感染，故应行造口术。

（四）护理诊断和医护合作性问题

1. 舒适的改变。与局部皮肤肿胀、疼痛有关。

2. 焦虑。与疾病反复发作有关。

3. 体温升高。与脓肿形成有关。

4. 知识缺乏。缺乏前庭大腺炎的相关知识及预防措施。

（五）计划与实施

1. 预期目标。①患者在最短时间内解除或减轻症状，舒适感增强；②患者紧张焦虑的心情恢复平静；③患者及时接受治疗，体温恢复正常；④患者了解前庭大腺炎的相关知识并掌握预防措施。

2. 护理措施。①急性炎症发作时，患者需卧床休息，保持外阴部清洁；②局部热敷或用 1 : 5 000 高锰酸钾溶液坐浴，每日 2 次；③遵医嘱正确使用抗生素；④引流造口的护理：术前护理人员应备好引流条。术后应局部保持清洁，患者最好取半卧位，以利于引流。每日用 1 : 40 络合碘棉球擦洗外阴 2 次，并更换引流条，直至伤口愈合。以后继续用 1 : 5 000 高锰酸钾溶液坐浴，每日 2 次。

3. 健康指导。注意个人卫生，尤其是经期卫生；勤洗澡勤换内裤，外阴处出现局部红、肿、热、痛时及时就诊，以免延误病情。

（六）护理评价

患者接受治疗后，舒适感增加，症状减轻。患者能够了解前庭大腺炎的相关知识并掌握了预防措施，焦虑感减轻，并能保持良好的卫生习惯，主动实施促进健康的行为。

第三节 阴道炎

一、滴虫阴道炎

（一）概述

滴虫阴道炎是由阴道毛滴虫感染而引起的阴道炎症，是临床上常见的阴道炎。

（二）病因

阴道毛滴虫适宜在温度为 25℃~40℃、pH 值为 5.2~6.6 的潮湿环境中生长，在 pH 5 以下或 7.5 以上的环境中不能生长。滴虫的生活史简单，只有滋养体而无包囊期，滋养体活力较强，能在 3℃~5℃的环境中生存 21 日；在 46℃时生存 20~60 分钟；在半干燥环境中约生存 10 小时；在普通肥皂水中也能生存 45~120 分钟。阴道毛滴虫呈梨形，后端尖，大小为多核白细胞的 2~3 倍。虫体顶端有 4 根鞭毛，体部有波动膜，后端有轴柱凸出。活的滴虫透明无色，呈水滴状，诸鞭毛随波动膜的波动而摆动。

滴虫有嗜血及耐碱的特性。隐藏在腺体及阴道皱襞中的滴虫，在月经前、后，阴道 pH 发生变化时得以繁殖，引起炎症的发作。阴道毛滴虫能消耗或吞噬阴道上皮细胞内的糖原，阻碍乳酸生成，使阴道内 pH 值升高。滴虫不仅寄生于阴道，还常侵入尿道或尿道旁腺，甚至膀胱、肾盂以及男性的包皮皱褶、尿道或前列腺中。

临床上，滴虫阴道炎往往与其他阴道炎并存，多合并细菌性阴道病。

（三）发病机制与传染方式

1. 发病机制。滴虫主要是通过其表面的凝集素及半胱氨酸蛋白酶黏附于阴道上皮细胞，进而经阿米巴样运动的机械损伤以及分泌物的蛋白水解酶、蛋白溶解酶的细胞毒作用，共同损伤上皮细胞，并诱导炎症介质的产生，最后导致上皮细胞溶解、脱落，局部炎症发生。

2. 传染方式。①经性交直接传播：与女性患者有一次非保护性交后，约 70% 男性发生感染，通过性交男性传给女性的概率更高。由于男性感染后常无症状，因此易成为感染源；②经公共浴池、浴盆、浴巾、游泳池、坐式便器、衣物等间接传播；③医源性传播：通过污染的器械及敷料传播。

（四）护理评估

1. 健康史。询问患者的年龄，可能的发病原因。了解患者个人卫生及月经期卫生保健情况，以及症状与月经的关系。了解其性伙伴有无滴虫感染，发病前是否到公共浴池或游泳池等。

2. 临床表现。

（1）潜伏期：4~28日。

（2）症状：有25%~50%患者在感染初期无症状，其中1/3在感染6个月内出现症状，症状的轻重取决于局部免疫因素、滴虫数量多少及毒力强弱。滴虫阴道炎的主要症状是阴道分泌物增加及外阴瘙痒，分泌物为稀薄的泡沫状，黄绿色有臭味。瘙痒部位主要为阴道口及外阴，间或有灼热、疼痛、性交痛等。若尿道口有感染，可有尿频、尿痛，有时可见血尿。阴道毛滴虫能吞噬精子，并能阻碍乳酸生成，影响精子在阴道内存活，可致不孕。

（3）体征：检查时见阴道黏膜充血，严重者有散在出血斑点，甚至宫颈有出血点，形成"草莓样"宫颈。后穹隆有大量白带，呈灰黄色、黄白色稀薄液体或黄绿色脓性分泌物，常呈泡沫状。带虫者阴道黏膜常无异常改变。

3. 辅助检查。在阴道分泌物中找到滴虫即可确诊。生理盐水悬滴法是进行阴道毛滴虫检查最简便的方法。具体方法是：在载玻片上加温生理盐水1小滴，于阴道后穹隆处取少许分泌物混于生理盐水中，立即在低倍光镜下寻找滴虫。显微镜下可见到波状运动的滴虫及增多的白细胞被推移。此方法敏感性为60%~70%。对可疑但多次未能发现滴虫的患者，可取阴道分泌物进行培养，其准确率可达98%。取阴道分泌物送检时应注意及时和保暖，并且在取分泌物前24~48小时避免性交、阴道灌洗及局部用药，取分泌物时应注意不要使用润滑剂等。

目前，检查阴道毛滴虫还可用聚合酶链反应，其敏感性为90%，特异性为99.8%。

4. 社会-心理评估。评估患者的心理状况，了解患者是否会因害羞不愿到医院就诊。同时评估影响治疗效果的心理压力和反复发作造成的苦恼，以及家属对患者的理解和配合。

5. 治疗原则。由于阴道毛滴虫可同时感染尿道、尿道旁腺、前庭大腺，因此，滴虫阴道炎患者需要全身用药，主要治疗的药物为甲硝唑和替硝唑。

（1）全身用药方法：初次治疗可单次口服甲硝唑2g或替硝唑2g。也可选用甲硝唑400mg，每日2次，7日为1个疗程；或用替硝唑500mg，每日2次，7日为1个疗程。女性患者口服药物治疗治愈率为82%~89%，若性伴侣同时治疗，治愈率可达95%。患者服药后偶见胃肠道反应，如食欲减退、恶心、呕吐。此外，偶见头痛、皮疹、白细胞数量减少等，一旦发现应停药。

（2）局部用药：不能耐受口服药物治疗的患者可以选用阴道局部用药。但单独阴道用药的效果不如全身用药好。局部可选用甲硝唑阴道泡腾片200mg，每晚1次，连用7日。局部用药的有效率低于50%。局部用药前，可先用1%乳酸液或0.1%~0.5%醋酸液冲洗阴道，改善阴道内环境，以提高疗效。

（五）护理诊断和医护合作性问题

1. 舒适的改变。与阴部瘙痒及白带增多有关。

2. 自我形象紊乱。与阴道分泌物异味有关。

3. 排尿异常。与尿道口感染有关。

4. 性生活形态改变。与炎症引起性交痛，治疗期间禁性生活有关。

（六）计划与实施

1. 预期目标。

（1）患者在最短时间内解除或减轻症状，舒适感增强。

（2）经过积极治疗和护理，患者阴道分泌物增多及有异味的症状减轻。

（3）患者能积极配合治疗，相应症状得到缓解。

（4）患者了解治疗期间禁性生活的重要性。

2. 护理措施。

（1）指导患者注意个人卫生，保持外阴部清洁、干燥，尽量避免搔抓外阴部，以免局部皮肤损伤加重症状。

（2）向患者讲解易感因素和传播途径，特别是要到正规的浴池和游泳池等场所活动。

（3）治疗期间禁止性生活：服用甲硝唑或替硝唑期间及停药24小时内要禁酒，因药物与乙醇结合可出现皮肤潮红、呕吐、腹痛、腹泻等反应。甲硝唑能通过乳汁排泄，因此，哺乳期妇女用药期间及用药后24小时内不能哺乳。

（4）性伴侣治疗：滴虫阴道炎主要是由性交传播，性伴侣应同时治疗，治疗期间禁止性生活。

（5）观察用药反应：患者口服甲硝唑后如出现食欲减退、恶心、呕吐，以及头痛、皮疹、白细胞数量减少等，应及时告知医生并停药。

（6）留取阴道分泌物送检时，应注意及时和保暖。告知患者在取分泌物前24～48小时避免性交、阴道灌洗及局部用药，取分泌物时应注意不要使用润滑剂等。

3. 健康指导。

（1）预防措施：作好卫生宣传，积极开展普查普治工作，消灭传染源。严格管理制度，应禁止滴虫患者或带虫者进入游泳池。浴盆、浴巾等用具应消毒。医疗单位必须作好消毒隔离，防止交叉感染。

（2）治疗中注意事项：患病期间应每日更换内裤，内裤及洗涤用毛巾应用开水煮沸消毒5～10分钟，以消灭病原体。洗浴用具应注意专人使用，以免交叉感染。

（3）随访：部分滴虫阴道炎治疗后可发生再次感染或与月经后复发，治疗后应随访到症状消失。告知患者如治疗7日后症状仍持续存在应及时复诊。

（4）治愈标准：滴虫阴道炎常于月经后复发，应向患者解释检查治疗的重要性，防止复发。复查阴道分泌物时，应选择在月经干净后来院复诊。若经3次检查阴道分泌物为阴性时，为治愈。

（七）护理评价

患者了解滴虫阴道炎的相关知识及预防措施。治疗期间能够按医生的方案坚持用药，并按时复诊，使疾病得到彻底治愈。

二、外阴阴道假丝酵母菌病

（一）概述

外阴阴道假丝酵母菌病（VVC）由假丝酵母菌引起的一种常见的外阴阴道炎，曾被称为外阴阴道念珠菌病。外阴阴道假丝酵母菌病发病率较高，据资料显示，约75%的妇女一生中至少患过一次 VVC，其中40%～50%的妇女经历过一次复发。

（二）病因

引起外阴阴道假丝酵母菌病的病原体80%～90%为白假丝酵母菌，10%～20%为光滑假丝酵母菌、近平滑假丝酵母菌及热带假丝酵母菌等。该菌对热的抵抗力不强，加热至60℃1小时即可死亡，但对干燥、日光、紫外线及化学制剂有较强的抵抗力。酸性环境适宜假丝酵母菌的生长，有假丝酵母菌感染的阴道 pH 值多在4.0～4.7之间，通常 <4.5。

白假丝酵母菌为条件致病菌，约10%～20%的非孕妇女及30%孕妇阴道中有此菌寄生，但菌量很少，并不引起症状。但当全身及阴道局部免疫力下降，尤其是局部免疫力下降时，病原体大量繁殖而引发阴道炎。常见的诱发因素有妊娠、糖尿病、大量应用免疫抑制剂及广谱抗生素。妊娠时机体免疫力下降，雌激素水平高，阴道组织内糖原增加，酸度增高，有利于假丝酵母菌生长。此外，雌激素可与假丝酵母菌表面的激素受体结合，促进阴道黏附及假菌丝形成。糖尿病患者机体免疫力下降，阴道内糖原增加，适合假丝酵母菌繁殖。大量应用免疫抑制剂使机体抵抗力降低。长期应用广谱抗生素，改变了阴道内病原体的平衡，尤其是抑制了乳杆菌的生长。其他诱因有胃肠道假丝酵母菌、含高剂量雌激素的避孕药，另外，穿紧身化纤内裤及肥胖会使会阴局部温度及湿度增加，假丝酵母菌易于繁殖而引起感染发生。

（三）发病机制与传染方式

1. 发病机制。假丝酵母菌在阴道内寄居以致形成炎症，要经过黏附、形成菌丝、释放侵袭性酶类等过程。假丝酵母菌通过菌体表面的糖蛋白与阴道宿主细胞的糖蛋白受体结合，黏附宿主细胞，然后菌体出芽形成芽管和假菌丝，菌丝可穿透阴道鳞状上皮吸收营养，假丝酵母菌进而大量繁殖。假丝酵母菌生长过程中，分泌多种蛋白水解酶并可激活补体旁路途径，产生补体趋化因子和过敏毒素，导致局部血管扩张、通透性增强和炎性反应。

2. 传染方式。①内源性传染：假丝酵母菌除寄生阴道外，还可寄生于人的口腔、肠道，这三个部位的念珠菌可互相传染，当局部环境条件适合时易发病；②性交传染：少部分患者可通过性交直接传染；③间接传染：极少数患者是接触感染的衣物间接传染。

（四）护理评估

1. 健康史。评估患者有无诱发因素存在，如妊娠、糖尿病、长期应用激素或抗生素或免疫抑制剂等情况，以及发病后的治疗情况，是否为初次发病。

2. 临床表现。主要表现为外阴瘙痒、灼痛，严重时坐卧不宁，异常痛苦，还可伴有尿频、尿痛及性交痛。急性期白带增多，白带特征是白色稠厚呈凝乳或豆渣样。检查见外阴抓痕，小阴唇内侧及阴道黏膜附有白色膜状物，擦除后露出红肿黏膜面，急性期还可能见到糜烂及浅表溃疡。

由于患者的流行情况、临床表现轻重不一，感染的假丝酵母菌菌株、宿主情况不同，对治疗的反应有差别。为利于治疗及比较治疗效果，目前将外阴阴道假丝酵母菌病根据宿主情况、发生频率、临床表现及真菌种类不同分为单纯性外阴阴道假丝酵母菌病和复杂性外阴阴道假丝酵母菌病。具体分类方法如表2－1。

表2－1　外阴阴道假丝酵母菌病的临床分类

	单纯性VVC	复杂性VVC
发生频率	散发或非经常发生	复发性
临床表现	轻到中度	重度
真菌种类	白假丝酵母菌	非白假丝酵母菌
宿主情况	免疫功能正常	免疫力低下或应用免疫抑制剂或糖尿病、妊娠

3. 辅助检查。

（1）悬滴法检查：将10%氢氧化钾或生理盐水1滴滴于玻片上，取少许阴道分泌物混于其中，混匀后在显微镜下寻找孢子和假菌丝。由于10%氢氧化钾可溶解其他细胞成分，假丝酵母菌检出率高于生理盐水，阳性率为70%～80%。

（2）培养法检查：若有症状而多次悬滴法检查均为阴性，可用培养法。将阴道分泌物少许放入培养管内培养，结果（＋）确诊。

（3）pH值测定：若pH＜4.5，可能为单纯性假丝酵母菌感染，若pH＞4.5，并且涂片中有大量白细胞，可能存在混合感染。

4. 心理－社会评估。外阴阴道假丝酵母菌病患者由于自觉症状较重，严重影响其日常生活和学习，特别是影响患者入睡，多会出现焦虑和烦躁情绪，因此，护理人员应着重评估患者的心理反应，了解其对于疾病和治疗有无顾虑，特别是需停用激素和抗生素的患者要做好解释工作，以便积极配合治疗。

5. 治疗原则。

（1）消除诱因：若有糖尿病应积极治疗；及时停用广谱抗生素、雌激素、类固醇激素。

（2）局部用药：单纯性VVC可选用以下药物进行局部治疗：①咪康唑栓剂，每晚1粒（200mg），连用7日，或每晚1粒（400mg），连用3日；②克霉唑栓剂或片剂，每晚1粒（150mg）或1片

（250mg），连用 7 日或每日早晚各 1 粒（150mg），连用 3 日，或 1 粒（500mg），单次用药；③制霉菌素栓剂，每晚 1 粒（10 万 U），连用 10~14 日。复杂性 VVC 局部用药选择与单纯性 VVC 基本相同，均可适当延长治疗时间。

（3）全身用药：单纯性 VVC 也可选用口服药物：①伊曲康唑每次 200mg，每日 1 次口服，连用 3~5 日，或用 1 日疗法，口服 400mg，分两次服用；②氟康唑 150mg，顿服。复杂性 VVC 全身用药选择与单纯性 VVC 基本相同，均可适当延长治疗时间。

（4）复发性 VVC 的治疗：外阴阴道假丝酵母菌病治疗后容易在月经前复发，故治疗后应在月经前复查白带。VVC 治疗后约 5%~10% 复发。对复发病例应检查原因，如是否有糖尿病、应用抗生素、雌激素或类固醇激素、穿紧身化纤内裤、局部药物的刺激等，消除诱因。性伴侣应进行假丝酵母菌的检查及治疗。由于肠道及阴道深层假丝酵母菌是重复感染的重要来源，抗真菌剂以全身用药为主，可适当加大抗真菌剂的剂量及延长用药时间。

（五）护理诊断及医护合作性问题

1. 睡眠型态改变。与阴部奇痒、烧灼痛有关。
2. 焦虑。与疾病反复发作有关。
3. 知识缺乏。缺乏疾病及防护知识。
4. 皮肤黏膜完整性受损。与炎症引起的阴道黏膜充血、破损有关。

（六）计划与实施

1. 护理目标。

（1）患者在最短时间内解除或减轻症状，睡眠恢复正常。

（2）患者紧张焦虑的心情恢复平静。

（3）患者能够掌握有关外阴阴道假丝酵母菌病的防护措施。

（4）患者能正确使用药物，皮肤破损范围不增大。

2. 护理措施。

（1）心理护理：VVC 患者多数有焦虑及烦躁心理，护理人员应耐心倾听其主诉，并安慰患者，向其讲清该病的治疗效果及效果显现时间，使其焦虑、烦躁情绪得到缓解和释放。还应告知患者按医生的用药和方案坚持治疗和按时复诊，不要随意中断，以免影响疗效。

（2）局部用药指导：局部用药前可用 2%~4% 碳酸氢钠液冲洗阴道，改变阴道酸碱度，不利于假丝酵母菌生长，可提高疗效。阴道上药时要尽量将药物放入阴道深处。

（3）保持外阴清洁和干燥，分泌物多时应勤换内裤，用过的内裤、盆及毛巾应用开水烫洗或煮沸消毒 5~10 分钟。

3. 健康指导。

（1）注意个人卫生，勤换内裤，用过的内裤、盆及毛巾均应用开水烫洗，尽量不穿紧身及化纤材质内衣裤。

（2）讲解外阴阴道假丝酵母菌病的易感因素，强调外阴清洁的重要性，洗浴卫生用品专人使用，避免交叉感染，特别注意妊娠期和月经期卫生，出现外阴瘙痒等症状及时就医。

（3）尽量避免长时间应用广谱抗生素，如有糖尿病应及时、积极治疗。

（4）患病及治疗期间应注意休息，避免过度劳累。饮食上增加新鲜蔬菜和水果的摄入，禁食辛辣食物及饮酒。

（七）护理评价

患者了解外阴阴道假丝酵母菌病的相关知识及预防措施。治疗期间能够遵医嘱坚持用药，并按时复诊，使疾病得到彻底治愈。随着病情的恢复，患者焦虑及烦躁心理得到缓解。

三、细菌性阴道病

（一）概述

细菌性阴道病是阴道内正常菌群失调所致的一种混合感染。曾被命名为嗜血杆菌阴道炎、加德纳菌阴道炎、非特异性阴道炎、棒状杆菌阴道炎，目前被命名为细菌性阴道病。细菌性阴道病是临床及病理特征无炎症改变的阴道炎。

（二）病因

细菌性阴道病非单一致病菌所引起，而是多种致病菌共同作用的结果。

（三）病理生理

生理情况下，阴道内有各种厌氧菌及需氧菌，其中以产生过氧化氢的乳杆菌占优势。细菌性阴道病时，阴道内乳杆菌减少而其他细菌大量繁殖，主要有加德纳尔菌、动弯杆菌、类杆菌、消化链球菌等及其他厌氧菌，部分患者合并人型支原体，其中以厌氧菌居多。厌氧菌的浓度可以是正常妇女的 $100 \sim 1\ 000$ 倍。厌氧菌繁殖的代谢产物使阴道分泌物的生化成分发生相应改变，pH 值升高，胺类物质、有机酸和一些酶类增加。胺类物质可使阴道分泌物增多并有臭味。酶和有机酸可破坏宿主的防御机制而引起炎症。

（四）护理评估

1. 健康史。了解患者阴道分泌物的形状，分泌物量是否增多和有臭味。

2. 临床表现。细菌性阴道病多发生在性活跃期妇女。10% ~40% 患者无临床症状，有症状者主要表现为阴道分泌物增多，有鱼腥臭味，于性交后加重。可伴有轻度外阴瘙痒或烧灼感。分泌物呈灰白色、均匀一致、稀薄，常黏附在阴道壁，其黏稠度低，容易将分泌物从阴道壁拭去。阴道黏膜无充血等炎症表现。

3. 辅助检查。细菌性阴道病临床诊断标准为下列检查中有 3 项阳性即可明确诊断。

（1）阴道分泌物为匀质、稀薄白色。

（2）阴道 pH 值 >4.5 阴道分泌物 pH 值通常在 4.7 ~5.7 之间，多为 5.0 ~5.5。

（3）胺臭味试验阳性：取阴道分泌物少许放在玻片上，加入 10% 氢氧化钾 1 ~2 滴，产生一种烂鱼肉样腥臭气味即为阳性。

（4）线索细胞阳性：取少许分泌物放在玻片上，加一滴生理盐水混合，置于高倍显微镜下寻找线索细胞。线索细胞即阴道脱落的表层细胞，于细胞边缘黏附大量颗粒状物即各种厌氧菌，尤其是加德纳菌，细胞边缘不清。严重病例，线索细胞可达 20% 以上，但几乎无白细胞。

（5）可参考革兰染色的诊断标准，其标准为每个高倍光镜下，形态典型的乳杆菌≤5，两种或两种以上其他形态细菌（小的革兰阴性杆菌、弧形杆菌或阳性球菌）≥6。

4. 心理 - 社会评估。了解患者对自身疾病的心理反应。一般情况下，患者会因为阴道分泌物的异味而难为情，有一定的心理负担。

5. 治疗原则。细菌性阴道病多选用抗厌氧菌药物，主要有甲硝唑、克林霉素。甲硝唑抑制厌氧菌生长，而不影响乳杆菌生长，是较理想的治疗药物，但对支原体效果差。

（1）全身用药：口服甲硝唑 400mg，每日 2 ~3 次，共 7 日或单次口服甲硝唑 2g，必要时 24 ~48h 重复给药 1 次。甲硝唑单次口服效果不如连服 7 日效果好。也可选用口服克林霉素 300mg，每日 2 次，连服 7 日。

（2）局部用药：阴道用甲硝唑泡腾片 200mg，每晚 1 次，连用 7 ~14 日。2% 克林霉素软膏涂阴道，每晚 1 次，每次 5g，连用 7 日。局部用药与全身用药效果相似，治愈率可达 80%。

（五）护理诊断和医护合作性问题

1. 自我形象紊乱。与阴道分泌物异味有关。

2. 知识缺乏。缺乏疾病及防护知识。

（六）计划与实施

1. 护理目标。

（1）帮助患者建立治疗信心，积极接受治疗，使症状及早缓解。

（2）患者能够掌握有关生殖系统炎症的防护措施。

2. 护理措施。

（1）心理护理：向患者解释异味产生的原因，告知患者坚持用药和治疗，症状会缓解，使患者心理负担减轻。

（2）用药指导：向患者讲清口服药的用法、用量，阴道用药的方法及注意事项。

（3）协助医生进行阴道分泌物取材，注意取材时应取阴道侧壁的分泌物，不应取宫颈管或后穹隆处分泌物。

（4）阴道局部可用1%乳酸溶液或0.5%醋酸溶液冲洗阴道，改善阴道内环境以提高疗效。

3. 健康指导。

（1）注意个人卫生，勤换内裤。平时尽量不穿紧身及化纤材质内衣裤。清洁会阴部用品要专人专用，避免交叉感染。

（2）阴道用药方法：阴道用药最好选在晚上睡前，先清洗会阴部，然后按医嘱放置药物，药物最好放置在阴道深部，可保证疗效。

（七）护理评价

患者阴道分泌物减少，异味消除，并了解细菌性阴道病的相关知识，掌握全身及局部用药方法。

四、萎缩性阴道炎

（一）概述

萎缩性阴道炎常见于自然绝经及卵巢去势后妇女，也可见于产后闭经或药物假绝经治疗的妇女。因卵巢功能衰退，雌激素水平降低，阴道壁萎缩，黏膜变薄，上皮细胞内糖原含量减少，阴道内 pH 值增高，局部抵抗力降低，致病菌容易入侵繁殖引起炎症。

（二）病因

由于卵巢功能衰退、雌激素水平降低、阴道壁萎缩、黏膜变薄，上皮细胞内糖原含量减少、阴道内 pH 值增高、局部抵抗力下降，致病菌容易侵入并繁殖，而引起炎症。

（三）护理评估

1. 健康史。了解患者的年龄、是否已经绝经、有无卵巢手术史、盆腔放射治疗史或药物性闭经史、近期身体状况、有无其他慢性疾病等。

2. 临床表现。主要症状为阴道分泌物增多及外阴瘙痒、灼热感。阴道分泌物稀薄，呈淡黄色，严重者呈血样脓性白带，患者有性交痛。

阴道检查见阴道呈萎缩性改变，上皮萎缩、菲薄、皱襞消失，阴道黏膜充血，有小出血点，有时见浅表溃疡。若溃疡面与对侧粘连，阴道检查时粘连可被分开而引起出血，粘连严重时可造成阴道狭窄甚至闭锁，炎症分泌物引流不畅可形成阴道积脓或宫腔积脓。

3. 辅助检查。

（1）阴道分泌物检查：取阴道分泌物在显微镜下可见大量基底层细胞及白细胞而无滴虫及假丝酵母菌。

（2）宫颈细胞学检查：有血性白带的患者应行宫颈细胞学检查，首先应排除子宫颈癌的可能。

（3）分段诊刮：有血性分泌物的患者，应根据其情况进行分段诊刮，以排除子宫恶性肿瘤。

4. 心理-社会评估。萎缩性阴道炎患者多数为绝经期妇女，由于绝经期症状已经给患者带来严重的心理负担，患者多表现出严重的负性心理情绪，如烦躁、焦虑、紧张等。护理人员应对患者各种情绪反应做出准确评估，同时了解家属是否存在不耐烦等不良情绪。

5. 治疗原则。萎缩性阴道炎的治疗原则是抑制细菌生长及增加阴道抵抗力，常用药物有以下几种。

（1）抑制细菌生长：用1%乳酸液或0.5%醋酸液冲洗阴道，每日1次，可增加阴道酸度，抑制细菌生长繁殖。阴道冲洗后，用甲硝唑200mg或氧氟沙星100mg，放于阴道深部，每日1次，7～10日为1疗程。

（2）增加阴道抵抗力：针对病因给雌激素治疗，可局部用药，也可全身用药。己烯雌酚0.125～0.25mg，每晚放入阴道深部1次，7日为一疗程或用0.5%己烯雌酚软膏涂局部涂抹。全身用药，可口服尼尔雌醇，首次4mg，以后每2～4周服1次，每次2mg，维持2～3个月。尼尔雌醇是雌三醇的衍生物，剂量小、作用时间长、对子宫内膜影响小、较安全。对应用性激素替代治疗的患者，可口服结合雌激素0.625mg或戊酸雌二醇1mg和甲羟孕酮2mg，每日1次。乳癌或子宫内膜癌患者慎用雌激素制剂。

（四）护理诊断和医护合作性问题

1. 皮肤黏膜完整性受损。与炎症引起的阴道黏膜充血、破损有关。
2. 舒适的改变。与皮肤瘙痒、烧灼感有关。
3. 知识缺乏。缺乏疾病及其防护知识。
4. 焦虑。与外阴瘙痒等症状有关。

（五）计划与实施

1. 预期目标。
（1）患者能正确使用药物，避免皮肤抓伤，皮损范围不增大。
（2）患者在最短时间内解除或减轻症状，舒适感增强。
（3）患者了解疾病有关的知识及防护措施。
（4）患者焦虑感减轻，能够积极主动配合治疗。

2. 护理措施。
（1）心理护理：认真倾听患者对疾病的主诉及其内心感受；耐心向患者讲解有关萎缩性阴道炎的相关知识、治疗方法及效果，帮助其树立治疗信心。同时，与其家属沟通，了解家属的态度与反应，积极做好家属工作，使其能够劝导患者，减轻焦虑及烦躁情绪。
（2）用药指导：嘱患者遵医嘱用药，年龄较大的患者，应教会家属用药，使家属能够监督或协助使用。

3. 健康指导。
（1）注意个人卫生，勤换内裤。平时尽量不穿紧身及化纤材质内衣裤。
（2）阴道用药方法：阴道用药最好选在晚上睡前，先清洗会阴部，然后按医嘱放置药物，药物最好放置在阴道深部，以保证疗效。

（六）护理评价

患者阴道分泌物减少，外阴瘙痒症状减轻或消失。患者焦虑紧张情绪好转，其家属能够理解并帮助患者缓解情绪及治疗疾病。

第四节　子宫颈炎

宫颈炎症是妇科最常见的疾病之一，包括宫颈阴道部炎症及宫颈管黏膜炎症。临床上多见的宫颈炎是宫颈管黏膜炎。子宫颈炎又分为急性子宫颈炎和慢性子宫颈炎，临床上以慢性子宫颈炎多见。

一、急性子宫颈炎

（一）概述

急性子宫颈炎是病原体感染宫颈引起的急性炎症，其常与急性子宫内膜炎或急性阴道炎同时发生。

（二）病因

急性宫颈炎主要见于感染性流产、产褥期感染、宫颈损伤或阴道异物并发感染。常见的病原体为葡萄球菌、链球菌、肠球菌等。近年来随着性传播疾病的增加，急性宫颈炎病例也不断增多。病原体主要是淋病奈瑟菌、沙眼衣原体。淋病奈瑟菌及沙眼衣原体均感染宫颈管柱状上皮，沿黏膜面扩散引起浅层感染，病变以宫颈管明显，引起黏液脓性宫颈黏膜炎。除宫颈管柱状上皮外，淋病奈瑟菌还常侵袭尿道移行上皮、尿道旁腺及前庭大腺。沙眼衣原体感染只发生在宫颈管柱状上皮，不感染鳞状上皮，故不引起阴道炎，仅形成急性宫颈炎症。葡萄球菌、链球菌更易累及宫颈淋巴管，侵入宫颈间质深部。

（三）病理

肉眼见宫颈红肿，宫颈管黏膜充血、水肿，脓性分泌物可经宫颈外口流出。镜下见血管充血，宫颈黏膜及黏膜下组织、腺体周围大量中性粒细胞浸润，腺体内口可见脓性分泌物。

（四）护理评估

1. 健康史。了解患者近期有无妇科手术史、孕产史及性生活情况，评估患者的身体状况。

2. 临床表现。主要症状为阴道分泌物增多，呈黏液脓性，阴道分泌物的刺激可引起外阴瘙痒和灼热感，伴有腰酸及下腹部坠痛。此外，常有下泌尿道症状，如尿急、尿频、尿痛。沙眼衣原体感染还可出现经量增多、经间期出血、性交后出血等症状。

妇科检查见宫颈充血、水肿、黏膜外翻，有黏液脓性分泌物从宫颈管流出。衣原体宫颈炎可见宫颈红肿、黏膜外翻、宫颈触痛，且常有接触性出血。淋病奈瑟菌感染还可见到尿道口、阴道口黏膜充血、水肿以及多量脓性分泌物。

3. 辅助检查。宫颈分泌物涂片作革兰染色：先擦去宫颈表面分泌物后，用小棉拭子插入宫颈管内取出，肉眼看到拭子上有黄色或黄绿色黏液脓性分泌物，然后作革兰染色，若光镜下平均每个油镜视野有 10 个以上或每个高倍视野有 30 个以上中性粒细胞为阳性。

急性宫颈炎患者还应进行衣原体及淋病奈瑟菌的检查，包括宫颈分泌物涂片作革兰染色、分泌物培养、酶联免疫吸附试验及核酸检测。

4. 心理 – 社会评估。急性宫颈炎一般起病急，症状重，患者多会表现出紧张及焦虑的情绪，特别是有不洁性生活史的患者，担心自己患有性传播疾病，严重者可出现恐惧心理。护理人员应仔细评估患者患病后的内心感受，发现其不良情绪并进行合理的心理疏导。

5. 治疗原则。主要针对病原体治疗，应做到及时、足量、规范、彻底治疗，如急性淋病奈瑟菌性宫颈炎，性伴侣需同时治疗。

（1）单纯急性淋菌性宫颈炎应大剂量、单次给药，常用第三代头孢菌素及大观霉素。

（2）衣原体性宫颈炎治疗常用的药物有四环素类、红霉素类及喹诺酮类。

（五）护理诊断和医护合作性问题

1. 舒适的改变。与阴道分泌物增多、腰骶部疼痛及下腹部坠痛有关。

2. 焦虑。与对疾病诊断的担心有关。

3. 排尿形态改变。与炎症刺激产生尿频、尿急、尿痛症状有关。

4. 知识缺乏。缺乏急性宫颈炎病因、治疗及预防等相关知识。

（六）计划与实施

1. 预期目标。

（1）经治疗后患者在最短时间内解除或减轻症状，舒适感增强。

（2）患者紧张焦虑的心情得到缓解。

（3）患者治疗后排尿形态恢复正常。

（4）患者了解急性宫颈炎的病因及治疗方法，掌握了预防措施。

2. 护理措施。

（1）患者出现症状后及时到医院急诊，使疾病能够得到及时诊断、正确治疗，并指导患者按医嘱使用抗生素。

（2）对症处理：急性期应卧床休息。高热患者在遵医嘱用药的同时可给予物理降温、酒精或温水擦浴，也可用冰袋降温，并定时监测体温、脉搏、血压。有严重腰骶部疼痛的患者可遵医嘱服用镇痛药。有尿道刺激症状者应多饮水，以减轻症状。

（3）心理护理：耐心倾听患者的主诉，了解和评估患者的心理状态。向患者介绍急性宫颈炎的发病原因及引起感染的病原菌，特别是要强调急性宫颈炎的治疗效果和意义，增强患者治疗疾病的信心，鼓励其坚持并严格按医嘱服药。

3. 健康指导。

（1）指导患者做好经期、孕期及产褥期的卫生；指导患者保持性生活卫生，以减少和避免性传播疾病。

（2）指导患者定期进行妇科检查，发现宫颈炎症积极予以治疗。

（七）护理评价

患者症状减轻或消失，焦虑紧张的情绪有所缓解，并随着症状的消失进一步好转并恢复正常。患者了解急性宫颈炎的相关知识，并掌握了预防措施。

二、慢性宫颈炎

（一）概述

慢性宫颈炎多由急性宫颈炎转变而来，常因急性宫颈炎未治疗或治疗不彻底，病原体隐藏于宫颈黏膜内形成慢性炎症。

（二）病因

慢性宫颈炎多由于分娩、流产或手术损伤宫颈后，病原体侵入而引起感染。也有的患者无急性宫颈炎症状，直接发生慢性宫颈炎。慢性宫颈炎的病原体主要为葡萄球菌、链球菌、大肠杆菌及厌氧菌，其次为性传播疾病的病原体，如淋病奈瑟菌及沙眼衣原体。

目前沙眼衣原体及淋病奈瑟菌感染引起的慢性宫颈炎亦日益增多。此外，单纯疱疹病毒也可能与慢性宫颈炎有关。病原体侵入宫颈黏膜，并在此处潜藏，由于宫颈黏膜皱襞多，感染不易彻底清除，往往形成慢性宫颈炎。

（三）病理

慢性宫颈炎根据病理组织形态临床上分为以下几种。

1. 宫颈糜烂样改变。以往称为"宫颈糜烂"，并认为是慢性宫颈炎常见的一种病理改变。随着阴道镜的发展以及对宫颈病理生理认识的提高，"宫颈糜烂"这一术语在西方国家的妇产科教材中已被废弃。宫颈外口处的宫颈阴道部外观呈细颗粒状的红色区，称宫颈糜烂样改变。糜烂面边界与正常宫颈上皮界限清楚、糜烂面为完整的单层宫颈管柱状上皮所覆盖，由于宫颈管柱状上皮抵抗力低，病原体易侵入发生炎症。在炎症初期，糜烂面仅为单层柱状上皮所覆盖，表面平坦，称单纯性糜烂，随后由于腺上皮过度增生并伴有间质增生，糜烂面凹凸不平呈颗粒状，称颗粒型糜烂。当间质增生显著，表面不平现象更加明显呈乳突状，称乳突型糜烂。幼女或未婚妇女，有时见宫颈呈红色，细颗粒状，形似糜烂，但事实上并无明显炎症，是宫颈管柱状上皮外移所致，不属于病理性宫颈糜烂。

2. 宫颈肥大。由于慢性炎症的长期刺激，宫颈组织充血、水肿，腺体和间质增生，还可能在腺体深部有黏液潴留形成囊肿，使宫颈呈不同程度的肥大，但表面多光滑，有时可见到宫颈腺囊肿突起。由于纤维结缔组织增生，使宫颈硬度增加。

3. 宫颈息肉。宫颈管黏膜增生，局部形成突起病灶称为宫颈息肉。慢性炎症长期刺激使宫颈管局部黏膜增生，子宫有排除异物的倾向，使增生的黏膜逐渐自基底部向宫颈外口突出而形成息肉（图2-1），一个或多个不等，直径一般约1cm，色红、呈舌形、质软而脆，易出血，蒂细长，根部多附着于宫颈管外口，少数在宫颈管壁。光镜下见息肉中心为结缔组织伴有充血、水肿及炎性细胞浸润，表面覆盖单层高柱状上皮，与宫颈管上皮相同。宫颈息肉极少恶变，恶变率＜1%，但临床上应注意子宫恶性肿瘤可呈息肉样突出于宫颈口，应予以鉴别。

4. 宫颈腺囊肿。在宫颈转化区中，鳞状上皮取代柱状上皮过程中，新生的鳞状上皮覆盖宫颈腺管口或伸入腺管，将腺管口阻塞。腺管周围的结缔组织增生或瘢痕形成，压迫腺管，使腺管变窄甚至阻塞，腺体分泌物引流受阻，潴留形成囊肿（图2-2）。检查时见宫颈表面突出多个青白色小囊泡，内含无色黏液。若囊肿感染，则外观呈白色或无组织，宫颈阴道部外观很光滑，仅见宫颈外口有脓性分泌物堵塞，有时宫颈管黏膜增生向外口突出，可见宫颈口充血发红。

5. 宫颈黏膜炎。病变局限于宫颈管黏膜及黏膜下组织，宫颈阴道部外观光滑，宫颈外口可见有脓性分泌物，有时宫颈管黏膜增生向外突出，可见宫颈口充血、发红。由于宫颈管黏膜及黏膜下组织充血、水肿、炎性细胞浸润和结缔组织增生，可使宫颈肥大。

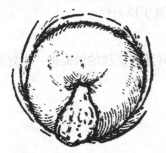 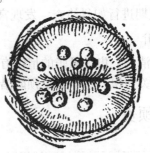

图2-1 宫颈息肉　　　　　　　图2-2 宫颈腺囊肿

（四）护理评估

1. 健康史。了解和评估患者的一般情况、现身体状况、婚姻状况及孕产史。

2. 临床表现。

（1）症状及体征：慢性宫颈炎的主要症状是阴道分泌物增多。由于病原体、炎症的范围及程度不同，分泌物的量、性质、颜色及气味也不同。阴道分泌物多呈乳白色黏液状，有时呈淡黄色脓性，伴有息肉形成时易有血性白带或性交后出血。当炎症沿宫骶韧带扩散到盆腔时，可有腰骶部疼痛、盆腔部下坠痛等。当炎症涉及膀胱下结缔组织时，可出现尿急、尿频等症状。宫颈黏稠脓性分泌物不利于精子穿过，可造成不孕。

妇科检查时可见宫颈有不同程度糜烂、肥大，有时质较硬，有时可见息肉、裂伤、外翻及宫颈腺囊肿。

（2）宫颈糜烂的分度：根据糜烂面积大小将宫颈糜烂分为3度（图2-3）。轻度指糜烂面小于整个宫颈面积的1/3，中度指糜烂面占整个宫颈面积的1/3～2/3，重度指糜烂面占整个宫颈面积的2/3以上。根据糜烂的深浅程度可分为单纯型、颗粒型和乳突型3型。诊断宫颈糜烂应同时表示糜烂的面积和深浅。

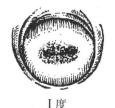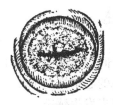

Ⅰ度　　　　　　Ⅱ度　　　　　　Ⅲ度

图2-3　宫颈糜烂分度

3. 辅助检查。

（1）淋病奈瑟菌及衣原体检查：用于有性传播疾病的高危患者。

（2）宫颈刮片、宫颈管吸片检查：主要用于鉴别宫颈糜烂与宫颈上皮内瘤样病变或早期宫颈癌。

（3）阴道镜检查及活体组织检查：当高度怀疑宫颈上皮内瘤样病变或早期宫颈癌时，进行该项检查以明确诊断。

4. 心理-社会评估。慢性宫颈炎一般药物治疗效果欠佳，且临床症状出现时间较长，症状虽不重但影响其日常生活和工作，另外慢性宫颈炎还有可能癌变，上述因素使患者思想压力大，易产生烦躁和不安。家属也会因为患者的情绪及病情而产生焦虑和紧张的负性情绪。

5. 治疗原则。慢性宫颈炎以局部治疗为主，可采用物理治疗、药物治疗及手术治疗，其中以物理治疗最常用。

（1）宫颈糜烂的治疗。

1）物理治疗：物理治疗是最常用的有效治疗方法，其原理是以各种物理方法将宫颈糜烂面单层柱状上皮破坏，使其坏死脱落后，为新生的复层鳞状上皮覆盖。创面愈合需3~4周，病变较深者需6~8周。常用方法有激光治疗、冷冻治疗、红外线凝结疗法及微波法等。宫颈物理治疗有出血、宫颈管狭窄、不孕、感染的可能。

2）药物治疗：局部药物治疗适用于糜烂面积小和炎症浸润较浅的病例，过去局部涂硝酸银或铬酸腐蚀，现已少用。中药有许多验方、配方，临床应用有一定疗效。如子宫颈粉，内含黄矾、金银花各9克，五倍子30克，甘草6克。将药粉洒在棉球上，敷塞于子宫颈，24小时后取出。月经后上药，每周2次，4次为一疗程。已知宫颈糜烂与若干病毒及沙眼衣原体感染有关，也是诱发宫颈癌因素。干扰素是细胞受病毒感染后释放出的免疫物质，为病毒诱导白细胞产生的干扰素。重组人α2a干扰素具有抗病毒、抗肿瘤及免疫调节活性，睡前1粒塞入阴道深部，贴近宫颈部位，隔日1次，7次为一疗程，可以重复应用。若为宫颈管炎，其宫颈外观光滑，宫颈管内有脓性排液，此处炎症局部用药疗效差，需行全身治疗。取宫颈管分泌物作培养及药敏试验，同时查找淋病奈瑟菌及沙眼衣原体，根据检测结果采用相应的抗感染药物。

（2）宫颈息肉治疗：宫颈息肉一般行息肉摘除术，术后将切除的组织送病理组织学检查。

（3）宫颈管黏膜炎治疗：宫颈管黏膜炎需进行全身治疗，局部治疗效果差。根据宫颈管分泌物培养及药敏试验结果，选用相应的抗生素进行全身抗感染治疗。

（4）宫颈腺囊肿：对小的宫颈腺囊肿，无任何临床症状的可不进行处理，若囊肿较大或合并感染者，可选用微波治疗或用激光治疗。

（五）护理诊断和医护合作性问题

1. 舒适的改变。与阴道分泌物增多、腰骶部疼痛及下腹部坠痛有关。

2. 焦虑。与接触性出血、不孕及该病有癌变可能有关。

3. 有感染的可能。与物理治疗创面有关。

4. 知识缺乏。缺乏慢性宫颈炎治疗、治疗前后注意事项及预防措施等相关知识。

（六）计划与实施

1. 预期目标。

（1）患者在最短时间内解除或减轻症状，舒适感增强。

（2）患者紧张焦虑的心情恢复平静。

（3）物理治疗期间未发生感染。

（4）患者能够了解治疗方法并掌握慢性宫颈炎治疗前后注意事项及预防措施。

2. 护理措施。

（1）心理护理：了解患者的心理状态及负性情绪表现程度，并进行心理疏导。帮助患者建立治疗的信心，并能够坚持治疗。同时应与家属沟通，评估家属对患者疾病的态度及看法，帮助其了解该病相关知识，使其能够主动关心和照顾患者。

（2）物理治疗的护理。

1）治疗前护理：治疗前应配合医生做好宫颈刮片检查，有急性生殖器炎症的患者应暂缓此项检查先进行急性炎症的治疗，物理治疗应选择在月经干净后 3~7 日内进行。

2）治疗后护理：宫颈物理治疗后均有阴道分泌物增加，甚至有大量水样排液，此时患者应保持外阴部清洁，必要时垫会阴垫并及时更换，以防感染发生。一般术后 1~2 周脱痂时有少许出血属正常现象，如患者阴道流血量多于月经量应及时到医院就诊。在创面尚未完全愈合期间（4~8 周）禁盆浴、性交和阴道冲洗，以免发生大出血和感染。治疗后须定期检查，第一次检查时间是术后 2 个月月经干净后，复查内容有观察创面愈合情况及有无颈管狭窄等。

（3）用药指导：向患者解释药物的用法及使用注意事项。

3. 健康指导。

（1）预防措施：积极治疗急性宫颈炎；定期作妇科检查，发现宫颈炎症予积极治疗；避免分娩时或器械损伤宫颈；产后发现宫颈裂伤应及时缝合。

（2）物理治疗后，患者应禁性生活和盆浴 2 个月。保持外阴的清洁和干燥，每日用温开水清洗会阴并更换内裤及会阴垫。

（3）患者应遵医嘱定期进行随诊。

（七）护理评价

患者接受护理人员的指导后焦虑紧张的情绪有所缓解，其家属能够主动关心和帮助患者治疗疾病。物理治疗期间未发生感染，了解了慢性宫颈炎的相关知识，并掌握了物理治疗的注意事项及预防措施。

第五节　盆腔炎性疾病

一、盆腔炎性疾病

（一）概述

盆腔炎性疾病是指女性上生殖道的一组感染性疾病，主要包括子宫内膜炎、输卵管炎、输卵管卵巢脓肿、盆腔腹膜炎。炎症可局限于一个部位，也可同时累及几个部位，最常见的是输卵管炎及输卵管卵巢炎，单纯的子宫内膜炎或卵巢炎较少见。盆腔炎性疾病大多发生在性活跃期有月经的妇女。初潮前、绝经后或未婚者很少发生盆腔炎性疾病，若发生盆腔炎性疾病也往往是由于邻近器官炎症的扩散。

（二）病因

引起盆腔炎性疾病的病原体有两个来源，即内源性和外源性，两种病原体可单独存在，也可混合感染，临床上通常为混合感染。

1. 内源性病原体。来自原寄居于阴道内的菌群，包括厌氧菌和需氧菌。厌氧菌及需氧菌都可单独感染，但通常是混合感染。常见的为大肠杆菌、溶血性链球菌、金黄色葡萄球菌、脆弱类杆菌、消化球菌、消化链球菌。

2. 外源性病原体。主要为性传播疾病的病原体，如沙眼衣原体、淋病奈瑟菌、支原体等。

（三）感染途径

1. 经淋巴系统蔓延。细菌经外阴、阴道、宫颈及宫体创伤处的淋巴管侵入盆腔结缔组织及内生殖器其他部分，是产褥感染、流产后感染及放置宫内节育器后感染的主要传播途径，多见于链球菌、大肠杆菌、厌氧菌引起的感染。

2. 沿生殖器黏膜上行蔓延。病原体侵入外阴、阴道后或阴道内的菌群沿黏膜面经宫颈、子宫内膜、输卵管黏膜蔓延至卵巢及腹腔，是非妊娠期、非产褥期盆腔炎性疾病的主要感染途径。淋病奈瑟菌、沙眼衣原体及葡萄球菌等常沿此途径扩散。

3. 经血循环传播。病原体先侵入人体的其他系统，再经血循环感染生殖器，为结核菌感染的主要途径。

4. 直接蔓延。腹腔其他脏器感染后，直接蔓延到内生殖器，如阑尾炎可引起右侧输卵管炎。

（四）病理

1. 急性子宫内膜炎及子宫肌炎。子宫内膜充血、水肿，有炎性渗出物，严重者内膜坏死、脱落形成溃疡。镜下见大量白细胞浸润，炎症向深部侵入形成子宫肌炎。

2. 急性输卵管炎、输卵管积脓、输卵管卵巢脓肿。急性输卵管炎主要由化脓菌引起，根据不同的传播途径而有不同的病变特点。病变以输卵管间质炎为主。轻者输卵管仅有轻度充血、肿胀、略增粗；重者输卵管明显增粗、弯曲，纤维素性脓性渗出物多或与周围组织粘连。

若炎症经子宫内膜向上蔓延，首先引起输卵管黏膜炎，输卵管黏膜肿胀、间质水肿、充血及大量中性粒细胞浸润，引起输卵管黏膜粘连，导致输卵管管腔及伞端闭锁，若有脓液积聚于管腔内则形成输卵管积脓。

卵巢很少单独发生炎症，白膜是良好的防御屏障。卵巢常与发生炎症的输卵管伞粘连而发生卵巢周围炎，称输卵管卵巢炎，习称附件炎。炎症可通过卵巢排卵的破孔侵入卵巢实质形成卵巢脓肿，脓肿壁与输卵管积脓粘连并穿通，形成输卵管卵巢脓肿。脓肿多位于子宫后方或子宫、阔韧带后叶及肠管间粘连处，可破入直肠或阴道，若破入腹腔则引起弥漫性腹膜炎。

3. 急性盆腔结缔组织炎。内生殖器急性炎症时或阴道、宫颈有创伤时，病原体经淋巴管进入盆腔结缔组织而引起结缔组织充血、水肿及中性粒细胞浸润，以宫旁结缔组织炎最常见，首先表现为局部增厚、质地较软、边界不清，然后向两侧盆壁呈扇形浸润，若组织化脓则形成盆腔腹膜外脓肿，可自发破入直肠或阴道。

4. 急性盆腔腹膜炎。盆腔内器官发生严重感染时，往往蔓延到盆腔腹膜，发生炎症的腹膜充血、水肿，并有少量含纤维素的渗出液，形成盆腔脏器粘连。当有大量脓性渗出液积聚于粘连的间隙内，可形成散在小脓肿；积聚于直肠子宫陷凹处则形成盆腔脓肿，较多见。脓肿的前方为子宫，后方为直肠，顶部为粘连的肠管及大网膜，脓肿可破入直肠而使症状突然减轻，也可破入腹腔引起弥漫性腹膜炎。

5. 败血症及脓毒血症。当病原体毒性强、数量多，患者抵抗力降低时，常发生败血症。多见于严重的产褥感染、感染流产，近年也有报道放置宫内节育器、输卵管结扎手术损伤器官引起的败血症，若不及时控制，往往很快出现感染性休克，甚至死亡。发生感染后，若身体其他部位发现多处炎症病灶或脓肿，应考虑有脓毒血症存在，但需经血培养证实。

6. Fitz－Hugh－Curtis综合征。指肝包膜炎症而无肝实质损害的肝周围炎，淋病奈瑟菌及衣原体感染均可引起，5%～10%输卵管炎可出现此综合征。

（五）护理评估

1. 健康史。评估和了解患者的年龄、职业、近期身体状况、既往史等，特别要了解患者有无不洁性生活史，及目前表现出的各种症状。

2. 临床表现。可因炎症轻重及范围大小而有不同的临床表现，轻者无症状或症状轻微。

（1）症状。

1）常见症状：盆腔炎性疾病常见症状包括下腹痛、发热、阴道分泌物增加。月经期发病可出现月经量增加，经期延长。

2）下腹痛：腹痛为持续性，活动后或性交后加重。

3）重症症状：病情严重的可有寒战、高热、头痛、食欲缺乏。

4）其他：若出现腹膜炎，可有消化系统症状如恶心、呕吐、腹胀、腹泻等。若有脓肿形成，可有下腹包块及局部压迫刺激症状；包块位于子宫前方可出现膀胱刺激症状；包块位于子宫后方可有直肠刺激症状；若在腹膜外可致腹泻、里急后重感和排便困难。

（2）体征。

1）盆腔炎性疾病的患者体征差异较大，轻者无明显异常表现或妇科检查仅发现宫颈举痛或宫体压痛或附件区压痛。

2）严重患者全身检查时，表现为急性病容，体温升高、心率加快，下腹部有压痛、反跳痛及肌紧张，叩诊鼓音明显，肠鸣音减弱或消失。

3）盆腔检查：①阴道可见大量脓性分泌物，并有臭味；②宫颈充血、水肿、宫颈举痛，当宫颈管黏膜或宫腔有急性炎症时，将宫颈表面分泌物拭净，可见脓性分泌物从宫颈口流出；③宫体稍大，有压痛，活动受限；④子宫两侧压痛明显，若为单纯输卵管炎，可触及增粗的输卵管，有压痛；⑤若为输卵管积脓或输卵管卵巢脓肿，可触及包块且压痛明显，不活动；⑥宫旁结缔组织炎时，可扪到宫旁一侧或两侧有片状增厚或两侧宫骶韧带高度水肿、增粗，压痛明显；⑦若有盆腔脓肿形成且位置较低时，可扪及后穹隆或侧穹隆有肿块且有波动感，三合诊常能协助进一步了解盆腔情况。

3. 辅助检查。临床诊断盆腔炎性疾病需同时具备下列 3 项：①下腹压痛伴或不伴反跳痛；②宫颈或宫体举痛或摇摆痛；③附件区压痛。

以下标准可增加诊断的特异性。

（1）宫颈分泌物培养或革兰染色涂片：淋病奈瑟菌阳性或沙眼衣原体阳性。

（2）血常规检查：WBC 计数 $> 10 \times 10^9/L$。

（3）后穹隆穿刺：抽出脓性液体。

（4）双合诊、B 超或腹腔镜检查检查：发现盆腔脓肿或炎性包块。腹腔镜检查能提高确诊率。其肉眼诊断标准有：①输卵管表面明显充血，②输卵管壁水肿，③输卵管伞端或浆膜面有脓性渗出物。

（5）分泌物做细菌培养及药物敏感试验：在做出急性盆腔炎的诊断后，要明确感染的病原体，通过剖腹探查或腹腔镜直接采取感染部位的分泌物做细菌培养及药物敏感试验结果最准确，但临床应用有一定的局限性。宫颈管分泌物及后穹隆穿刺液的涂片、培养及免疫荧光检测虽不如直接采取感染部位的分泌物做培养及药物敏感试验准确，但对明确病原体有帮助，涂片可作革兰染色，若找到淋病奈瑟菌可确诊，除查找淋病奈瑟菌外，可以根据细菌形态及革兰染色，培养阳性率高，可明确病原体，为选用抗生素及时提供线索。

（6）免疫荧光：主要用于衣原体检查。

4. 心理 - 社会评估。盆腔炎性疾病症状明显且较严重，特别是治疗不及时或未能使用恰当的抗生素时，患者往往会出现焦虑、甚至是恐惧心理。此时护理人员应重点了解患者的心理状态，评估因症状而造成的焦虑、恐惧的程度。同时，了解家属的态度。

5. 治疗原则。主要为抗生素药物治疗，必要时手术治疗。

（1）药物治疗：应用抗生素的原则：经验性、广谱、及时及个体化。根据细菌培养及药物敏感试验合理选用抗生素治疗。盆腔炎性疾病经抗生素积极治疗，绝大多数能彻底治愈。

由于急性盆腔炎的病原体多为需氧菌、厌氧菌及衣原体的混合感染，需氧菌及厌氧菌又有革兰阴性及革兰阳性之分，因此，在抗生素的选择上多采用联合用药。常用的抗生素有第二代头孢菌素、第三代头孢菌素、氨基糖苷类、喹诺酮类及甲硝唑等。

（2）手术治疗：可根据情况选择开腹手术或腹腔镜手术。手术范围原则上以切除病灶为主，下列情况为手术指征。

1）药物治疗无效：盆腔脓肿形成，经药物治疗48～72小时，体温持续不降，患者中毒症状加重或包块增大者，应及时手术，以免发生脓肿破裂。

2）输卵管积脓或输卵管卵巢脓肿：经药物治疗病情有好转，继续控制炎症数日，肿块仍未消失但已局限化，应行手术切除，以免日后再次急性发作。

3）脓肿破裂：突然腹痛加剧，寒战、高热、恶心、呕吐、腹胀，检查腹部拒按或有中毒性休克表现，均应怀疑为脓肿破裂，需立即剖腹探查。

（3）支持疗法：患者应卧床休息。取半卧位，此卧位利用脓液积聚于直肠子宫陷凹而使炎症局限。高热量、高蛋白、高维生素流食或半流食饮食，注意补充水分，保持水电解质平衡，高热时可给予物理降温。

（4）中药治疗：主要为活血化瘀、清热解毒药物，如银翘解毒汤、安宫牛黄丸及紫血丹等。

（六）护理诊断和医护合作性问题

1. 高热。与盆腔感染引起体温升高有关。

2. 下腹痛。与盆腔感染引起生殖器脓肿形成有关。

3. 营养失调：低于机体需要量。与高热、食欲缺乏、恶心、呕吐等症状有关。

4. 潜在的并发症：感染性休克。与未能及时应用有效抗生素致病情加重有关。

5. 知识缺乏。缺乏盆腔炎性疾病的相关知识及预防措施。

6. 恐惧。与盆腔炎性疾病症状重、持续时间长有关。

（七）计划与实施

1. 预期目标。

（1）患者体温升高时得到及时处理。

（2）经治疗患者下腹痛症状减轻甚至消失。

（3）患者体液平衡，未发生水、电解质紊乱。

（4）经积极抗感染治疗，患者未出现感染性休克等并发症。

（5）患者了解盆腔炎性疾病的相关知识，并掌握该病的预防措施。

（6）患者恐惧感消失，能够积极配合治疗。

2. 护理措施。

（1）一般护理：卧床休息，半卧位有利于脓液积聚于直肠子宫陷凹而使炎症局限。给予高热量、高蛋白、高维生素流食或半流食，补充液体，注意纠正电解质紊乱及酸碱失衡，必要时少量输血，以增加身体抵抗力。尽量避免不必要的妇科检查，禁用阴道灌洗，以免引起炎症扩散，若有腹胀应行胃肠减压或肛管排气。腹痛时遵医嘱使用镇痛药。

（2）高热的护理：应每4小时测体温、脉搏、呼吸1次，体温超过39℃时应首先采用物理降温。根据患者全身状况，给予酒精或温水擦浴，也可用冰袋降温，若体温下降不明显，可按医嘱给药降温，如吲哚美辛（消炎痛）等。在降温过程中，患者大量出汗，可出现血压下降、脉快、四肢厥冷等虚脱症状，故应密切观察体温、脉搏、呼吸、血压，每0.5～1小时监测1次，同时应及时配合医生给予静脉输液或加快液体速度，必要时吸氧。应及时为患者更换被褥及衣物，鼓励其多饮水。

（3）使用抗生素期间，注意观察患者有无过敏反应或药物毒性反应，严格执行药物输入时间，以确保体内的药物浓度，维持药效。

（4）严格掌握产科、妇科手术指征，做好术前准备。进行妇科手术时严格无菌操作，术后做好护理，预防感染。

3. 健康宣教。

（1）治疗盆腔炎性疾病时，患者应积极配合医生，按时按量应用抗生素药物，并注意用药后的反应，观察症状是否有减轻。

（2）治疗期间应停止工作和学习，卧床休息，并取半坐卧位，这样有利于健康的恢复。

（3）饮食上应高热量、高蛋白、高维生素流食或半流食，注意多喝水，特别是高热的患者应用退热药后，需及时补充水分和盐分，可口服淡盐水，以保持水电解质平衡。

（4）教会患者或家属进行物理降温的方法和注意事项。

（5）平时注意性生活卫生，减少性传播疾病，经期禁止性交。做好经期、孕期及产褥期的卫生。

（6）保持良好的心态，树立战胜疾病的信心，以积极的态度坚持治疗。

（八）护理评价

患者全身、局部症状及阳性体征消失，身体康复，并了解盆腔炎性疾病的相关知识，并掌握防护措施，有良好的卫生习惯。在治疗期间，患者能够按时按量服用药物，未发生水电解质平衡紊乱及感染性休克等并发症。患者的心情恢复平静，能积极配合治疗，其家属在精神上能主动关心患者，生活上仔细照顾患者。

二、盆腔炎性疾病后遗症

（一）概述

盆腔炎性后遗症是指盆腔炎性疾病的遗留病变，主要改变为组织破坏、广泛粘连、增生及瘢痕形成。

（二）病理

输卵管卵巢炎及输卵管炎的遗留改变可造成输卵管阻塞及增粗；输卵管卵巢粘连形成输卵管卵巢肿块；输卵管伞端闭锁、浆液性渗出物聚集形成输卵管积水；输卵管积脓或输卵管卵巢脓肿的脓液吸收，被浆液性渗出物代替形成输卵管积水或输卵管卵巢囊肿。积水输卵管表面光滑，管壁甚薄，由于输卵管系膜不能随积水输卵管囊壁的增长扩大而相应延长，故积水输卵管向系膜侧弯曲，形似腊肠或呈曲颈的蒸馏瓶状，卷曲向后，可游离或与周围组织有膜样粘连。

盆腔结缔组织炎的改变为主韧带、骶韧带增生、变厚，若病变广泛，可使子宫固定。

（三）护理评估

1. 健康史。了解患者患盆腔炎性疾病的时间、过程、治疗情况，以及近期的身体状况。

2. 临床表现。

（1）慢性盆腔痛：盆腔炎性疾病后慢性炎症形成的粘连、瘢痕以及盆腔充血，常引起下腹部坠胀、疼痛及腰骶部酸痛，常在疲劳、性交后及月经前后加重。

（2）盆腔炎反复发作：由于盆腔炎性疾病后遗症造成的输卵管组织结构的破坏，局部防御功能减退，若患者仍有高危因素，可造成盆腔炎性疾病再次感染导致反复发作。

（3）不孕输卵管粘连阻塞可致患者不孕。盆腔炎性疾病后出现不孕发生率为20%～30%。不孕的发生率与发作的次数有关，随着发作次数的增加，不孕的可能性增大。

（4）异位妊娠：盆腔炎后异位妊娠的发生率是正常女性的8～10倍，发生率随盆腔炎发作次数的增加而增大。

（5）体征：若为盆腔结缔组织病变，子宫常呈后倾后屈，活动受限或粘连固定，子宫一侧或两侧有片状增厚、压痛，宫骶韧带常增粗、变硬，有触痛。若为输卵管炎，则在子宫一侧或两侧触到呈索条状的增粗输卵管，并有轻度压痛。若为输卵管积水或输卵管卵巢囊肿，则在盆腔一侧或两侧触及囊性肿物，活动多受限。

3. 辅助检查。盆腔炎性疾病后遗症可进行腹腔镜及B超检查协助诊断。

4. 心理-社会评估。盆腔炎性疾病后遗症的患者往往精神负担较重，护理人员应重点关注患者对疾病的认识及态度，是否有消极情绪，特别是有无悲观失望的表现。还应了解家属和亲友对患者的态度，以帮助患者寻求支持。

5. 治疗原则。对盆腔炎性疾病后遗症尚无有效的治疗方法，重在预防。一般采用综合治疗，可缓解症状，增加受孕机会。

（1）物理疗法：温热能促进盆腔局部血液循环，改善组织营养状态，提高新陈代谢，以利炎症吸收和消退。常用的有短波、超短波、微波、激光、离子透入（可加入各种药物如青霉素、链霉素）等。

（2）中药治疗：慢性盆腔炎以湿热型居多，治疗以清热利湿，活血化瘀为主，方剂为丹参18g、赤芍15g、木香12g、桃仁9g、金银花30g、蒲公英30g、茯苓12g、丹皮9g、生地9g，剧痛时加延胡索9g。有些患者为寒凝气滞型，治则为温经散寒、行气活血，常用桂枝茯苓汤加减，气虚者加党参15g、白术9g、黄芪15g，中药可口服或灌肠。

（3）其他药物治疗：应用抗炎药物的同时，也可采用糜蛋白酶5mg或透明质酸酶1 500U肌内注射，隔日1次，7～10次为一疗程，以利粘连分解和炎症的吸收。出现局部或全身过敏反应时应停药。在某些情况下，抗生素与地塞米松同时应用，口服地塞米松0.75mg，每日3次，停药前注意地塞米松应逐渐减量。

（4）手术治疗：有肿块如输卵管积水或输卵管卵巢囊肿应行手术治疗；存在小感染灶，反复引起炎症急性发作者也应手术治疗。手术以彻底治愈为原则，避免遗留病灶有再复发的机会，行单侧附件切除术或全子宫切除术加双侧附件切除术。对年轻妇女应尽量保留卵巢功能。

（四）护理诊断和医护合作性问题

1. 舒适度改变。与腰骶部疼痛及下坠感有关。

2. 焦虑。与病程长，治疗效果不明显有关。

3. 知识缺乏。缺乏盆腔炎性疾病后遗症的相关知识。

（五）计划与实施

1. 预期目标。

（1）经治疗护理患者症状解除或减轻，舒适感增强。

（2）患者紧张焦虑的情绪得到缓解，树立了治疗疾病的信心。

（3）患者能够掌握有关治疗及防护措施。

2. 护理措施。

（1）心理护理：对患者的心理问题进行疏导，解除患者思想顾虑，增强治疗的信心。

（2）指导患者适当加强锻炼，注意劳逸结合，提高机体抗病能力。

（3）指导患者按医嘱正确服药。

3. 健康指导。注意加强营养及饮食搭配，增加蛋白质及维生素的摄入，增加体力。

（六）护理评价

见盆腔炎性疾病的相关章节。

第六节　生殖器结核

一、概述

由结核杆菌引起的女性生殖器炎症称为生殖器结核，又称结核性盆腔炎，是由结核杆菌侵入人体引起的输卵管、子宫内膜、卵巢、盆腔腹膜及子宫颈等女性生殖器官的炎性病变。多发现于20～40岁妇女，也可见于绝经后的老年妇女。在生殖器结核中以输卵管结核最常见，约占女性生殖器结核的90%以上，其次为子宫内膜结核，其他类型发病较少。绝大多数生殖器结核为继发感染，常继发于肺结核、肠结核、腹膜结核、肠系膜淋巴结的结核病灶也可继发于骨结核或泌尿系统结核。原发女性生殖系统结核罕见。近年由于耐药结核、艾滋病的增加以及对结核病控制的松懈，生殖器结核的发病率有升高的趋势。

二、传染方式

生殖器结核是全身结核的一个表现，常继发于身体其他部位结核如肺结核、肠结核、腹膜结核、肠系膜淋巴结的结核病灶，亦可继发于淋巴结核、骨结核或泌尿系统结核。生殖器结核常见的传播途径有以下几种。

1. 血行传播。为最主要的传播途径。青春期正值生殖器官发育，血供丰富，结核分枝杆菌易借血行传播。结核分枝杆菌感染肺部后，大约 1 年内可感染内生殖器官，由于输卵管黏膜有利于结核分枝杆菌的潜伏感染，因此，其首先侵犯输卵管，然后依次扩散到子宫内膜及卵巢，侵犯宫颈、阴道或外阴者较少见。

2. 直接蔓延。腹膜结核、肠结核可直接蔓延到内生殖器官，引起生殖器结核。

3. 淋巴传播。较少见。消化道结核可通过淋巴管逆行传播感染内生殖器官。

4. 性交。极罕见。男性患泌尿道结核，通过性交传播，上行感染。

三、病理

1. 输卵管结核。约占女性生殖器结核的 90% 以上，多为双侧性，但双侧的病变程度有可能不同。输卵管增粗肥大，其伞端外翻如烟斗嘴状是输卵管结核的特有表现，也可表现为伞端封闭，管腔内充满干酪样物质，有的输卵管增粗，管壁内有结核结节，有的输卵管僵直变粗，峡部有多个结节隆起。输卵管管腔内发现干酪样物质，有助于与非结核性炎症鉴别。输卵管浆膜面可见粟粒结节，盆腔腹膜、肠管表面及卵巢表面也布满类似结节或并发腹腔积液型结核性腹膜炎，输卵管常与其邻近器官如卵巢、子宫、肠管粘连。

2. 子宫内膜结核。常由输卵管结核蔓延而来，占生殖器结核的 50% ~ 80%。半数输卵管结核患者同时有子宫内膜结核。早期结核病变出现在宫腔两侧角，子宫大小、形状无明显变化，随着病情进展，子宫内膜受到不同程度的破坏，最后代以瘢痕组织，可使宫腔粘连、变形、缩小。

3. 宫颈结核。较少见，常由子宫内膜结核蔓延而来或经淋巴或血循环传播，占生殖器结核的 10% ~ 20%。病变可表现为乳头状增生或溃疡，这时外观不易与宫颈癌区别。

4. 卵巢结核。亦由输卵管结核蔓延而来，占生殖器结核的 20% ~ 30%。由于卵巢有白膜包围，通常仅有卵巢周围炎，侵犯卵巢深层组织较少。但少部分卵巢结核由血循环传播的感染，可在卵巢深部形成结节及干酪样坏死性脓肿。

5. 盆腔腹膜结核。盆腔腹膜结核多合并输卵管结核。根据病变特征不同分为两型渗出型和粘连型。渗出型腹膜炎以渗出为主，特点为腹膜及盆腔脏器浆膜面布满无数大小不等的散在的灰黄色结节，渗出物为浆液性草黄色澄清液体，积聚于盆腔，有时因粘连可形成多个包裹性囊肿；粘连型腹膜炎以粘连为主，特点为腹膜增厚，与邻近脏器之间发生紧密粘连，粘连间的组织常发生干酪样坏死，易形成瘘管。

四、护理评估

（一）健康史

了解患者既往有无结核病史，有无低热、盗汗、乏力等结核病症状。同时应详细了解患者婚育情况，是否有月经稀少或闭经。

（二）临床表现

生殖器结核的临床表现很不一致，不少患者可无症状，有的患者则症状较重。

1. 月经失调。早期因子宫内膜充血及溃疡，可有月经过多，晚期因子宫内膜因遭受不同程度破坏，可表现为月经稀少或闭经，多数患者就诊时已是晚期。

2. 下腹坠痛。由于盆腔炎症和粘连，可有不同程度的下腹坠痛，经期加重。

3. 全身症状。若为活动期，可有结核病的一般症状，如发热、盗汗、乏力、食欲缺乏、体重减轻等，有时仅有经期发热。但症状较重的患者，可表现为高热等全身中毒症状。

4. 不孕。由于输卵管黏膜破坏与粘连，常使管腔阻塞或由于输卵管周围粘连，有时管腔尚保持部分通畅，但黏膜纤毛被破坏，输卵管僵硬、蠕动受限，丧失其运输功能，也不能受孕，故临床上多数患者因不孕就诊。在原发性不孕患者中生殖器结核常为主要原因之一。

5. 全身及妇科检查。由于病变程度与范围不同而有较大差异，较多患者因不孕行诊断性刮宫、腹腔镜等检查时才发现患有生殖器结核，而无明显体征和其他自觉症状。较严重患者若有腹膜结核，检查时腹部有柔韧感或腹腔积液征，形成包裹性积液时，可触及囊性肿块，边界不清，不活动，表面因有肠管粘连，叩诊空响。子宫一般发育较差，往往因周围有粘连使活动受限。若附件受累，在子宫两侧可触及大小不等及形状不规则的肿块，质硬、表面不平、呈结节或乳头状突起或可触及钙化结节。

（三）辅助检查

1. 子宫内膜病理检查。子宫内膜病理检查是诊断子宫内膜结核最可靠的依据。由于月经前子宫内膜较厚，此时适于进行内膜病理检查。应于经前 1 周或月经来潮 6 小时内做刮宫术。在行刮宫术前 3 日及术后 4 日应每日肌内注射链霉素 0.75g 及口服异烟肼 0.3g，以预防刮宫引起结核病灶扩散。由于子宫内膜结核多由输卵管蔓延而来，故刮宫时应注意刮取子宫角部内膜，并将全部刮出物送病理检查，在病理切片上找到典型结核结节，诊断即可成立，但阴性结果并不能排除结核的可能。如有条件时，可将刮出的组织或分泌物作结核菌培养。遇有子宫腔小而坚硬，无组织物刮出，结合临床病史及症状，也应考虑子宫内膜结核，并作进一步检查。若宫颈有结核可疑，做活组织检查，可明确诊断。

2. X 线检查。

（1）胸部 X 线拍片。必要时作消化道或泌尿系统 X 线检查，以便发现原发病灶。

（2）盆腔 X 线平片。发现孤立的钙化点，提示曾有盆腔淋巴结核病灶。

（3）子宫输卵管碘油造影。可出现下列特征：①子宫腔呈不同形态和不同程度狭窄或畸形，边缘呈锯齿状；②输卵管腔有多个狭窄部分，呈典型串珠状或显示管腔细小而僵直；③在相当于盆腔淋巴结、输卵管、卵巢的部位有钙化灶；④若碘油进入子宫一侧或两侧的静脉丛，应考虑有子宫内膜结核的可能。子宫输卵管碘油造影对生殖器结核的诊断帮助较大，但也有可能将输卵管腔中的干酪样物质及结核菌带到腹腔，故造影前、后应使用链霉素及异烟肼等抗结核药物。

3. 腹腔镜检查。腹腔镜能直接观察盆腔情况，并可取腹腔液作结核菌培养或在病变处作活检。

4. 结核菌检查。若有条件，将月经血、刮出的子宫内膜或腹腔液作结核菌检查。可进行结核菌培养、抗酸染色找结核菌、动物接种或分子生物学方法，以确诊。

5. 结核菌试验。结核菌素试验阳性说明体内曾有结核分枝杆菌感染，若为强阳性说明目前仍有活动性病灶，但不能确定病灶部位，若为阴性一般情况下表示未有过结核分枝杆菌感染。

6. 其他。白细胞计数不高，分类中淋巴细胞可能增多，不同于一般化脓性盆腔炎，活动期血沉增快，但血沉正常不能除外结核病变。旧结核菌素试验若为阳性说明体内曾有结核感染；若为强阳性说明目前仍有活动性病灶，但不能说明病灶部位；若为阴性表示未有过结核感染。这些化验检查均非特异性，只能作为诊断的参考。

（四）心理–社会评估

生殖器结核患者多无自觉症状，常因不孕来医院进行检查，最终发现患生殖器结核。因此，护理人员应特别要注意了解患者有无因不孕引起的悲观情绪。孕育新的生命对一个家庭来说是至关重要的事情，因此对生殖器结核患者来说，护理人员特别要评估和关注其家庭成员的情绪表现及态度。

（五）治疗原则

采用抗结核药物治疗为主，休息营养为辅的治疗原则。

1. 抗结核药物治疗。抗结核治疗对女性生殖器结核的有效率达90%。药物治疗应遵循早期、联合、规律、适量、全程的原则。既往将链霉素、异烟肼、对氨基水杨酸钠作为一线基本药物，疗程长，需要 1.5 ~ 2 年。有的患者症状好转或消失即不愿再坚持而使治疗中断，复发时再行治疗往往产生耐药而影响疗效，近年采用利福平、异烟肼、乙胺丁醇、链霉素等抗结核药物联合治疗，可将疗程缩短为 6 ~ 9

个月，取得良好疗效。常用的抗结核药物有：利福平、异烟肼、链霉素、乙胺丁醇、吡嗪酰胺等。

2. 支持疗法。急性患者至少要休息 3 个月，慢性患者可从事学习和工作，但要注意劳逸结合，避免劳累，加强营养，适当参加锻炼，增强体质。

3. 手术治疗。生殖器结核也可用手术治疗。但为避免手术时感染扩散，手术前后应进行抗结核药物治疗。手术方法应根据患者病情、年龄、是否需要保留生育功能等因素决定。可考虑手术治疗的情况有：

（1）盆腔包块经药物治疗后缩小，但不能完全消退时，可手术治疗。

（2）抗结核药物治疗无效或治疗后反复复发的患者。

（3）盆腔结核形成较大的包块或较大的包裹性积液者。

（4）子宫内膜结核严重，内膜破坏广泛，药物治疗无效者。

五、护理诊断和医护合作性问题

1. 舒适度改变。与下腹坠痛及盗汗、乏力、发热等症状有关。

2. 焦虑。与不孕有关。

3. 知识缺乏。缺乏生殖器结核检查、预后、治疗方法及注意事项等相关知识。

六、计划与实施

（一）预期目标

（1）经抗结核治疗患者下腹坠痛及结核感染相关症状减轻症状，舒适感增强。

（2）患者紧张焦虑的心情减轻。

（3）患者了解生殖器结核相关检查项目及治疗方法，并能够掌握用药方法及注意事项。

（二）护理措施

1. 心理护理。生殖器结核的治疗是一个相对漫长的过程，尤其是合并不孕的患者，其同时需要进行多方面的检查，在这过程中患者往往表现出烦躁、失望、焦虑等多种负面情绪交织在一起的情况，特别是由于不孕而失去爱人关心和支持的女性，会出现重度的消极悲观情绪，此时护理人员一方面要鼓励患者倾诉自己的不良情绪，另一方面要积极向患者讲解与疾病及治疗相关的知识，帮助其树立治疗信心。同时作家属的工作，指导其关心和帮助患者的方法，共同争取早日痊愈。

2. 药物治疗的护理。抗结核药物治疗虽已缩短了疗程，但仍需要 6～9 个月的治疗，同时其应用的药物种类多，方法也各异。护理人员应根据患者用药的种类，讲清用药的名称、服用方法及时间、服药期间的注意事项。告知患者应严格按医嘱服药，不能擅自停药，同时注意药物不良反应，如应用链霉素的患者应注意有无眩晕、口麻、四肢麻木感、耳鸣等症状出现，如有应及时到医院就诊。

3. 日常护理。生殖器结核患者急性期至少应卧床休息 3 个月，每日保证 8～12 小时睡眠。慢性患者可以从事较轻的工作和学习任务，但要注意劳逸结合，适当参加体育锻炼，增强体质。

（三）健康指导

1. 用药指导。认真仔细向患者讲解其所用药物的服药方法、时间、剂量及注意事项。

2. 饮食指导。宜食用营养丰富的高蛋白、高热量、含维生素饮食。结核患者膳食中还应特别注意钙和铁的补充。应多吃瘦肉、鱼、虾、蛋类及豆制品等。新鲜的蔬菜、水果含有丰富的维生素，可搭配鱼虾动物内脏等食用。总之，提倡食物多样，荤素搭配，做到色、香、味俱全，营养全面。

3. 预防措施。平时应注意锻炼身体，增强体质。按要求做好卡介苗的接种，积极防治肺结核、淋巴结结核和肠结核等。

七、护理评价

患者完成了各项检查并经正规的药物治疗后症状逐渐减轻。患者了解了生殖器结核的检查和治疗方法及预防措施，并掌握自己所用药物的名称、服药方法及时间，特别是掌握了服药的注意事项。

第三章

产科疾病的护理

第一节　自然流产

妊娠不足 28 周，胎儿体重不足 1 000g 而终止者称为流产（Abortion）。妊娠 12 周末前终止者称为早期流产，妊娠 13 周至不足 28 周终止者称为晚期流产。流产分为自然流产和人工流产。自然因素所致的流产称为自然流产（Spontaneous Abortion），应用药物或手术等人为因素终止妊娠者称为人工流产（Artificial Abortion）。自然流产的发生率占全部妊娠的 31%，其中早期流产占 80% 以上。本节仅阐述自然流产。

一、病因

导致流产的原因很多，主要有以下几个方面。

1. 胚胎因素。胚胎染色体异常是自然流产的最常见原因。在早期自然流产中有 50% ~60% 的妊娠产物存在染色体异常。夫妇任何一方有染色体异常均可传至子代，导致流产或反复流产。染色体异常包括数目异常和结构异常。

（1）染色体数目异常：如三体、X 单体、三倍体、四倍体等，其中以三体最常见，其次是 X 单体。

（2）染色体结构异常：如染色体易位、断裂、缺失等。染色体异常的胚胎多发生流产，很少继续发育成胎儿。若发生流产，排出物多为空囊或为已经退化的胚胎。即使少数存活，生后可能为畸形胎儿或有代谢及功能缺陷。

2. 母体因素。

（1）全身性疾病：严重感染、高热可刺激子宫收缩引发流产；某些细菌和病毒毒素经胎盘进入胎儿血液循环，导致胎儿感染、死亡而发生流产；孕妇患心衰、严重贫血、高血压、慢性肾炎等疾病，均可影响胎盘循环而致胎儿缺氧，发生流产。

（2）生殖器官异常：先天性子宫畸形如双子宫、单角子宫、子宫纵隔等，子宫黏膜下肌瘤、较大的壁间肌瘤及宫腔粘连均可影响胚胎组织着床发育而导致流产。宫颈裂伤、宫颈内口松弛等机能不全也可导致胎膜破裂发生晚期自然流产。

（3）免疫功能异常：母体对胚胎的免疫耐受是胎儿在母体内生存的基础。母体妊娠后母儿双方免疫不适应，可胚胎或胎儿受到排斥而发生流产。此外，母儿血型不合、胎儿抗原、母体抗磷脂抗体过多、抗精子抗体等因素，也常导致早期流产。

（4）创伤刺激与不良习惯：妊娠期腹部或子宫受到撞击、挤压或尖锐物刺伤，以及过度的恐惧、忧伤、焦虑等情感创伤均可导致流产；过量吸烟、酗酒等不健康生活方式也与流产相关。

3. 胎盘因素。滋养细胞发育和功能异常是胚胎早期死亡的重要原因，此外，前置胎盘、胎盘早剥等可致胎盘血液循环障碍、胎儿死亡，从而发生流产。

4. 环境因素。砷、铅、甲醛、苯、氧化乙烯等化学物质的过多接触，高温、噪音以及放射线的过量暴露，均可直接或间接对胚胎或胎儿造成损害，导致流产。

二、病理

流产过程是妊娠产物逐渐与子宫壁剥离，直至排出子宫的过程。早期妊娠时，胎盘绒毛发育尚不成熟，与子宫蜕膜联系还不牢固，故妊娠 8 周前的流产，妊娠产物多数可以完全从子宫壁剥离而排出，出血不多。妊娠 8～12 周时，胎盘绒毛发育茂盛，与底蜕膜联系较牢固，若此时发生流产，妊娠产物往往不易完全剥离排出，常有部分组织残留宫腔内影响子宫收缩，出血较多。妊娠 12 周后，胎盘已完全形成，流产时往往先有腹痛，然后排出胎儿、胎盘。有时由于底蜕膜反复出血，凝固血块包绕胎块，形成血样胎块稽留于宫腔内，血红蛋白因逐渐被吸收，形成肉样胎块，或纤维化与子宫壁粘连。偶有胎儿被挤压，形成纸样胎儿，或钙化形成石胎。

三、临床表现

主要表现为停经及停经后阴道流血和腹痛。

1. 停经。大部分自然流产患者都有明显的停经史、早孕反应。但是，早期流产时发生的阴道流血有时候难以与月经异常鉴别，因此常无明显的停经史，要结合其他病史及 hCG、超声等做出明确诊断。

2. 阴道流血和腹痛。早期流产时常先出现阴道流血，后又腹痛，而且全程均有阴道流血。晚期流产的临床过程与早产及足月产相似，表现为先出现腹痛，经过阵发性子宫收缩，排出胎儿及胎盘，后出现阴道流血。

四、临床类型及治疗原则

自然流产的临床过程简示如下（图 3－1）。

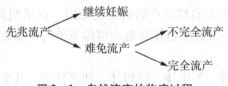

图 3－1 自然流产的临床过程

1. 先兆流产（Threatened Abortion）。

（1）临床表现：停经后先出现少量阴道流血，少于月经量，继之常出现阵发性下腹痛或腰坠痛。妇科检查：宫颈口未开，胎膜未破，妊娠产物未排出，子宫大小与停经周数相符。经休息及治疗后，若阴道流血停止或腹痛消失，可继续妊娠；若阴道流血量增多或下腹痛加剧，则可发展为难免流产。

（2）治疗原则：卧床休息，禁忌性生活。对精神紧张者，可给予少量对胎儿无害的镇静剂。对黄体功能不足的患者，可遵医嘱给予黄体酮保胎治疗。甲状腺功能低下者可口服小剂量甲状腺片。治疗期间，需要观察患者症状及检验结果变化，必要时进行超声检查明确胎儿发育情况，避免盲目保胎。

2. 难免流产（Inevitable Abottion）。

（1）临床表现：由先兆流产发展而来，指流产已不可避免。表现为阴道流血量增多，阵发性下腹痛加重或出现阴道流液（胎膜破裂）。妇科检查：宫颈口已扩张，有时可见胚胎组织或胎囊堵塞于宫颈口内，子宫大小与停经周数相符或略小。此时宫缩逐渐加剧，继续进展妊娠组织可能部分或完全排出，发展为不完全或完全流产。

（2）治疗原则：一旦确诊，应尽早使胚胎及胎盘组织完全排出，以防止出血和感染。阴道流血过多者，完善化验检查，必要时输血、输液、抗休克治疗，出血时间较长者，应给予抗生素预防感染。

3. 不全流产（Incomplete Abortion）。

（1）临床表现：由难免流产发展而来，指妊娠产物已部分排出体外，尚有部分残留于宫腔内。由于宫腔内残留部分妊娠产物，影响子宫收缩，致使子宫出血持续不止，甚至因流血过多而发生失血性休克。妇科检查：宫颈口已扩张，不断有血液自宫颈口流出，有时尚可见胎盘组织堵塞于宫颈口或部分妊娠产物已排出于阴道内，部分仍留在宫腔内，子宫小于停经周数。

（2）治疗原则：一经确诊，应在输液、输血条件下尽快行刮宫术或钳刮术，使宫腔内残留的胚胎或胎盘组织完全排出。

4. 完全流产（Complete Abottion）。

（1）临床表现：指妊娠产物已全部排出，阴道流血逐渐停止，腹痛逐渐消失。妇科检查：宫颈口已经关闭，子宫接近正常大小。

（2）治疗原则：如没有感染征象，一般不需要处理。可行超声检查，明确宫腔内有无残留。

5. 稽留流产（Missed Abortion）。

（1）指胚胎或胎儿已死亡滞留在宫腔内尚未自然排出者，又称过期流产，胚胎或胎儿死亡后子宫不再增大反而缩小，早孕反应消失。若已至中期妊娠，孕妇腹部不见增大，胎动消失。妇科检查：宫颈口未开，子宫较停经周数小，质地不软，未闻及胎心。

（2）治疗原则：及时促使胎儿及胎盘排出，以防止死亡的胎儿及胎盘组织在宫腔内稽留过久，而导致严重凝血功能障碍及DIC，引发严重出血。处理前应检查血常规、出凝血时间、血小板计数等，并做好输血准备。

6. 复发性流产（Recurrent Spontaneous Abortion，RSA）。

（1）指同一性伴侣连续发生3次及3次以上的自然流产。近年来有学者认为连续2次自然流产称为复发性自然流产。患者每次流产多发生在同一妊娠月份，临床经过与一般流产相同。早期流产的常见原因为胚胎染色体异常、黄体功能不足、甲状腺功能低下等。晚期流的常见原因为子宫肌瘤、子宫畸形、宫腔粘连、宫颈内口松弛等。

（2）治疗原则：以预防为主，男女双方在受孕前应进行详细检查。

7. 感染性流产（Infection Abortion）。流产过程中，若阴道流血时间过长、有组织残留于宫腔内或非法堕胎等，有可能引起宫腔内感染，严重时感染可扩展到盆腔、腹腔乃至全身，并发盆腔炎、腹膜炎、败血症及感染性休克等，常为厌氧菌及需氧菌混合感染。

五、护理评估

1. 健康史。停经、阴道流血和腹痛是自然流产孕妇的主要症状。护士需要详细询问孕妇的停经史以及早孕反应情况；阴道流血的持续时间与阴道流血量；有无腹痛及腹痛的部位、性质和程度。此外，还需要了解有无阴道水样排液，排液的量、色、有无臭味，以及有无妊娠产物排出等。对于既往史，需要全面了解孕妇在妊娠期间有无全身性疾病、生殖器官疾病、内分泌功能失调以及有无接触有害物质等，以识别发生自然流产的诱因。

2. 身心状况。流产孕妇可因出血过多而出现失血性休克，或因出血时间过长、宫腔内有组织残留而发生感染，因此，护士需要全面评估孕妇的各项生命体征，以判断流产的不同类型，尤其注意与贫血和感染相关的征象。

流产孕妇的心理状况常表现为焦虑和恐惧。孕妇对阴道流血常常会不知所措，甚至将其过度严重化。同时胚胎和胎儿的健康也直接影响孕妇的情绪，孕妇可能表现为伤心、郁闷、烦躁不安等。

3. 相关检查。

（1）妇科检查：需要在消毒条件下进行妇科检查，以进一步了解宫颈口是否扩张，羊膜是否破裂，有无妊娠产物堵塞于宫颈口；子宫大小与停经周数是否相符，有无压痛等，同时需要检查双侧附件有无肿块、增厚以及压痛等。

（2）实验室检查：连续动态检测血 β-hCG、孕激素以及 hPL 的变化，以利于妊娠诊断和预后判断。

（3）B 型超声检查：超声显像可显示有无胎囊、胎动、胎心音等，利于诊断和鉴别流产及其类型，指导正确处理。

六、护理诊断/合作性问题

1. 焦虑。与担心胎儿健康等因素相关。
2. 有感染的危险。与阴道流血时间过长、宫腔内有组织残留等因素相关。

七、护理目标

（1）先兆流产的孕妇能积极配合保胎措施，继续妊娠。
（2）出院时，护理对象无感染征象。

八、护理措施

对于不同类型的流产孕妇，治疗原则不同，其护理措施亦有差异。护士在全面评估孕妇身心状况的基础上，综合孕妇的病史、检查及诊断，明确治疗原则，认真执行医嘱，积极配合医师为流产孕妇进行诊治，并提供相应的护理措施。

1. 先兆流产孕妇的护理。先兆流产的孕妇需要卧床休息、禁止性生活、禁忌灌肠等，以减少各种刺激。护士除了为其提供生活护理外，常需要遵医嘱给予孕妇适量的镇静剂、孕激素等，随时评估孕妇的病情变化，如是否腹痛加重、阴道流血量增多等。同时，孕妇的情绪状态常会影响保胎效果，护士要注意观察孕妇的情绪变化，加强心理护理，稳定孕妇情绪，增强保胎信心。此外，护士需要向孕妇及家属讲明上述保胎措施的必要性，以取得孕妇及家属的理解和配合。

2. 妊娠不能再继续者的护理。护士要积极采取措施，及时做好终止妊娠的准备，积极协助医师完成手术过程，使妊娠产物完全排出子宫，同时要建立静脉通路，做好输液、输血准备。并严密监测孕妇的血压、脉搏、体温，观察面色、腹痛、阴道流血以及与休克有关的征象。有凝血功能异常者应予以及时纠正，然后再行引产或手术。

3. 预防感染。护士需监测患者的体温、血象以及阴道流血，阴道分泌物的性质、颜色、气味等，严格执行无菌操作，加强会阴部护理。指导孕妇使用消毒会阴垫，保持会阴清洁，维持良好的卫生习惯。当护士发现感染征象后应及时报告医师，并按医嘱进行抗感染处理。此外，护士还应嘱患者流产后1个月返院复查，确定无禁忌证后，方可开始性生活。

4. 健康指导。患者常因失去胎儿，表现出伤心、悲哀等情绪反应。护士应给予同情和理解，帮助患者和家属接受现实，顺利度过悲伤期。同时，护士还应与孕妇及家属共同讨论此次流产的原因，并向他们讲解流产的相关知识，帮助他们为再次妊娠做好准备。有复发性流产史的孕妇在下一次妊娠确诊后应卧床休息，加强营养，禁止性生活，补充维生素 C、B、E 等，治疗期必须超过以往发生流产的妊娠月份。病因明确者，应积极接受对因治疗，如黄体功能不足者，按医嘱正确使用黄体酮治疗以预防流产；子宫畸形者需在妊娠前先行矫治手术，例如，宫颈内口松弛者应在未妊娠前做宫颈内口松弛修补术，如已妊娠，可在妊娠 14～16 周时行子宫内口缝扎术。

九、护理评价

（1）先兆流产孕妇配合保胎治疗，可继续妊娠。
（2）出院时，护理对象体温正常，血红蛋白及白细胞数正常，无出血、感染征象。

第二节　异位妊娠

正常妊娠时，受精卵着床于子宫体腔内膜。受精卵在子宫体腔以外着床发育称为异位妊娠（Ectopic Pregnancy），习称宫外孕（Extrauterine Pregnancy），异位妊娠和宫外孕的含义稍有不同，异位妊娠包括输卵管妊娠、卵巢妊娠、宫颈妊娠、腹腔妊娠、阔韧带妊娠等；宫外孕则仅指子宫以外的妊娠，不包括宫颈妊娠。因此，异位妊娠的含义更为确切而科学。异位妊娠中最常见的是输卵管妊娠（占90%～95%）。本节主要阐述输卵管妊娠。

输卵管妊娠是妇产科常见的急腹症之一，当输卵管妊娠流产或破裂时，可出现严重的腹腔内出血，若不及时诊断和积极抢救，可危及患者生命。输卵管妊娠按其发生部位不同，分为间质部、峡部、壶腹部和伞部妊娠（图3-2）。其中，以壶腹部妊娠最常见，约占75%～80%，其次为峡部，伞部及间部妊娠较少见。

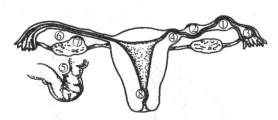

图3-2 异位妊娠的发生部位

①输卵管壶腹部妊娠；②输卵管峡部妊娠；③输卵管伞部妊娠；④输卵管间质部妊娠；⑤腹腔妊娠；⑥阔韧带妊娠；⑦卵巢妊娠；⑧宫颈妊娠

一、病因

1. 输卵管异常。

（1）输卵管炎症：是输卵管妊娠的主要病因。包括输卵管黏膜炎和输卵管周围炎。慢性炎症可使输卵管腔黏膜皱襞粘连，管腔变窄；或输卵管与周围组织粘连，输卵管扭曲，管腔狭窄，管壁蠕动减弱，从而妨碍受精卵的顺利通过和运行。

（2）输卵管发育不良或功能异常：输卵管过长、肌层发育差、黏膜纤毛缺乏、双输卵管、憩室或有副伞等发育不良，可成为输卵管妊娠的原因。输卵管功能包括蠕动、纤毛活动以及上皮细胞的分泌，受女性雌、孕激素的调节，若调节失败，可干扰受精卵的正常运行。此外，精神因素可引起输卵管痉挛、蠕动异常，影响受精卵的正常运送。

（3）输卵管手术：曾患过输卵管妊娠的妇女，再次发生输卵管妊娠的可能性较大。由于原有的输卵管病变或手术操作的影响，不论何种手术（输卵管切除或保守性手术）后再次输卵管妊娠的发生率约为10%～20%。

2. 受精卵游走。卵子在一侧输卵管受精，受精卵经宫腔（内游走）或腹腔（外游走）进入对侧输卵管，称为受精卵游走。受精卵由于移行时间过长，发育增大，即可在对侧输卵管内着床发育形成输卵管妊娠。

3. 辅助生殖技术。近年来，由于辅助生殖技术的应用，在使大多数的不孕女性受益的同时，输卵管妊娠的发生率也相应增加，如宫颈妊娠、卵巢妊娠以及腹腔妊娠的发生率增加。

4. 放置宫内节育器（IUD）。放置宫内节育器与输卵管妊娠发生的关系已引起国内外重视。随着IUD的广泛应用，输卵管妊娠的发生率增高，其原因可能是由于使用IUD后的输卵管炎症所致。但最近研究表明：IUD本身并不增加输卵管妊娠的发生率，但若IUD避孕失败而受孕时，则发生输卵管妊娠的机会较大。

5. 其他。子宫内膜异位症、内分泌失调、神经精神功能紊乱以及吸烟等可增加受精卵着床于输卵管的可能性。

二、病理

1. 输卵管妊娠结局。受精卵着床于输卵管时，由于输卵管管腔狭窄，管壁薄，蜕膜形成差，受精卵植入后，输卵管不能适应胚胎或胎儿的生长发育，因此，当输卵管妊娠发展到一定程度，即可发生以下结局。

（1）输卵管妊娠流产（Tubal Abortion）：多见于妊娠 8~12 周的输卵管壶腹部妊娠。受精卵着床、种植在输卵管黏膜皱襞内，由于输卵管妊娠时管壁蜕膜形成不完整，发育中的囊胚常向管腔突出，终于突破包膜而出血，囊胚与管壁分离（图 3-3），若整个囊胚剥离掉入管腔并经输卵管逆蠕动经伞端排出到腹腔，形成输卵管完全流产，出血一般不多。若囊胚剥离不完整，妊娠产物部分排出到腹腔，部分尚附着于输卵管壁，则形成输卵管不全流产，滋养细胞继续生长侵蚀输卵管壁，导致反复出血，形成输卵管血肿或输卵管周围血肿。由于输卵管肌壁薄，收缩力差，不易止血，血液不断流出，积聚在直肠子宫陷窝形成盆腔血肿，量多时甚至流入腹腔，出现腹膜刺激症状，甚至引起休克。

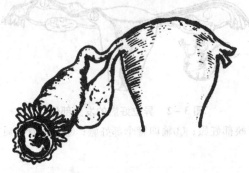

图 3-3　输卵管妊娠流产

（2）输卵管妊娠破裂（Rupture Of Tubal Pregnancy）：多见于妊娠 6 周左右的输卵管峡部妊娠。受精卵着床于输卵管黏膜皱襞间，随着囊胚生长发育，绒毛向管壁方向侵蚀肌层及浆膜，最后穿透浆膜，形成输卵管妊娠破裂（图 3-4）。由于输卵管肌层血管丰富，输卵管妊娠破裂所致的出血较输卵管妊娠流产严重，短期内可出现大量腹腔内出血，也可表现为反复出血，在盆腔或腹腔内形成血肿甚至发生休克，处理不及时可危及生命。

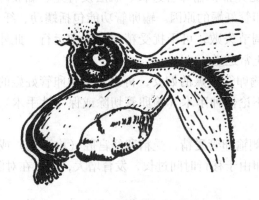

图 3-4　输卵管妊娠破裂

输卵管间质部是自子宫角部延续而来，肌层较厚，血供丰富。输卵管间质部妊娠时，受精卵在此着床并发育，妊娠往往可持续至 3~4 个月破裂，一旦破裂，出血凶猛，症状极为严重。

（3）陈旧性异位妊娠：输卵管妊娠流产或破裂后，未及时治疗，或者出血逐渐停止，病情稳定，时间过久，胚胎死亡或被吸收。长期反复出血形成的盆腔血肿机化变硬，并与周围组织粘连，临床上习称为"陈旧性宫外孕"。

（4）继发性腹腔妊娠：输卵管妊娠流产或破裂后，胚胎从输卵管排到腹腔或阔韧带内，由于失去营养，多数死亡，偶尔存活者，绒毛组织重新种植而获得营养，胚胎继续发育形成继发性腹腔妊娠。若破口在阔韧带内，可发展为阔韧带妊娠。

2. 子宫的变化。输卵管妊娠和正常妊娠一样，由滋养细胞产生 hCG 维持黄体生长，月经停止来潮，子宫血供增加，增大变软，但子宫增大与停经月份不相符。子宫内膜亦受滋养细胞产生的 hCG 影响而发生蜕膜反应，但蜕膜下海绵层及血管系统发育较差，当胚胎受损或死亡，滋养细胞活力下降或消失，蜕膜自宫壁剥离，组织学检查未见绒毛、无滋养细胞，此时 hCG 下降。输卵管妊娠时，子宫内膜有时可见高度分泌反应或 Arias Stella（A－S）反应。镜下可见 A－S 反应：腺上皮细胞增大，核深染，突入腺腔，胞质富含空泡。

三、临床表现

输卵管妊娠的临床表现与受精卵着床部位、有无流产或破裂、出血量多少以及出血时间长短等有关。

1. 停经。月经周期规律的女性，一般有 6～8 周的停经史，间质部妊娠停经时间可更长。部分患者月经延迟几日即出现阴道不规则流血时，常被误认为月经来潮，而无停经史主诉。约有 20%～25% 的患者无明显停经史。

2. 腹痛。是输卵管妊娠患者就诊的主要症状，95% 以上输卵管妊娠患者以腹痛为主诉。输卵管妊娠流产或破裂前，患者多表现为一侧下腹部隐痛或酸胀感。当发生流产或破裂时，患者突感一侧下腹部撕裂样疼痛，常伴有恶心、呕吐。若血液积聚在直肠子宫陷凹，可出现肛门坠胀感（里急后重）；出血多时可流向全腹而引起全腹疼痛，刺激膈肌可引起肩胛放射性疼痛。腹痛可出现于阴道流血前或后，也可与阴道流血同时发生。

3. 阴道流血。胚胎死亡后，常有不规则阴道流血，暗红色，量少或淋漓不尽。部分患者阴道流血量较多，似月经量，约 50% 患者为大量阴道流血。阴道流血提示胚胎受损或已死亡，hCG 下降，卵巢黄体分泌的激素难以维持蜕膜生长而发生剥离出血，并伴有蜕膜碎片或管型排出。当输卵管妊娠病灶去除后，阴道流血方能停止。

4. 晕厥与休克。其严重程度与腹腔内出血速度及出血量成正比，与阴道出血量不成正比。由于腹腔内急性出血及剧烈腹痛，轻者出现晕厥，重者发生失血性休克。间质部妊娠一旦破裂，常因出血量多而发生严重休克。

5. 腹部包块。当输卵管妊娠流产或破裂所形成的血肿时间较久者，因血液凝固，逐渐机化变硬，并与周围组织或器官（如子宫、输卵管、卵巢、肠管或大网膜等）发生粘连形成包块，包块较大或位置较高者，可于腹部扪及。

四、治疗原则

治疗原则以手术治疗为主，其次为药物治疗。

1. 手术治疗。可行腹腔镜手术或开腹手术。根据患者情况，行患侧输卵管切除术或者保留患侧输卵管功能的保守性手术。严重内出血并发休克者，应在积极纠正休克、补充血容量的同时，迅速手术抢救。

2. 药物治疗。近年来用化疗药物甲氨蝶呤等方法治疗输卵管妊娠，已有成功的报道。治疗机制是抑制滋养细胞增生、破坏绒毛，使胚胎组织坏死、脱落、吸收。但在治疗中若有严重内出血征象，或疑有输卵管间质部妊娠，或胚胎继续生长时应及时进行手术治疗。根据中医辨证论治方法，合理运用中药，或用中西医结合的方法，对输卵管妊娠进行保守治疗也已取得显著成果。

五、护理评估

1. 健康史。仔细询问月经史，准确推断停经时间。注意不要因为月经仅过期几天而误认为不是停经；不要将不规则阴道流血而误认为末次月经。此外，对于不孕、盆腔炎、放置宫内节育器、绝育术、输卵管复通术等与发病相关的高危因素应予以高度重视。

2. 身心状况。输卵管妊娠流产或破裂前，症状和体征不明显。当患者腹腔内出血较多时可表现为贫血貌，重者可出现面色苍白、四肢湿冷，脉快、弱、细，血压下降等休克症状。下腹有明显压痛、反跳痛，尤以患侧为重，肌紧张不明显，叩诊有移动性浊音。血凝后下腹部可触及包块。体温多正常，出现休克时体温略低，腹腔内血液吸收时体温略升高，但一般不超过 38℃。

输卵管妊娠流产或破裂后，腹腔内急性大量出血、剧烈腹痛以及妊娠终止的现实都将使孕妇出现较为激烈的情绪反应，表现出哭泣、自责、无助、抑郁以及恐惧等行为。

3. 相关检查。

（1）腹部检查：输卵管妊娠流产或破裂者，下腹部有明显压痛和反跳痛，尤以患侧为重，轻度肌紧张；出血多血液未凝固时，叩诊有移动性浊音；出血时间较长时，形成凝血块，可在下腹部触及软性肿块。

（2）盆腔检查：输卵管妊娠流产或破裂者，除子宫略大较软外，仔细检查仅可能触及增粗的输卵管伴轻度压痛。输卵管妊娠流产或破裂者，阴道后穹隆饱满，明显触痛。将宫颈轻轻上抬或者左右摇动时引起下腹剧烈疼痛，称为宫颈举摆痛，是输卵管妊娠的重要体征之一。腹腔内出血多时检查子宫呈漂浮感。

（3）阴道后穹隆穿刺：是一种简单可靠的诊断方法，适用于疑有腹腔内出血的患者。由于腹腔内血液最易积聚于子宫直肠陷凹，即使血量不多，也能经阴道后穹隆穿刺抽出。用长针头自阴道后穹隆刺入子宫直肠陷凹，抽出暗红色不凝血为阳性，如抽出血液较红，放置 10 分钟内凝固，表明误入血管。若无内出血、内出血量少、血肿位置较高或者子宫直肠陷凹有粘连时，可能抽不出血液，因此，后穹隆穿刺阴性不能排除输卵管妊娠存在。如有移动性浊音，可做腹腔穿刺。

（4）妊娠试验：放射免疫法检测血中 $\beta-hCG$，尤其是动态观察血 $\beta-hCG$ 的变化对异位妊娠的诊断极为重要。此方法灵敏度高，测出异位妊娠的阳性率一般可达80%～90%，但 $\beta-hCG$ 阴性者仍不能完全排除异位妊娠。

（5）超声检查：B 型超声显像有助于异位妊娠的诊断。阴道 B 型超声检查较腹部 B 型超声检查准确性高。早期输卵管妊娠的诊断，仅凭 B 型超声显像有时可能误诊。若能结合临床表现和 $\beta-hCG$ 测定等，对诊断的帮助很大。

（6）腹腔镜检查：适用于输卵管妊娠尚未流产或破裂的早期患者及诊断困难的患者。腹腔内大量出血或伴有休克者，禁做腹腔镜检查。早期异位妊娠患者，腹腔镜可见一侧输卵管肿大，表面紫蓝色，腹腔内无出血或仅有少量出血。

（7）子宫内膜病理检查：目前此方法的临床应用明显减少，主要适用于阴道流血量较多的患者，目的在于排除同时合并宫内妊娠流产。将宫腔排出物或刮出物送检病理检查，切片中见到绒毛，可诊断为宫内妊娠，仅见蜕膜未见绒毛者有助于异位妊娠诊断。

六、护理诊断/合作性问题

1. 恐惧。与担心手术失败有关。
2. 潜在并发症。出血性休克。

七、护理目标

（1）患者休克症状得以及时发现并缓解。
（2）患者能以正常心态接受此次妊娠失败的现实。

八、护理措施

1. 接受手术治疗患者的护理。对于接受手术治疗的患者要做到以下几点。

（1）积极做好术前准备：腹腔镜手术是近年来治疗输卵管妊娠的主要方法，多数输卵管妊娠可在腹腔镜直视下，穿刺输卵管的妊娠囊吸出部分囊液或者切开输卵管吸出胚胎，并注入药物；也可以行输卵管切除术。护士在严密监测患者生命体征的同时，积极配合医师纠正患者休克症状，做好术前准备。对于严重内出血并出现休克的患者，护士应立即建立静脉通路，交叉配血，做好输血、输液准备，以便配合医师积极纠正休克、补充血容量，并按急诊手术要求迅速做好术前准备。

（2）提供心理支持：术前，护士需简洁明了地向患者和家属讲明手术的必要性，并以亲切的态度和切实的行动获得患者及家属的信任，同时，保持周围环境安静、有序，减少和消除患者的紧张、恐惧心理，协助患者接受手术治疗方案。术后，护士应帮助患者以正常的心态接受此次妊娠失败的现实，并向患者讲述输卵管妊娠的相关知识，既可以减少因害怕输卵管妊娠再次发生而抵触妊娠的不良情绪，也可以增加和提高患者的自我保健意识。

2. 接受非手术治疗患者的护理。对于接受非手术治疗方案的患者，护士应从以下几个方面加强护理。

（1）严密观察病情：护士应密切观察患者的一般情况、生命体征，重视患者的主诉，尤应注意阴道流血量与腹腔内出血量不成比例，当阴道流血量少时，不要误认为腹腔内出血量亦很少。护士应告诉患者病情发展的一些指征，如出血增多、腹痛加剧、肛门坠胀感明显等，以便当患者病情发展时，医患均能及时发现，并给予相应的处理。

（2）加强化学药物治疗的护理：化疗一般采用全身用药，也可采用局部用药。用药期间，需要β-hCG 测定和 B 型超声进行严密监护，并注意观察患者的病情变化及药物的毒副反应。常用药物有甲氨蝶呤。其治疗机制是抑制滋养细胞增生、破坏绒毛，从而使胚胎组织坏死、脱落、吸收。不良反应小，可表现为消化道反应，骨髓抑制以白细胞下降为主，有时可出现轻微肝功能异常、药物性皮疹、脱发等，但大部分反应是可逆的。

（3）指导患者休息与饮食：患者需卧床休息，避免增加腹压，从而减少输卵管妊娠破裂的机会。在患者卧床期间，护士需要提供相应的生活护理。此外，护士还需要指导患者摄取足够的营养物质，尤其是富含铁蛋白的食物，如鱼肉、动物肝脏、豆类、绿叶蔬菜及黑木耳等，可促进血红蛋白的增加，增强患者的抵抗力。

（4）监测治疗效果：护士应协助患者正确留取血液标本，以监测治疗效果。

3. 出院指导。输卵管妊娠的预后在于防止输卵管的损伤和感染，因此护士需做好妇女的健康指导工作，以防止盆腔感染的发生。教育患者保持良好的卫生习惯，勤洗浴、勤换衣，稳定性伴侣。发生盆腔炎后须立即彻底治疗，以免延误病情。此外，由于输卵管妊娠约有 10% 的再发生率和 50% ~60% 的不孕率。因此，护士需要告诫患者下次妊娠时要及时就医，同时不要轻易终止妊娠。

九、护理评价

（1）患者的休克症状得以及时发现并纠正。

（2）患者消除了恐惧心理，愿意接受手术治疗。

第三节　早产

早产（Preterm Labor, PTL）是指妊娠满 28 周至不足 37 周（196~258 日）间分娩者。此时娩出的新生儿叫早产儿，体重多小于 2 500g，各器官发育尚不成熟。据统计，约 70% 的围生儿死亡是由于早产，而且，早产儿中约有 15% 于新生儿期死亡。因此，防止早产是降低围生儿死亡率的重要措施之一。

一、病因

1. 孕妇因素。

（1）孕妇合并急性或慢性疾病：如病毒性肝炎、急性肾盂肾炎、急性阑尾炎、严重贫血、慢性肾炎、妊娠高血压综合征、心脏病、性传播疾病等。

（2）子宫畸形：包括双子宫、双角子宫及纵隔子宫等；宫颈内口松弛与子宫肌瘤也易发生早产。

（3）其他：孕妇吸烟、酗酒或者精神受到刺激以及承受巨大压力时可引发早产。

2. 胎儿、胎盘因素。双胎妊娠、羊水过多、胎膜早破、宫内感染、胎盘功能不全、母儿血型不合、前置胎盘及胎盘早剥等均可致早产。其中，胎膜早破、绒毛膜羊膜炎最常见，约占早产的 30% ~40%。

二、临床表现

早产的临床表现主要是妊娠 28 周后 37 周前出现子宫收缩。最初为不规律宫缩,并常伴有少许阴道血性分泌物或阴道流血,以后逐渐发展为规律宫缩,与足月临产相似,宫颈管消失,宫口扩张。

三、治疗原则

若胎儿存活,无胎儿窘迫、胎膜未破,应设法通过休息和药物治疗,抑制宫缩,尽可能使妊娠继续维持至足月。若胎膜已破,早产已不可避免时,应尽可能地预防新生儿并发症,以尽力提高早产儿的存活率。

四、护理评估

1. 健康史。详细评估可致早产的高危因素,如孕妇既往有流产、早产史或者本次妊娠有阴道流血,则发生早产的可能性大。同时,应详细询问并记录患者既往出现的症状以及接受治疗的情况。

2. 身心状况。妊娠满 28 周后至不足 37 周前,出现明显的规律宫缩(至少每 10 分钟一次),且伴有宫颈管缩短,即可诊断为先兆早产。如果妊娠 28~37 周间,出现 20 分钟≥4 次且每次持续≥30 秒的规律宫缩,且伴随宫颈管缩短≥75%,宫颈进行性扩张 2cm 以上者,即可诊断为早产临产。

早产已不可避免时,孕妇常会不自觉地把一些相关的事情与早产联系起来而产生自责感;同时,由于怀孕结果的不可预知,恐惧、焦虑、猜疑也是早产孕妇常见的情绪反应。

3. 相关检查。通过全身检查及产科检查,结合阴道分泌物检测,核实孕周,评估胎儿成熟度和胎方位等;密切观察产程进展,确定早产进程。

五、护理诊断/合作性问题

1. 有新生儿受伤的危险。与产儿发育不成熟有关。
2. 焦虑。与担心早产儿预后有关。

六、护理目标

(1)患者能平静地面对事实,接受治疗及护理。
(2)新生儿不存在因护理不当而发生的并发症。

七、护理措施

1. 预防早产。孕妇良好的身心状况可降低早产的发生,突然的精神创伤也可引发早产,因此,需做好孕期保健工作、指导孕妇增加营养,保持平静的心情。避免诱发宫缩的活动,如性生活、抬举重物等。高危孕妇需多卧床休息,以左侧卧位为宜,以增加子宫血液循环,改善胎儿供氧,且慎做肛查和阴道检查等。同时,积极治疗并发症,宫颈内口松弛者应于孕 14~16 周作子宫内口缝合术,以防止早产的发生。

2. 药物治疗的护理。先兆早产的主要治疗措施是抑制宫缩,与此同时,还需要积极控制感染、治疗合并症和并发症。护理人员应明确具体药物的作用和用法,并且能够识别药物的不良反应,以避免毒性作用的发生,同时,还应对患者做相应的健康教育。

常用抑制宫缩的药物有以下几类。

(1)β-肾上腺素受体激动剂:其作用为激动子宫平滑肌中的 β 受体,从而抑制子宫收缩,减少子宫活动而延长孕期。不良反应为母儿双方心率加快,孕妇血压下降、血糖升高、血钾降低、恶心、出汗、头痛等。目前常用药物有:利托君(Ritodrine)、沙丁胺醇(Salbutamol)等。

(2)硫酸镁:其作用为镁离子直接作用于子宫肌细胞,拮抗钙离子对子宫收缩的活性,从而抑制子宫收缩。常用方法:首次剂量为 5g,加入 25% 葡萄糖液 20ml 中,在 5~10 分钟内缓慢注入静脉(或稀释后半小时内静脉滴入),以后以每小时 2g 的速度静脉滴注,宫缩抑制后继续维持 4~6h 后改为每小时 1g，直到宫缩停止后 12h。使用硫酸镁时，应密切观察患者有无中毒迹象。

（3）钙通道阻滞剂：其作用为阻滞钙离子进入肌细胞，从而抑制子宫收缩。常用药物为硝苯地平 10mg，舌下含服，每 6~8h 一次。也可以首次负荷量给予 30mg 口服，根据宫缩情况再以 10~20mg 口服。用药时必须密切观察孕妇心率和血压变化，对已用硫酸镁者需慎用，以防血压急剧下降。

（4）前列腺素合成酶抑制剂：前列腺素有刺激子宫收缩和软化宫颈的作用，其抑制剂可减少前列腺素合成，从而抑制子宫收缩。常用药物有：吲哚美辛、阿司匹林等。同时，此类药物可通过胎盘抑制胎儿前列腺素的合成与释放，使胎儿体内前列腺素减少，而前列腺素有维持胎儿动脉导管开放的作用，缺乏时导管可能过早关闭而导致胎儿血液循环障碍，因此，临床较少应用。必要时仅在孕 34 周前短期（1 周内）选用。

3. 预防新生儿并发症的发生。在保胎过程中，应每日行胎心监护，并教会患者自数胎动，有异常情况时及时采取应对措施。对妊娠 35 周前的早产者，应在分娩前按医嘱给予孕妇糖皮质激素，如地塞米松、倍他米松等，以促进胎肺成熟，明显降低新生儿呼吸窘迫综合征的发病率。

4. 为分娩做准备。如早产已不可避免，应尽早决定合理的分娩方式，如臀位、横位，估计胎儿成熟度低，且产程又需较长时间者，可选用剖宫产术结束分娩；经阴道分娩者，应考虑使用产钳和会阴切开术以缩短产程，从而减少分娩过程中对胎头的压迫。同时，要充分做好早产儿保暖和复苏的准备，临产后慎用镇静剂，避免发生新生儿呼吸抑制的情况；产程中应给予孕妇吸氧；新生儿出生后，须立即结扎脐带，以防止过多母血进入胎儿血液循环造成循环系统负荷过重。

5. 为孕妇提供心理支持。护士可安排时间与孕妇进行开放式的讨论，让患者充分了解早产的发生并非她的过错，有时甚至是无缘由的。同时，也要避免为减轻孕妇的负疚感而给予过于乐观的保证。由于早产是出乎意料的，孕妇多没有精神和物质准备，对产程中的孤独感、无助感尤为敏感，此时，丈夫、家人和护士在身旁提供支持较足月分娩更显重要，并能帮助孕妇重建自尊，以良好的心态承担早产儿母亲的角色。

八、护理评价

（1）患者能积极配合医护措施。

（2）母婴顺利经历全过程。

第四节　过期妊娠

平时月经周期规律，妊娠达到或超过 42 周（≥294 日）尚未分娩者，称为过期妊娠（Post Term Pregnancy）。其发生率约为 3%~15%。过期妊娠的胎儿围产病率和死亡率增高，并随妊娠过期时间的延长而增加。

一、病因

1. 雌孕激素比例失调。如内源性前列腺素和雌二醇分泌不足而黄体酮水平增高可抑制前列腺素和缩宫素，使子宫不收缩，延迟分娩发动。

2. 子宫收缩刺激反射减弱。头盆不称或胎位异常时，由于胎先露部对宫颈内口及子宫下段的刺激不强，反射性子宫收缩减少，易发生过期妊娠。

3. 胎儿畸形。无脑儿畸胎不合并羊水过多时，由于垂体缺如，不能产生足够促肾上腺皮质激素，使雌激素前身物质 16a-羟基硫酸脱氢表雄酮分泌不足，雌激素形成减少，致使过期妊娠发生。

4. 遗传因素。缺乏胎盘硫酸酯酶，是一种罕见的伴性隐性遗传病，均见于怀男胎病例，胎儿胎盘单位无法将活性较弱的脱氢表雄酮转变为雌二醇及雌三醇，使分娩难以启动。

二、病理和临床表现

1. 胎盘、胎儿变化。

（1）胎盘功能正常型：胎儿继续发育，体重增加成为巨大儿，颅骨钙化明显，胎头不易变形，从而导致经阴道分娩困难。

（2）胎盘功能减退型：胎盘外观有钙化和梗死，镜下见胎盘老化现象，使胎盘的物质交换与转运能力均下降，供给胎儿营养以及氧气不足，胎儿不再继续生长发育，导致胎儿成熟障碍、胎儿窘迫。

2. 羊水变化。随着妊娠周数的延长，羊水会越来越少，羊水粪染率也明显增高。

过期妊娠常因胎盘病理改变而发生胎儿窘迫或者巨大儿造成难产，导致围生儿死亡率以及新生儿窒息发生率增高，同时手术产率也增高。

三、治疗原则

尽量避免过期妊娠的发生。一旦确诊过期妊娠，应根据胎儿大小、胎盘功能、胎儿宫内安危、宫颈成熟情况等综合判断，选择恰当的分娩方式。

四、护理评估

1. 健康史。仔细核实妊娠周数，确定胎盘功能是否正常是关键。

2. 身心状况。

（1）身体评估：胎盘功能正常型多无特殊表现；胎盘功能减退型可表现为胎动频繁或者减少、消失，孕妇体重不再增加或者减轻，宫高和腹围与妊娠周数不相符，胎心率异常。

（2）心理 - 社会状况：当超过预产期数日后仍无分娩先兆，孕妇和家属都会焦急，担心过期妊娠对胎儿不利，而表现出紧张情绪。

3. 相关检查。

（1）B超检查：监测胎儿双顶径、股骨长度估计妊娠周数；观察胎动、胎儿肌张力、胎儿呼吸运动以及羊水量等。羊水暗区直径小于3cm，提示胎盘功能减退，小于2cm则提示胎儿危险。

（2）胎盘功能测定：雌三醇（E_3）含量小于10mg/24h，E/C比值小于10或者下降50%，血清游离雌三醇含量持续缓慢下降等，均应考虑为胎儿胎盘单位功能低下。

（3）胎儿电子监护仪检测：无刺激胎心率监护每周2次，多为无反应型；催产素激惹试验若出现晚期减速，提示胎儿缺氧。

五、护理诊断/合作性问题

1. 知识缺乏。缺乏过期妊娠危害性的相关知识。

2. 焦虑。与担心围生儿的安全有关。

3. 潜在并发症。胎儿窘迫、胎儿生长受限、巨大儿。

六、护理目标

（1）孕妇和家属了解过期妊娠对胎儿的影响。

（2）住院期间不发生胎儿和新生儿损伤。

（3）孕妇的焦虑程度减轻。

七、护理措施

1. 一般护理。

（1）休息：嘱孕妇取左侧卧位，吸氧。

（2）帮助复核孕周：仔细询问孕妇末次月经时间，引导其回忆本次妊娠的有关情况，协助医生重新认真复核孕周。

2. 加强监护胎儿情况。勤听胎心音，教会孕妇自测胎动，注意观察羊水的颜色、性状，必要时行胎儿电子监护，以便及时发现胎儿窘迫。

3. 检查的护理。告知孕妇及家属行各种胎盘功能检查的目的、方法、结果，协助孕妇完成各项胎盘功能检查，如按时抽血或留尿，护送患者做 B 超检查等。

4. 终止妊娠的护理。

（1）剖宫产：引产失败者，胎盘功能减退，胎儿有宫内窘迫，羊水过少或者有产科指征，均应行剖宫产。

1）做好剖宫产的术前准备、术中配合及术后护理。

2）做好新生儿窒息的抢救准备。

（2）阴道分娩：胎盘功能及胎儿情况良好，无其他产科指征者，可在严密监护下经阴道分娩。

1）宫颈条件未成熟者，需遵医嘱给予促宫颈成熟的措施。如乳头按摩、宫缩剂静滴、前列腺素制剂宫颈或者阴道给药等。

2）宫颈条件成熟者，可行人工破膜或者静滴缩宫素引产。破膜后应立即听胎心音、观察羊水颜色、性状、记录破膜时间；嘱产妇卧床休息，保持外阴清洁，必要时遵医嘱用抗生素预防感染。

3）产程中的护理：常规吸氧；严密观察胎心及产程进展，适时行胎心监护；如出现胎儿窘迫情况，若宫口已开全，行阴道手术助产；若宫口未开全，短时间内不能从阴道分娩者，需立即改行剖宫产；产后常规应用宫缩剂，预防产后出血；在新生儿出现第一次呼吸前及时彻底清除呼吸道分泌物及羊水，特别是粪染的羊水应尽力清除；新生儿按高危儿加强护理，密切观察，遵医嘱给予药物治疗。

5. 心理护理。妊娠过期后，孕妇或者家属有的担心胎儿安危，急于要求人工终止妊娠；有的认为"瓜熟才蒂落"而不愿接受人工终止妊娠。护士应仔细倾听她们的诉说，了解孕妇的心理活动，耐心向患者及家属介绍过期妊娠对母儿的不良影响，详细说明终止妊娠的必要性和方法，对她们提出的问题给予积极、明确、有效的答复，解除其思想顾虑，鼓励患者极配合治疗，适时终止妊娠，加强过期儿（高危儿）的护理。

八、护理评价

（1）患者能积极配合医护措施。
（2）母婴顺利经历全过程。
（3）产妇产后未出现焦虑。

第五节　双胎妊娠

一、概述

一次妊娠有两个胎儿时称为双胎妊娠。其发生率具有国家、地域以及种族差异性。我国统计双胎与单胎比为 1：890。近年来，随着促排卵药物的应用和辅助生育技术的开展，双胎妊娠的发生率有增高趋势。双胎妊娠有家族史，胎次多、年龄大者发生的概率高，近年来有医源性原因，应用氯米酚与尿促性素（HMG）诱发排卵，双胎与多胎妊娠可高达 20%～40%。另有学者报道在停止服用避孕药后 1 个月妊娠时，双胎比例增高，是由于此月人体分泌 FSH 增高的原因。

二、病因

1. 遗传。孕妇或其丈夫家族中有多胎妊娠史者，多胎的发生率增加。

2. 年龄和胎次。双胎发生率随着孕妇年龄增大而增加，尤其是 35～39 岁者最多。孕妇胎次越多，发生双胎妊娠的机会越多。

3. 药物。如因不孕症而使用了促排卵药物,导致双胎妊娠的发生率增加。

三、病理生理

双胎胎盘中,脐带帆状附着发生率较普通胎盘高 9 倍,并并发前置血管,单脐动脉在双胎胎盘中发生率也较高,多发于单卵双胎的胎儿之一。另外,双胎胎盘之一可变成水泡状胎块。在胎盘变化上是供血胎儿胎盘体积大,苍白,镜下可见绒毛粗大、水肿,绒毛毛细血管小而不明显;但受血胎儿胎盘呈暗红色,多血,质较韧,镜下则见绒毛毛细血管普遍扩张充血。

四、护理评估

(一) 健康史

询问家族中有无多胎史,孕妇的年龄、胎次,孕前是否使用促排卵药。

(二) 临床表现及分型

1. 症状。妊娠早孕反应较重,子宫大于妊娠孕周,尤其是 24 周后尤为明显。因子宫增大明显,使横膈抬高,引起呼吸困难;胃部受压,孕妇自觉胀满、食欲缺乏,孕妇会感到极度疲劳和腰背部疼痛。孕妇自觉多处胎动,而非固定于某一处。

2. 体征。有下列情况应考虑双胎妊娠:①子宫比孕周大,羊水量也较多;②孕晚期触及多个小肢体,两胎头;③胎头较小,与子宫大小不成比例;④在不同部位听到两个频率不同的胎心,同时计数 1min,胎心率相差 10 次以上,或两胎心音之间隔有无音区;⑤孕中晚期体重增加过快,不能用水肿及肥胖解释者。过度增大的子宫压迫下腔静脉,常引起下肢水肿、静脉曲张等。

3. 分型。

(1) 二卵双胎:二卵双胎可以是同一卵巢也可是两个卵巢同时排卵,此时的排卵可以是单卵泡排出两个成熟卵子,或者两个卵泡同时排出两个卵子,即由两个卵子分别同时受精而形成的双胎妊娠,约占双胎妊娠的 2/3。由于二卵双胎的基因不同,故胎儿的性别、血型、容貌等可以相同也可不同,两个受精卵可以形成各自独立的胎盘、胎囊,它们的发育可以紧靠与融合在一起,但两者间的血液循环并不相通,胎囊之间的中隔由两层羊膜及两层绒毛膜组成,有时两层绒毛膜可融合成一层。

(2) 单卵双胎:单卵双胎即由一个卵子受精后经过细胞分裂而形成的双胎妊娠,约占双胎妊娠的 1/3。该方式所形成的受精卵其基因相同,胎儿性别、血型一致,且容貌相似。单卵双胎的每个胎儿均有 1 根脐带,其胎盘和胎囊则根据受精卵分裂时间不同而有所差异;两个胎儿常常共用同一胎盘,两个胎囊的间隔有两层羊膜,两者血液循环相通。约有 1/3 的单卵双胎的胎盘胎膜与双卵双胎相同,但血液循环仍相通。由于单卵双胎的胎盘循环是两个胎儿共用,故有时会出现一个胎儿发育良好,而另外一个发育欠佳,两者差异很大。

(三) 辅助检查

1. B 超检查。可以早期诊断双胎、畸胎,能提高双胎妊娠的孕期监护质量。B 超在孕 7~8 周时见到两个妊娠囊,孕 13 周后清楚显示两个胎头光环及各自拥有的脊柱、躯干、肢体等,B 超对中晚期的双胎诊断率几乎达 100%。

2. 多普勒胎心仪。孕 12 周后听到两个频率不同的胎心音。

(四) 心理 - 社会评估

双胎妊娠的孕妇在孕期必须适应两次角色转变,首先是接受妊娠,其次当被告知是双胎妊娠时,必须适应第二次角色转变,即成为两个孩子的母亲。双胎妊娠属于高危妊娠,孕妇既兴奋又常常担心母儿的安危,尤其是担心胎儿的存活率。

(五) 治疗原则

1. 妊娠期。及早对双胎妊娠做出诊断,并增加其产前评估次数,加强营养,注意休息,补充足够的营养物质以预防贫血和妊娠期高血压，防止早产、羊水过多等并发症的发生。必要时行引产术结束妊娠。

双胎妊娠引产指征：并发急性羊水过多，压迫症状明显，孕妇腹部过度膨胀，呼吸困难，严重不适者；胎儿畸形，母亲有严重并发症，如子痫前期或子痫，不允许继续妊娠者；预产期已到尚未临产，胎盘功能减退者。

2. 分娩期。多数能经阴道分娩。产妇需有良好的体力，才能成功分娩，故保证产妇足够的食物摄入量及充足的睡眠十分重要。分娩过程中严密观察产程和胎心变化，如有宫缩乏力或产程延长时，应及时处理。当第一胎娩出后，立即断脐，助手扶正第二胎的胎位，使其保持纵产式，通常在15～20min完成第二胎的分娩。如第一胎娩出后15min仍无宫缩，则可行人工破膜加缩宫素静脉滴注以促进宫缩。若发现有脐带脱垂或怀疑胎盘早剥时，及时手术助产。如第一胎为臀位，第二胎为头位，要注意防止胎头交锁导致难产。

剖宫产指征：①异常胎先露，如第一胎儿为肩先露、臀先露或易发生胎头交锁和碰撞的胎位及单羊膜囊双胎、联体儿等；②脐带脱垂、胎盘早剥、前置胎盘、先兆子痫、子痫、胎膜早破、继发性宫缩乏力，经处理无效者；③第一个胎儿娩出后发现先兆子宫破裂，或宫颈痉挛，为抢救母婴生命；④胎儿窘迫，短时间内不能经阴道结束分娩者。

3. 产褥期。为防止产后出血，在第二胎娩出前肩时静脉推注麦角新碱及缩宫素10U，同时腹部压沙袋，防止由于腹压骤减所致休克。

五、护理诊断和医护合作性问题

1. 舒适改变。与双胎或多胎引起的食欲下降、下肢水肿、静脉曲张、腰背痛有关。
2. 有受伤的危险。与双胎妊娠引起的早产有关。
3. 焦虑。与担心母儿的安危有关。
4. 潜在并发症。早产、脐带脱垂或胎盘早剥。

六、计划与实施

（一）预期目标

（1）孕妇摄入足够的营养，保证母婴需要。
（2）孕妇及胎儿、新生儿的并发症被及时发现，保证母婴安全。

（二）护理措施

1. 一般护理。
（1）增加产前检查次数，每次监测宫高、腹围和体重。
（2）注意多休息，尤其是妊娠最后2～3个月，要求卧床休息，防止跌伤意外。最好采取左侧卧位，增加子宫、胎盘的血供，减少早产的机会。
（3）加强营养，尤其是注意补充铁、钙、叶酸等，以满足妊娠的需要。

2. 心理护理。帮助双胎妊娠孕妇完成两次角色转变，接受成为两个孩子母亲的事实。告之双胎妊娠虽属于高危妊娠，但孕妇不必过分担心母儿的安危，请孕妇保持心情愉快，积极配合治疗。指导家属准备双份新生儿用物。

3. 病情观察。双胎妊娠孕妇易并发妊娠期高血压、羊水过多、前置胎盘、贫血等并发症，因此，应加强病情观察，及时发现并处理。

4. 症状护理。双胎妊娠孕妇胃区受压致食欲缺乏，因此应鼓励孕妇少食多餐，满足孕期需要，必要时给予饮食指导，如增加铁、叶酸、维生素的供给。双胎妊娠孕妇腰背部疼痛比较明显，应注意休息，指导孕妇做骨盆倾斜运动，局部热敷等。采取相应措施以预防静脉曲张的发生。

5. 治疗配合。

（1）严密观察产程和胎心率变化，发现宫缩乏力或产程延长应及时处理。

（2）第一个胎儿娩出后立即断脐，协助扶正第二个胎儿的胎位，使保持纵产式，等待通常在20min左右，第二个胎儿自然娩出。如等待15min仍无宫缩，则可协助人工破膜或遵医嘱静脉滴注缩宫素促进宫缩。严密观察，及时发现脐带脱垂或胎盘早剥等并发症。

（3）为预防产后出血的发生，临产时应备血；胎儿娩出前需建立静脉通路；第二个胎儿娩出后应立即肌内注射或静脉滴注缩宫素；腹部放置沙袋，并以腹带裹紧腹部，防止腹压骤降引起休克。

（4）如系早产，产后应加强对早产儿的观察和护理。

（三）健康指导

护士应指导孕妇注意休息，加强营养，注意阴道流血量和子宫复旧情况，防止产后出血。并指导产妇正确进行母乳喂养，选择有效的避孕措施。

七、护理评价

孕妇能主动与他人讨论两个孩子的将来并做好分娩的准备。孕产妇、胎儿或新生儿安全。

第六节　前置胎盘

正常妊娠时，胎盘附着于子宫体部的后壁、前壁或侧壁。胎盘低位着床的三种结局：早期流产、向子宫底迁移、留在原位发展成前置胎盘。妊娠28周后，胎盘附着于子宫下段，甚至胎盘下缘达到或覆盖宫颈内口，其位置低于胎先露部，称为前置胎盘（Placenta Previa）。前置胎盘是妊娠晚期出血的主要原因之一，是妊娠期的严重并发症。其发生率国外报道为0.5%，国内报道为0.24%～1.57%。

一、病因

目前尚不清楚，可能与下述原因有关。

1. 子宫内膜病变与损伤。产褥感染、多产、上环、多次刮宫、剖宫产等，可引起子宫内膜炎，使子宫内膜缺损，血液供应不足，为了摄取足够营养，胎盘代偿性扩大面积，伸展到子宫下段，形成前置胎盘。

2. 胎盘异常。胎盘面积过大时，如多胎妊娠、巨大儿，常延伸至子宫下段甚至达到宫颈内口；有些患者存在副胎盘，多附着于子宫下段；膜状胎盘大且薄，经常扩展到子宫下段。

3. 受精卵滋养层发育迟缓。当受精卵抵达子宫腔时，其滋养层发育迟缓，尚未发育到能着床的阶段而继续下移着床于子宫下段，并在该处生长发育形成前置胎盘。

4. 宫腔形态异常。子宫肌瘤、子宫畸形，可改变宫腔形态，导致胎盘附着于子宫下段。

5. 其他。有学者提出吸烟、吸毒可影响子宫胎盘血供，胎盘为获取更多的氧供而扩大面积，增加了前置胎盘的危险性。

二、分类

根据胎盘下缘与子宫颈内口的关系，前置胎盘可以分为三类（图3-5）。

1. 完全性前置胎盘（Complete Placenta Previa）。子宫颈内口完全被胎盘组织覆盖，又称中央性前置胎盘。

2. 部分性前置胎盘（Partial Placenta Previa）。子宫颈内口部分被胎盘组织覆盖。

3. 边缘性前置胎盘（Marginal Placenta Previa）。胎盘附着于子宫下段，甚至胎盘边缘达到子宫颈内口，但未超越子宫颈内口。

前置胎盘类型可因诊断时间不同而各异，胎盘下缘与子宫颈内口的关系可随宫颈管消失，宫颈内口扩张而发生改变。尤其是接近临产期，如临产前部分性前置胎盘，临产后成为边缘性前置胎盘。因此，需按处理前的最后一次检查结果确定类型。

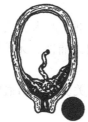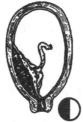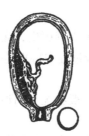

A.完全性前置胎盘　　B.部分性前置胎盘　　C.边缘性前置胎盘

图3-5　前置胎盘的类型

三、临床表现

1. 无痛性反复性阴道流血。前置胎盘的典型症状为妊娠晚期或临产时，发生无诱因、无痛性的反复性阴道流血。其出血原因是妊娠晚期子宫下段逐渐伸展拉长，颈管缩短，附着于子宫下段及宫颈部位的胎盘不能相应伸展而发生错位分离导致出血。初次流血量一般不多，偶有第一次就发生致命性大出血者。随着子宫下段不断伸展，出血往往反复发生，且出血量亦越来越多。

阴道流血发生时间的早晚、次数、出血量的多少与前置胎盘的类型有关。

（1）完全性前置胎盘：初次出血时间早，约在妊娠28周左右，反复出血的次数频繁，量较多，甚至一次大量出血即可使患者陷入休克状态。

（2）部分性前置胎盘：出血介于完全性和边缘性前置胎盘之间。

（3）边缘性前置胎盘：初次出血发生较晚，多在妊娠37～40周或临产后，量较少。

2. 贫血、休克。反复多次或大量阴道流血，患者可出现贫血，贫血程度与阴道流血量成正比，出血严重者可发生休克，并导致胎儿缺氧、窘迫，甚至死亡。

3. 胎位异常。因胎盘附着于子宫下段，患者可表现为胎头高浮和胎位异常，约1/3为臀先露。

4. 其他。由于子宫下段肌组织较薄，收缩力差，附着于该处的胎盘剥离后血窦不易闭合，故可诱发产后出血。此外，前置胎盘的胎盘剥离面接近宫颈外口，而且产妇多体质虚弱，细菌容易从阴道侵入胎盘剥离面，而引发感染。

四、治疗原则

前置胎盘的治疗原则是：抑制宫缩、制止出血、纠正贫血、预防感染。根据孕妇的阴道流血量、有无休克、妊娠周数、产次、胎位、胎儿是否存活，是否临产等综合分析，正确选择结束分娩的时间和方法。

1. 期待疗法。目的是在保证孕妇安全的前提下尽可能延长孕周，接近或达到足月，减少早产，提高围生儿存活率。适用于妊娠＜34周、估计胎儿体重＜2 000g、胎儿存活、阴道流血不多、一般情况良好的孕妇。患者需绝对卧床休息，禁忌性生活及阴道检查，血止后方可适量活动。一旦出现阴道流血，应住院治疗，密切监测阴道流血量及胎儿在宫内的情况。

2. 终止妊娠。

（1）指征：孕妇反复多量出血甚至休克者，无论胎儿是否成熟，为了孕妇安全，需终止妊娠；胎龄达36周以上，胎儿成熟度检查提示胎儿肺成熟者；胎龄未达36周，出现胎儿窘迫；胎儿已死亡或发现难以存活的畸形。

（2）分娩方式：剖宫产是前置胎盘终止妊娠的主要方式，其优点是可短时间内结束分娩，对母儿相对安全。适用于完全性前置胎盘持续大量流血；部分性和边缘性前置胎盘出血多，胎龄达36周以上短时间内不能结束分娩者。阴道分娩适用于边缘性前置胎盘，枕先露，阴道流血不多，短时间能结束分娩者。护理目标在于保证孕妇能以最佳身心状态接受手术及分娩过程。

五、护理评估

1. 健康史。仔细询问个人健康史，尤其注意孕产史中有无剖宫产术、人工流产术及子宫内膜炎等前置胎盘的易发因素；妊娠过程中特别是孕 28 周后，是否出现无痛性、无诱因、反复阴道流血，详细记录具体经过及治疗情况。

2. 身心状况。患者的一般状况与阴道出血量的多少密切相关。大量出血时可表现为面色苍白、脉搏细速、血压下降等休克症状。

孕妇及其家属可因突然阴道流血而感到恐惧或焦虑，担心孕妇的健康和胎儿的安危，显得恐慌、紧张、手足无措等。

3. 相关检查。

（1）产科检查：子宫大小与停经月份相符，胎方位清楚，胎先露高浮，胎心多正常，也可因孕妇失血过多导致胎心异常或消失。前置胎盘位于子宫下段前壁时，可于耻骨联合上方听到胎盘血管杂音。临产后检查，宫缩为阵发性，间歇期子宫肌完全放松。

（2）超声波检查：B 型超声可清楚显示胎盘与子宫颈的位置，并确定前置胎盘的类型，且可反复检查，准确性达95%以上，是目前诊断前置胎盘最安全、有效的首选方法。

（3）阴道检查：一般不主张应用。仅适用于终止妊娠前为明确诊断并决定分娩方式。必须在有输液、输血及手术的条件下方可进行。若诊断已明确或流血过多不应再做阴道检查。怀疑前置胎盘的个案，切忌肛查。

（4）产后检查胎盘及胎膜：前置部位胎盘可见陈旧性血块附着，呈黑紫色或暗红色，若其位于胎盘边缘，且胎膜破口距离胎盘边缘小于7cm，则为部分性前置胎盘。如行剖宫产术，术中可直接了解胎盘附着部位，明确诊断类型。

六、护理诊断/合作性问题

1. 有感染的危险。前置胎盘剥离面靠近子宫颈口，细菌易经阴道上行感染。
2. 潜在并发症。出血性休克。

七、护理目标

（1）接受期待疗法的孕妇，血红蛋白不再继续下降，胎龄达到或接近足月。
（2）产妇产后未发生产后出血和产褥感染。

八、护理措施

根据病情需要立即终止妊娠的孕妇，即应采取去枕侧卧位，开放静脉，交叉配血，做好输血、输液准备。在抢救休克的同时，按腹部手术患者的护理进行术前准备，做好母儿生命体征监护以及抢救准备工作。接受期待疗法的孕妇的护理如下。

1. 保证休息，减少刺激。孕妇需住院观察，绝对卧床休息，尤以左侧卧位为佳，每日定时间断高流量吸氧，每日 3 次，每次 20～30 分钟，以提高胎儿血氧供应。此外，还应避免各种刺激，以减少出血机会。医护人员进行腹部检查时动作要轻柔，禁做阴道检查和肛查。

2. 纠正贫血。加强饮食营养指导，建议孕妇高蛋白饮食及食用富含铁的食物，如动物肝脏、绿叶蔬菜和豆类等，必要时给予口服硫酸亚铁、输血等措施，以纠正贫血，增强孕妇机体抵抗力，促进胎儿发育。

3. 监测生命体征，及时发现病情变化。密切观察并记录孕妇的生命体征及一般状况，阴道流血的量、色及流血时间，严密监测胎儿宫内状态，按医嘱及时完成相关的实验室检查，进行交叉配血备用，发现异常及时报告医师并积极配合处理。

4. 预防产后出血和感染。

（1）产妇返回病房休息后，密切观察产妇的生命体征和阴道流血情况，发现异常及时报告医师处理，以防止或减少产后出血的发生。

（2）胎儿娩出后，及早使用宫缩剂，以预防产后大出血；对新生儿严格按照高危儿护理。

（3）及时更换会阴垫，以保持会阴部清洁、干燥。

5. 健康教育。护士需加强对孕妇的管理和宣教。指导围孕期女性避免吸烟、酗酒等不良行为，避免多次刮宫、引产或宫内感染，防止多产，减少子宫内膜损伤或子宫内膜炎。对于妊娠期出血，无论阴道流血量多少均应及时就医，做到及时诊断，正确处理。

九、护理评价

（1）接受期待疗法的孕妇，胎龄接近（或达到）足月时终止妊娠。

（2）产妇产后未出现产后出血和产褥感染。

第七节　胎盘早剥

妊娠 20 周后或分娩期，正常位置的胎盘在胎儿娩出前，部分或全部从子宫壁剥离，称为胎盘早剥（Placental Abruption）。胎盘早剥是妊娠晚期的一种严重并发症，起病急、进展迅速，若处理不及时，可危及母儿生命。国内发生率 0.46% ~ 2.1%，国外发生率 1% ~ 2%。

一、病因

胎盘早剥的发病机制尚未完全阐明，其发病可能与以下因素有关。

1. 孕妇血管病变。胎盘早剥孕妇多并发妊娠期高血压疾病、慢性高血压、慢性肾脏疾病以及全身血管病变等。上述疾病可致底蜕膜螺旋小动脉痉挛或硬化，引起远端毛细血管缺血坏死以致破裂出血，形成血肿，导致该处胎盘与子宫壁剥离。

2. 机械性因素。外伤（特别是腹部直接受撞击）、行外倒转术矫正胎位时，可因血管破裂诱发胎盘早剥。脐带过短或绕颈、绕体等，在分娩过程中由于胎先露部下降牵拉脐带，导致胎盘早剥。

3. 子宫内压力突然下降。双胎妊娠的第一胎儿娩出过快或羊水过多破膜时羊水流出过快，可使宫腔内压力骤然降低，子宫突然收缩，导致胎盘自子宫壁剥离。

4. 子宫静脉压突然升高。见于妊娠晚期或临产后，孕妇长时间仰卧位时，巨大的子宫压迫下腔静脉，回心血量减少，血压下降，而子宫静脉压升高，导致蜕膜静脉淤血或破裂，诱发部分或全部胎盘自子宫壁剥离。

5. 其他。如吸烟、吸毒、营养不良、子宫肌瘤（尤其是胎盘附着部位肌瘤）、胎膜早破、孕妇有血栓形成倾向等与胎盘早剥具有相关性。此外，有胎盘早剥史的患者再次妊娠发生胎盘早剥的可能性增加。

二、类型及病理生理

胎盘早剥的主要病理变化是底蜕膜出血，形成血肿，使胎盘自附着处剥离。可分为三种病理类型：显性、隐性、混合性剥离（图 3 - 6）。

1. 显性剥离（Revealed Abruption）或外出血。若底蜕膜出血少，剥离面小，血液很快凝固，临床多无症状；若底蜕膜出血增加，形成胎盘后血肿，使胎盘的剥离部分不断扩大，当血液冲开胎盘边缘，沿胎膜与子宫壁之间经宫颈管向外流出，即为显性剥离或外出血，大部分胎盘早剥属于这种类型。

2. 隐性剥离（Concealed Abruption）或内出血。血液在胎盘后形成血肿使剥离面逐渐增大，当血肿不断增大，胎盘边缘仍附着于子宫壁上，或胎头已固定于骨盆入口，使血液积存于胎盘与子宫壁之间不能外流，即为隐性剥离或内出血。

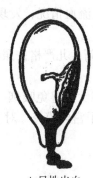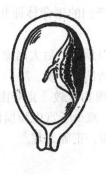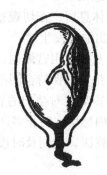

A.显性出血　　　　　B.隐性出血　　　　　C.混合性出血

图 3 - 6　胎盘早剥的分类

3. 混合性出血（Mixed Hemorrhage）。当内出血过多时，胎盘后血肿内压力增加，血液可冲开胎盘边缘与胎膜，经宫颈管外流，形成混合性出血。偶有出血穿破羊膜而溢入羊水中，使羊水成为血性羊水。

胎盘早剥内出血严重时，可发生子宫胎盘卒中（Uteroplacental Apoplexy）。积聚于胎盘与子宫壁之间的血液，随血肿压力增大，血液浸入子宫肌层，引起肌纤维分离，甚至断裂、变性，当血液侵及子宫浆膜层时，子宫表面呈蓝紫色瘀斑，尤其在胎盘附着处更明显，称为子宫胎盘卒中。此时，由于肌纤维受血液浸渍，收缩力减弱，可出现宫缩乏力性产后出血。

严重的胎盘早剥可发生弥漫性血管内凝血（DIC）。从剥离处的胎盘绒毛和蜕膜中释放大量的组织凝血活酶，进入母体循环，激活凝血系统，发生弥漫性血管内凝血。

子宫胎盘卒中可致产后出血，合并 DIC 时，更易出现难以纠正的产后出血和急性肾衰。

三、临床表现

国内外对胎盘早剥的分类不同，目前多采用 Sher（1985）分法，根据病情严重程度，分为 3 度。

Ⅰ度：胎盘剥离面通常不超过胎盘的 1/3，以外出血为主，多见于分娩期。主要症状为阴道流血，多无腹痛或轻微腹痛，贫血体征不显著。腹部检查：子宫软，宫缩有间歇，腹部压痛不明显或仅局部轻压痛，子宫大小与妊娠周数相符，胎位清楚，胎心率多正常，有时症状与体征均不明显，只在产后检查胎盘时，见胎盘母体面有凝血块及压迹，发现胎盘早剥。

Ⅱ度：胎盘剥离面约为胎盘的 1/3，常为内出血或混合性出血，有较大的胎盘后血肿，多见于重度妊娠期高血压疾病。主要症状为突然发生的持续性腹痛和（或）腰酸、腰痛，其程度与胎盘后积血多少有关，积血越多疼痛越剧烈。可无阴道流血或仅有少量阴道流血，贫血程度与外出血量不相符。腹部检查：触诊子宫压痛明显，尤以胎盘附着处最明显。子宫比妊娠周数大，且随着胎盘后血肿的不断增大，宫底随之升高，压痛也更明显。宫缩有间歇，胎位可扪及，胎心清楚。

Ⅲ度：胎盘剥离面超过胎盘的 1/2，临床上常呈现休克状态，且休克程度与母体失血量相关。腹部检查：子宫处于高张状态，硬如板状，间歇期不能放松，因此胎位触不清楚。胎儿多因严重缺氧缺血而死亡。

四、治疗原则

胎盘早剥的治疗原则为积极抢救休克，及时终止妊娠，积极防治并发症。终止妊娠的方法需根据孕妇胎次、早剥的严重程度、胎儿宫内状况以及宫口开大等情况而定。积极处理并发症，如凝血功能障碍、产后出血以及急性肾衰等。

五、护理评估

1. 健康史。孕妇在妊娠晚期或临产时突然发生剧烈腹痛，并有急性贫血或休克表现，需高度重视。护士需结合有无妊娠期高血压疾病或高血压病史、慢性肾炎史、胎盘早剥史、仰卧位低血压综合征史及外伤史等，进行仔细全面评估。

2. 身心状况。Ⅰ度胎盘早剥患者症状多不明显。Ⅲ度患者可出现恶心呕吐，面色苍白、出汗、脉弱以及血压下降等休克征象；患者可无阴道流血或少量阴道流血及血性羊水，贫血程度与外出血量不相符。腹部检查：子宫硬如板状，压痛，以胎盘附着处最显著，若胎盘附着于子宫后壁，子宫压痛不明显，但子宫大于妊娠周数，宫底随胎盘后血肿增大而增高。子宫多处于高张状态，偶见宫缩，宫缩间歇期不放松，胎位触不清楚。Ⅲ度胎盘早剥，胎儿多因缺氧死亡，故胎心多消失。

胎盘早剥孕妇除进行阴道流血的量颜色评估外，应还需重点评估腹痛程度、性质，密切监测孕妇的生命体征和一般情况，以及时、正确地了解孕妇的身体状况。胎盘早剥孕妇入院时情况多危急，孕妇和家属常感到高度紧张和恐惧。

3. 相关检查。

（1）产科检查：可通过四步触诊法判定胎方位、胎心情况、宫高变化以及腹部压痛范围和程度等。

（2）B型超声检查：可协助了解胎盘部位及胎盘早剥的类型，明确胎儿大小及存活情况。B型超声图像显示正常位置的胎盘应紧贴子宫体部后壁、前壁或侧壁，若胎盘与子宫壁之间有血肿时，在胎盘后方出现一个或多个液性暗区，并见胎盘增厚。若胎盘后血肿较大时能见到胎盘胎儿面凸向羊膜腔，甚至使子宫内的胎儿偏向对侧。若血液渗入羊水中，见羊水回声增强、增多，系羊水混浊所致。当胎盘边缘已与子宫壁分离时，未形成胎盘后血肿时，则见不到上述图像，故B型超声诊断胎盘早剥具有一定的局限性。重型胎盘早剥常伴有胎心、胎动消失。

（3）实验室检查：主要了解患者贫血程度、凝血功能及肾功能。若并发DIC时，需进行筛选试验（血小板计数、凝血酶原时间、纤维蛋白原测定），结果可疑者可做纤溶确诊试验（凝血酶时间、优球蛋白溶解时间、血浆鱼精蛋白副凝试验）。

六、护理诊断/合作性问题

1. 恐惧。与胎盘早剥起病急、进展快，危及母儿生命有关。
2. 预感性悲哀。与死产、切除子宫有关。
3. 潜在并发症。凝血功能障碍、产后出血和急性肾衰竭。

七、护理目标

（1）入院后，孕妇出血性休克症状得到控制。
（2）患者未出现凝血功能障碍、产后出血和急性肾衰竭等并发症。

八、护理措施

胎盘早剥是一种严重的妊娠晚期并发症，危及母儿生命。积极预防非常重要。健全孕产妇三级保健制度，加强产前检查，积极预防与及时治疗妊娠期高血压疾病，对合并有慢性肾炎、慢性高血压等高危妊娠的孕妇应加强管理；妊娠晚期避免长时间仰卧位及腹部外伤；胎位异常行外倒转术纠正胎位时，操作必须轻柔，处理羊水过多或双胎分娩时，避免宫腔内压骤然降低等。对于已诊断为胎盘早剥的患者，护理措施如下。

1. 纠正休克，改善患者一般情况。护士需迅速建立静脉通路，积极补充血容量，及时输入新鲜血，既可补充血容量，又能补充凝血因子。同时，密切监测胎儿状态。

2. 严密观察病情变化，及时发现并发症。凝血功能障碍者表现为子宫出血不凝，皮下、黏膜或注射部位出血，有时有尿血、咯血及呕血等现象；急性肾衰竭者可表现为尿少或无尿。护士需高度重视上述症状，一旦发现，立即报告医师并积极配合处理。

3. 为终止妊娠做好准备。一经确诊，为抢救母儿生命需及时终止妊娠，减少并发症的发生。分娩方式需依据孕妇病情轻重、胎儿宫内状况、产程进展、胎产式等具体情况而定，护士应积极做好相应的配合与准备。

4. 预防产后出血。胎盘早剥的产妇胎儿娩出后易发生产后出血，因此分娩前需配血备用，分娩时开放静脉，分娩后应及时给予宫缩剂，配合按摩子宫，必要时按医嘱做好切除子宫的术前准备。未发生出血者，产后仍需加强生命体征的观察，预防晚期产后出血的发生。

5. 产褥期护理。患者在产褥期需加强营养，纠正贫血。更换消毒会阴垫，保持会阴清洁，防止感染。根据孕妇身体状况给予母乳喂养指导。死产者及时给予退乳措施，可在分娩后24h内尽早服用大剂量雌激素，同时紧束双乳，少进汤类；水煎生麦芽当茶饮；针刺足临泣、悬钟等穴位等。

九、护理评价

（1）母亲顺利分娩，婴儿平安出生。

（2）患者未出现并发症。

第四章

儿科疾病的护理

第一节　新生儿产伤性疾病

一、头皮血肿

头皮血肿（Cephalohematoma）是常见产伤之一，发生率在 0.2% ~ 2.5%，多见于顺产分娩儿在胎头下降过程中受骨盆挤压、摩擦致骨膜下血管破裂，血液蓄积于颅骨与骨膜之间而引起的局部包块。

（一）病因

此类患儿产程长，伴难产，常有头位产、产前助产或胎头吸引史，以第一胎第一产患儿多见。

（二）临床表现

头皮血肿不应超过骨缝，外观与皮肤颜色一致，触诊肤温正常，有波动感。常在数小时至数天增大，2 ~ 3 天达高峰，此后逐渐减小。以顶枕部常见，其次为额部与枕部，可出现在单侧或双侧。

（三）辅助检查

1. 透光试验。通过透光试验与头皮水肿区别，试验阴性者为头皮血肿。

2. 体检。触诊患儿头部，可在单侧或双侧触及血肿，以顶枕部多见，伴波动感，血肿大小不超过骨缝。

3. 其他。多不需要头颅 MRI 检查，出血量较大者则可导致贫血、黄疸加重，需进一步完善血常规、凝血功能、胆红素水平等相关实验室检查。

（四）治疗要点

1. 一般治疗。大于 80% 的新生儿头皮血肿在 3 ~ 4 周内可自然吸收，一般无需特异性治疗，出现血红蛋白降低、胆红素水平增加时应及时对症处理。

2. 手术治疗。一旦发现头皮血肿外观光整、触之质地坚硬、CT 提示血肿骨化、颅骨破坏，就必须手术治疗，以免日后演变为头颅生长不对称、脑膜脑膨出等。

（五）护理措施

1. 体位护理。每 2 小时更换体位，以健侧卧位为主，保持床铺平整避免将监护仪导线、输液延长管等压在患儿身下或缠绕。观察头部受压部位，大多患处皮肤正常，有时会有破损，破损处予敷料覆盖，头部给予水枕，忌局部按摩或热敷。

2. 病情观察。每班观察患儿头皮血肿增长或消退的速度，由于血肿吸收，可导致患儿黄疸发生早且重，应密切随访患儿皮肤颜色及胆红素情况。当患儿血肿较大时，应及时随访血红蛋白及凝血功能，出现贫血时予以输血治疗。

3. 术后护理。一旦患儿发生血肿骨化时，则需在全身麻醉下行骨化血肿剔除、颅骨修复术。术后密切观察患儿生命体征、精神反应、肌张力、伤口等情况，防止颅内出血、低血容量性休克或感染的发生。

二、锁骨骨折

新生儿锁骨骨折（Fracture Of Clavicle）是新生儿产伤性骨折中最常见的一种，常与出生体重、产钳助产、肩难产等高危因素相关，但也有相当比例的骨折（约占41%）发生在无高危因素的正常阴道顺产儿中，大多预后良好。

（一）病因和发病机制

新生儿产伤性锁骨骨折多发生在右侧锁骨中段外 1/3 处，与其解剖特点有关。新生儿锁骨位于胸部前上方，有两个生理弯曲，内半段向前突，外半段向后凸，略呈"S"状，内 2/3 较粗，中外 1/3 交接部相对较细，且无肌肉附着，故此处易发生骨折。临床发生肩难产时，胎儿娩出骨盆出口时两肩剧烈向内侧压，S 形锁骨凹面正好卡在母亲耻骨弓下，故容易折断。其次，新生儿骨质含矿物质少，骨强度低，易发生骨折。此外，当新生儿体重过大时，存在胎头大且硬，不易变形等特点，故容易导致难产，从而增加新生儿锁骨骨折的风险。

（二）临床表现

急性锁骨骨折患儿典型的表现为患侧上肢或上臂活动障碍，但手或前臂活动正常；轻压患肩时，患儿出现啼哭或痛苦表情；患肩低垂，拥抱反射减弱或消失；局部肿胀隆起，有骨擦音，甚至可扪及骨痂硬块。

（三）辅助检查

对新生儿仔细全面的查体是早期发现的有效方法。对新生儿进行常规体检时，发现有难产史、有骨擦音、上肢活动障碍等可疑锁骨骨折的患儿应进行重点检查，必要时进行 X 线摄片以明确诊断。X 线检查通常可明确诊断。

（四）治疗要点

新生儿锁骨骨折一般不需特殊处理，几乎全部患儿均可自行愈合，一般需 2 周时间。呈青枝骨折与无移位锁骨骨折时，一般予平卧位。早期或有移位时，可用"8"字绷带固定。

（五）护理措施

1. 加强宣教，预防为主。通过门诊宣教，加强对体重增加过快、过多，腹围增加过快，或 B 超提示胎儿双顶径、胸径、腹径、股骨径均偏大产妇的管理，控制其饮食。准确估计胎儿体重，对估计胎儿体重 >4.0kg 的产妇，建议剖宫产分娩。正确处理产程，巧妙利用产力，切忌暴力牵引，保护会阴。前肩未充分娩出时，不要过早抬胎儿后肩。

2. 对已确诊的患儿。

（1）不完全性骨折无需处理，注意保护患处以免再次损伤或增加疼痛。临床应注意肢体保护及病情观察。

（2）完全性骨折予绷带固定，患儿出院时教会家属相关辅助疗法。遵医嘱用药，并做好家庭用药宣教，患儿出院后促进家庭的随访依从性。

三、臂丛神经损伤

新生儿臂丛神经损伤（Brachial Plexus Injury）即产瘫，是分娩过程中多种原因导致臂丛神经根牵拉性损伤引起的上肢运动障碍，主要是由于胎儿臂丛神经在分娩过程中因牵拉或压迫所致，主要表现为伤侧上肢功能障碍。臂丛神经麻痹的发病率为活产儿中的 0.13‰ ~ 3.6‰。

（一）病理生理

肩难产和臀位分娩是臂丛神经损伤的主要原因，高危因素为巨大儿、第二产程延长、使用产钳、肩难产、初产、高龄产妇及多胎，损伤机制为肩难产需要头部极度向一侧侧屈及牵拉造成牵拉性损伤。在过度牵拉上肢时，导致颈$_5$～胸$_1$神经根磨损及破裂。

（二）临床表现

其临床表现很易被识别，即在引出拥抱反射时患侧肢体不出现主动运动，可伴锁骨上肿胀与锁骨骨折。根据损伤部位及临床表现可分为 3 型。

Ⅰ型：上臂型受累肢体呈现为"服务员指尖"位，肩外展及屈肘不能，肩关节内收及内旋，肘关节伸展，前臂旋前，手腕及手指屈曲。二头肌肌腱反射消失，拥抱反射不对称，握持反射存在，可伴有膈神经损伤。

Ⅱ型：较少见，占臂丛神经损伤中的 1%。可累及颈$_8$及胸$_1$，致使手内肌及手腕与长指长屈肌无力。握持反射消失，二头肌肌腱反射能被引出，胸$_1$交感神经能纤维损伤时还可导致眼睑下垂、瞳孔缩小及半侧面部无汗。

Ⅲ型：累及全上肢所有臂丛神经。占臂丛神经损伤的 10%。表现为全上肢松弛，反射消失。可同时存在胸锁乳突肌血肿，锁骨或肱骨骨折。

（三）诊断检查

依据病史中的肩难产与上肢被牵拉，出生后立即出现一侧上肢部分或完全软瘫的特殊体位，结合神经-肌电图检查结果，一般不难诊断。

（四）治疗要点

其治疗方法包括物理保守治疗、显微外科神经功能重建术、继发性骨关节畸形矫形术及肌肉转移性功能重建术。目前新生儿臂丛神经损伤治疗的关键在于如何根据患儿的具体情况实施保守治疗或手术治疗。

（五）护理措施

1. 保暖。臂丛神经损伤时常伴随感觉功能障碍，同时伴有交感神经功能障碍，患侧肢体可出现体温降低现象，应注意肢体保暖，禁忌热水袋、暖宝宝等局部致热物品，以免烫伤发生，必要时可入暖箱、远红外床保暖治疗。

2. 关节被动运动。初期根据病情固定上肢；待神经水肿消失后遵医嘱行关节被动活动或其他辅助疗法。患儿出院时教会家属相关辅助疗法。

3. 围术期护理。有手术探查或神经束缝合术患儿，做好术前准备，术后观察伤口渗血及神经肌肉的运动功能恢复情况。

4. 特殊用药护理。住院期间遵医嘱使用神经营养药物，出院时做好家庭用药宣教，保证神经营养药物的足够疗程，促进神经肌肉恢复。

5. 随访。患儿常需在出院后进行随访，充分告知患儿家属出院后随访的目的及重要性，促进家庭随访的依从性。

四、皮肤软组织损伤

产伤导致的皮肤软组织损伤可发生于身体任何部位，但以先露部最常见，如头先露软组织损伤在头部，臀先露软组织损伤在臀部。

（一）病理生理

由于分娩时先露部位软组织在产道受子宫收缩与产道阻滞两者共同作用，导致软组织受压，呈现静脉淤血、组织水肿及渗出而造成局部皮肤损伤。或由于器械助娩外力作用损伤局部皮肤导致产钳伤。

（二）临床表现

由于新生儿凝血功能不完善，先露部位受压时可表现为皮肤瘀点、瘀斑。当损伤严重时，可导致皮肤软组织坏死或组织水肿及渗出。

（三）诊断检查

患儿生后即可在先露部位表现出皮肤瘀点、瘀斑；对使用器械助娩儿则在先露部位出现局部皮肤破损，即可诊断。

（四）治疗要点

对于产道压迫导致的皮肤瘀点、瘀斑，或皮肤软组织水肿及渗出时，一般无需特殊处理，可在生后数天至数周内自行消退。但当出现皮肤软组织坏死时，则需去除坏死组织，提供湿性愈合环境，从而促进伤口愈合。

（五）护理措施

1. 心理护理。由于产道压迫导致的皮肤瘀点、瘀斑，通常面积较大，易引起家属恐慌，如脐带绕颈导致静脉回流受阻可使整个头面部青紫，但患儿各项生命体征平稳，临床无需特殊处理，患儿可在数周内自行恢复。因此医务人员应充分告知家属青紫的原因及消退的时间，以消除其不良情绪。

2. 皮肤软组织坏死的护理。对于皮肤软组织坏死者，通常需清创护理，提供湿性愈合环境，从而促进伤口愈合。

3. 病情观察。产伤导致的局部组织水肿，一般无需特殊处理，可在数日内自行消退。需与先天性卵巢发育不全导致手背、足背淋巴水肿鉴别。水肿导致的局部受压部位可予以水枕或水床，注意定时翻身，以免压疮的发生。

第二节　口炎

口炎（Stomatitis）是指口腔黏膜的炎症，若病变仅局限于舌、齿龈、口角亦可称为舌炎、齿龈炎或口角炎，多由病毒、真菌、细菌引起。全年可发病，多见于婴幼儿。本病可单独发生，亦可继发于全身性疾病如急性感染、腹泻、营养不良、久病体弱和维生素 B、C 缺乏等。食具消毒不严、口腔卫生不良或各种疾病导致机体抵抗力下降均有利于口炎发生。目前细菌感染性口炎已经很少见，但病毒及真菌感染引起的口炎仍较常见。

一、鹅口疮

鹅口疮（Thrush，Oral Candidiasis）又名雪口病，为白色念珠菌感染所致，多见于新生儿、营养不良、腹泻、长期应用广谱抗生素或激素的患儿，新生儿多由产道感染，或因哺乳时乳头不洁及使用污染的奶具而感染。

（一）临床表现

本病特征是在口腔黏膜表面出现白色或灰白色乳凝块样小点或小片状物，可逐渐融合成大片，不易拭去，若强行擦拭剥离后，局部黏膜潮红、粗糙、可有溢血。患处不痛、不流涎，不影响吃奶，一般无全身症状。以颊黏膜最常见，其次是舌、齿龈及上腭，重者整个口腔均被白色斑膜覆盖，甚至可蔓延至咽、喉、食管、气管肺等处，而出现呕吐、吞咽困难、声音嘶哑或呼吸困难。

（二）治疗要点

1. 保持口腔清洁。可用 2% 碳酸氢钠溶液于哺乳前后清洁口腔。

2. 局部用药。局部涂抹 10 万 ~20 万 U/ml 制霉菌素鱼肝混悬溶液，每日 2~3 次。

二、疱疹性口炎

疱疹性口炎（Herpetic Stomatitis）由单纯疱疹病毒Ⅰ型感染所致，多见于婴幼儿，无明显季节性，传染性强，可在集体托幼机构引起小流行。

（一）临床表现

起病时发热，体温达 38℃ ~40℃，齿龈红肿，触之易出血，继而在口腔黏膜上出现单个或成簇的小疱疹，直径约 2mm，周围有红晕，迅速破溃后形成浅表溃疡，有黄白色纤维素性分泌物覆盖，多个小溃疡可融合成不规则的大溃疡。疱疹常见于齿龈、口唇、舌和颊黏膜，有时累及上腭及咽部。由于疼痛明显，患儿可表现拒食、流涎、烦躁，常有颌下淋巴结肿大。体温在 3~5 天后恢复正常，病程约 1~2 周，淋巴结肿大可持续 2~3 周。

本病须与疱疹性咽峡炎鉴别，后者由柯萨奇病毒引起，多发生于夏秋季，疱疹主要在咽部和软腭，有时可见于舌，但不累及齿龈和颊黏膜，颌下淋巴结常无肿大。

（二）治疗要点

1. 保持口腔清洁。多饮水，可用 3% 过氧化氢溶液清洗口腔，避免刺激性食物。

2. 局部用药。局部可涂碘苷抑制病毒，亦可喷西瓜霜、锡类散等。为预防继发感染可涂 2.5% ~5% 金霉素鱼肝油。疼痛严重者可在进食前用 2% 利多卡因涂局部。

3. 对症处理。发热者给予物理或药物降温，补充足够的营养和水分；有继发感染时按医嘱使用抗生素治疗。

三、溃疡性口炎

溃疡性口炎（Ulcerative Stomatitis）主要由链球菌、金黄色葡萄球菌、肺炎链球菌、铜绿假单胞菌或大肠埃希菌等引起，多见于婴幼儿，常发生于感染、长期腹泻等机体抵抗力下降时，口腔不洁更有利于细菌繁殖而致病。

（一）临床表现

口腔各部位均可发生，常见于舌、唇内及颊黏膜处，可蔓延到唇及咽喉部。开始时口腔黏膜充血水肿，随后形成大小不等的糜烂或溃疡，上有纤维素性炎性分泌物形成的假膜，呈灰白色或黄色，边界清楚，易拭去，露出溢血的创面，但不久又被假膜覆盖，涂片染色可见大量细菌。局部疼痛、流涎、拒食、烦躁，常有发热，体温可达 39℃ ~40℃，局部淋巴结肿大，全身症状轻者约 1 周左右体温恢复正常，溃疡逐渐愈合；严重者可出现脱水和酸中毒。

实验室检查血常规：白细胞总数和中性粒细胞增多。

（二）治疗要点

（1）控制感染，选用有效抗生素。
（2）保持口腔清洁：可用 3% 过氧化氢溶液或 0.1% 依沙吖啶（利凡诺）溶液清洁口腔。
（3）局部用药：溃疡面涂 5% 金霉素鱼肝油、锡类散等。
（4）补充水分和营养。

四、口炎护理

（一）常见护理诊断/问题

1. 口腔黏膜受损。与口腔感染有关。
2. 体温过高。与口腔炎症有关。
3. 疼痛。与口腔黏膜糜烂、溃疡有关。
4. 营养失调：低于机体需要量。与疼痛引起拒食有关。
5. 知识缺乏。患儿及家长缺乏本病的预防及护理知识。

（二）护理措施

1. 口腔护理。根据不同病因选择不同溶液清洁口腔后涂药，年长儿可用含漱剂。鼓励患儿多饮水，进食后漱口，以保持口腔黏膜湿润和清洁。对流涎者，及时清除分泌物，保持皮肤干燥、清洁，避免引起皮肤湿疹及糜烂。

2. 正确涂药。为确保局部用药达到目的，涂药前应先将纱布或干棉球放在颊黏膜腮腺管口处或舌系带两侧，以隔断唾液，防止药物被冲掉；然后再用于棉球将病变部位表面吸干后再涂药；涂药后嘱患儿闭口 10 分钟后取出纱布或棉球，并嘱患儿不可立即漱口、饮水或进食。

3. 发热护理。密切监测体温变化，根据患儿的具体情况选择物理降温或药物降温。

4. 饮食护理。供给高热量、富含维生素的温凉流质或半流质食物，食物宜甜、不宜咸，避免摄入酸辣或粗硬食物。对因口腔黏膜糜烂、溃疡引起疼痛影响进食者，可在进食前局部涂 2% 利多卡因；对不能进食者，可管饲喂养或肠外营养，以确保能量与液体的供给。

5. 健康教育。教育患儿养成良好的卫生习惯，纠正吮指、不刷牙等不良习惯；年长儿应教导其进食后漱口，避免用力或粗暴擦伤口腔黏膜。宣传均衡饮食对提高机体抵抗力的重要性，避免偏食、挑食，培养良好的饮食习惯。指导家长食具专用，患儿使用过的食具应煮沸消毒或压力灭菌消毒。

第三节　胃食管反流

胃食管反流（Gastroesophageal Reflux, GER）是指胃内容物，包括从十二指肠流入胃的胆盐和胰酶等反流入食管甚至口咽部，分生理性和病理性两种。生理情况下，由于小婴儿食管下端括约肌（Lower Esophageal Sphincter, LES）发育不成熟或神经肌肉协调功能差，可出现反流，往往出现于日间餐时或餐后，又称"溢乳"。病理性反流即胃食管反流病（Gastroesophageal Reflux Disease, GERD），是由于 LES 的功能障碍和（或）与其功能有关的组织结构异常，以至 LES 压力低下而出现的反流，常常发生于睡眠、仰卧位及空腹时，引起一系列临床症状和并发症。随着直立体位时间和固体饮食的增多，约 60% 患儿到 2 岁时症状可自行缓解，部分患儿症状可持续到 4 岁以后。脑性瘫痪、21 － 三体综合征以及其他原因所致的发育迟缓患儿，GER 发生率较高。

一、病因和发病机制

1. 抗反流屏障功能低下。①LES 压力降低：是引起 GER 的主要原因。正常吞咽时 LES 反射性松弛，压力下降，通过食管蠕动推动食物进入胃内，然后压力又恢复到正常水平，并出现一个反应性的压力增高以防止食物反流。当胃内压和腹内压升高时，LES 会发生反应性主动收缩使其压力超过增高的胃内压，起到抗反流作用。如因某种因素使上述正常功能发生紊乱时，LES 短暂性松弛即可导致胃内容物反流入食管；②LES 周围组织薄弱或缺陷：例如缺少腹腔段食管，致使腹内压增高时不能将其传导至 LES 使之收缩达到抗反流的作用；小婴儿食管角（由食管和胃贲门形成的夹角，即 His 角，正常为 30°～50°）较大；膈肌食管裂孔钳夹作用减弱；膈食管韧带和食管下端黏膜瓣解剖结构存在器质性或功能性病变；胃压低、腹内压增高等，均可破坏正常的抗反流作用。

2. 食管廓清能力降低。正常情况下，食管廓清能力是依靠食管的推动性蠕动、唾液的冲洗、对酸的中和作用、食丸的重力和食管黏膜细胞分泌的碳酸氢盐等多种因素完成对反流物的清除，以缩短反流物和食管黏膜的接触时间。当食管蠕动减弱、消失或出现病理性蠕动时，食管清除反流物的能力下降，这样就延长了有害的反流物质在食管内停留时间，增加了对黏膜的损伤。

3. 食管黏膜的屏障功能破坏。屏障作用是由黏液层、细胞内的缓冲液、细胞代谢及血液供应共同构成。反流物中的某些物质，如胃酸、胃蛋白酶以及从十二指肠反流入胃的胆盐和胰酶使食管黏膜的屏障功能受损，引起食管黏膜炎症。

4. 胃、十二指肠功能失常。胃排空能力低下，使胃内容物及其压力增加，当胃内压增高超过 LES 压力时可使 LES 开放。胃容量增加又导致胃扩张，致贲门食管段缩短，使其抗反流屏障功能降低。十二指肠病变时，幽门括约肌关闭不全则导致十二指肠胃反流。

二、临床表现

食管上皮细胞暴露于反流的胃内容物中，是产生症状和体征的主要原因。

1. 呕吐。新生儿和婴幼儿以呕吐为主要表现。约85%患儿于生后第1周即出现呕吐，而约10%患儿于生后6周内出现呕吐。呕吐程度轻重不一，多数发生在进食后，有时在夜间或空腹时，可表现为溢乳、反刍或吐泡沫，严重者呈喷射状。呕吐物为胃内容物，有时含少量胆汁。年长儿以反胃、反酸、嗳气等症状多见。

2. 反流性食管炎。常见症状有：①烧灼感：见于有表达能力的年长儿，位于胸骨下端，饮用酸性饮料可使症状加重，服用抗酸剂症状减轻；②吞咽疼痛：婴幼儿表现为喂奶困难、烦躁、拒食，年长儿诉吞咽时疼痛，如并发食管狭窄则出现严重呕吐和持续性咽下困难；③呕血和便血：食管炎严重者可发生糜烂或溃疡，出现呕血或黑便症状。严重的反流性食管炎可发生缺铁性贫血。

3. Barrett 食管。由于慢性 GER，食管下端的鳞状上皮被增生的柱状上皮所替代，抗酸能力增强，但更易发生食管溃疡、狭窄和腺癌。溃疡较深者可发生食管气管瘘。

4. 食管外症状。

（1）呼吸系统症状：①呼吸道感染：反流物直接或间接引发反复呼吸道感染；②哮喘：反流物刺激食管黏膜感受器反射性地引起支气管痉挛而出现哮喘。部分病例发病早、抗哮喘治疗无效，无特异体质家族史者更可能由 GERD 引起；③窒息和呼吸暂停：多见于小婴儿和早产儿，表现为面色青紫或苍白、心动过缓，甚至发生婴儿猝死综合征。

（2）营养不良：见于约80%的患儿，主要表现为体重不增和生长发育迟缓。

（3）其他：如声音嘶哑、中耳炎、鼻窦炎、反复口腔溃疡、龋齿等。部分患儿可出现精神、神经症状，包括：①Sandifer 综合征：是指病理性 GER 患儿出现类似斜颈样一种特殊"公鸡头样"的姿势，此为一种保护性机制，以期保持气道通畅或减轻胃酸反流所致的疼痛，同时伴有杵状指、蛋白丢失性肠病及贫血；②婴儿哭吵综合征：表现为易激惹、夜惊、进食时哭闹等。

三、辅助检查

1. 食管钡剂造影。可对食管形态、运动状况、钡剂的反流、食管与胃连接部的组织结构做出判断，还可观察到是否存在食管裂孔疝等先天性疾病以及严重病例的食管黏膜炎症改变。

2. 食管 pH 动态监测。24 小时连续监测食管下端 pH，通过计算机软件进行分析，可区分生理性或病理性反流，是目前最可靠的诊断方法。

3. 其他检查。如食管胆汁反流动态监测、食管动力功能检查、食管内镜检查及黏膜活体组织检查等均有助于诊断。

四、治疗要点

包括体位治疗、饮食治疗、药物治疗和手术治疗，其中体位治疗和饮食治疗参见护理措施部分。

1. 药物治疗。主要作用是降低胃内容物酸度和促进上消化道动力。

（1）促胃肠动力药：疗程4周，如多巴胺受体拮抗剂有多潘立酮（吗叮啉），每日3次，饭前半小时及睡前口服。

（2）抑酸和抗酸药：疗程8~12周。①抑酸药有 H_2 受体拮抗剂如西咪替丁和质子泵抑制剂如奥美拉唑（洛赛克）等；②中和胃酸药有氢氧化铝凝胶，多用于年长儿。

（3）黏膜保护剂：疗程4~8周，可选用硫糖铝、硅酸铝盐、磷酸铝等。

2. 手术治疗。手术指征：①经内科治疗6~8周无效，有严重并发症；②严重食管炎伴溃疡、狭窄或发现有食管裂孔疝者；③有严重的呼吸道并发症，如呼吸道梗阻、反复发作吸入性肺炎或窒息、伴支气管肺发育不良者；④并发严重神经系统疾病。

五、常见护理诊断/问题

1. 有窒息的危险。与溢奶和呕吐有关。
2. 营养失调：低于机体需要量。与反复呕吐致能量和各种营养素摄入不足有关。
3. 疼痛。与胃内容物反流致反流性食管炎有关。
4. 知识缺乏。患儿家长缺乏本病护理的相关知识。

六、护理措施

1. 保持适宜体位。将床头抬高30°，新生儿和小婴儿以前倾俯卧位为最佳，但为防止婴儿猝死综合征的发生，睡眠时宜采取仰卧位或左侧卧位；年长儿在清醒状态下以直立位和坐位为最佳，睡眠时宜采取左侧卧位，将床头抬高20~30cm，以促进胃排空，减少反流频率及反流物误吸，有研究显示左侧卧位能够显著降低短暂性的下食管括约肌松弛次数的发生，而右侧卧位增加松弛次数和液体反流。

2. 合理喂养。少量多餐，母乳喂养儿增加哺乳次数，人工喂养儿可在牛奶中加入糕干粉、米粉或进食谷类食品。严重反流以及生长发育迟缓者可管饲喂养，能减少呕吐和起到持续缓冲胃酸的作用。年长儿以高蛋白低脂肪饮食为主，睡前2小时不予进食，保持胃处于非充盈状态，避免食用降低 LES 张力和增加胃酸分泌的食物，如碳酸饮料、高脂饮食、巧克力和辛辣食品。

3. 用药护理。按医嘱给药并观察药物疗效和不良反应，注意用法剂量，不能吞服时应将药片研碎；多潘立酮应饭前半小时或睡前口服；服用西沙必利时，不能同时饮用橘子汁，同时加强观察心率和心律的变化，出现心率加快或心律不齐时应及时联系医生进行处理；西咪替丁应在进餐时或睡前服用效果好。

4. 手术护理。GER 患儿术前术后护理与其他腹部手术相似。术前配合做好各项检查和支持疗法；术后根据手术方式做好术后护理，应保持胃肠减压，做好引流管护理，注意观察有无腹部切口裂开、穿孔、大出血等并发症。

5. 健康教育。对新生儿和小婴儿，告知家长体位及饮食护理的方法、重要性和长期性。指导家长观察患儿有无发绀，判断患儿反应状况和喂养是否耐受，新生儿每日监测体重。带药出院时，详细说明用药方法和注意事项，尤其是用药剂量和不良反应。

第四节　婴幼儿腹泻

一、病因

（一）易感因素

1. 消化系统发育不成熟。胃酸和消化酶分泌不足，消化酶活性低，对食物质和量变化的耐受性差。
2. 生长发育快。对营养物质的需求相对较多，消化道负担较重。
3. 机体防御功能差。婴儿血液中免疫球蛋白、胃肠道 SIgA 及胃内酸度均较低，对感染的防御能力差。
4. 肠道菌群失调。新生儿出生后尚未建立正常肠道菌群，或因使用抗生素等导致肠道菌群失调，使正常菌群对入侵肠道致病微生物的拮抗作用丧失，而引起肠道感染。
5. 人工喂养。母乳中含有大量体液因子（如 SIgA、乳铁蛋白），巨噬细胞和粒细胞、溶菌酶、溶酶体等，有很强的抗肠道感染作用。配方奶中虽有某些上述成分，但在加热过程中被破坏，而且人工喂养的食物和食具易受污染，故人工喂养儿肠道感染发生率明显高于母乳喂养儿。

（二）感染因素

1. 肠道内感染。可由病毒、细菌、真菌、寄生虫引起，尤以病毒和细菌多见。

（1）病毒感染：寒冷季节的婴幼儿腹泻80%由病毒感染引起，以轮状病毒引起的秋冬季腹泻最为常见，其次有星状病毒、杯状病毒和肠道病毒（包括柯萨奇病毒、埃可病毒、肠道腺病毒等）。

（2）细菌感染（不包括法定传染病）：以致腹泻大肠埃希菌为主，包括致病性大肠埃希菌（EPEC）、产毒性大肠埃希菌（ETEC）、侵袭性大肠埃希菌（EIEC）、出血性大肠埃希菌（EGEC）和黏附－集聚性大肠埃希菌（EAEC）五大组。其次是空肠弯曲菌和耶尔森菌等。

（3）真菌感染：以白色念珠菌多见，其次是曲菌和毛霉菌等。

（4）寄生虫感染：常见有蓝氏贾第鞭毛虫、阿米巴原虫和隐孢子虫等。

2. 肠道外感染。因发热及病原体毒素作用使消化功能紊乱，或肠道外感染的病原体（主要是病毒）同时感染肠道，故当患中耳炎、肺炎、上呼吸道、泌尿道及皮肤感染时可伴有腹泻。

（三）非感染因素

1. 饮食因素。

（1）喂养不当：喂养不定时、食物的质和量不适宜、过早给予淀粉类或脂肪类食物等均可引起腹泻；给予含高果糖或山梨醇的果汁，可产生高渗性腹泻；给予肠道刺激物如调料或富含纤维素的食物等也可引起腹泻。

（2）过敏因素：个别婴儿对牛奶、大豆（豆浆）及某些食物成分过敏或不耐受而引起腹泻。

（3）其他因素：包括原发性或继发性双糖酶缺乏，乳糖酶的活力降低，肠道对糖的消化吸收不良而引起腹泻。

2. 气候因素。气候突然变冷、腹部受凉使肠蠕动增加；天气过热致消化液分泌减少或口渴饮奶过多，都可诱发消化功能紊乱而引起腹泻。

二、发病机制

导致腹泻发生的机制包括：肠腔内存在大量不能吸收的具有渗透活性的物质（渗透性腹泻）、肠腔内电解质分泌过多（分泌性腹泻）、炎症所致的液体大量渗出（渗出性腹泻）及肠道运动功能异常（肠道功能异常性腹泻）等。但临床上不少腹泻并非由某种单一机制引起，而是多种机制共同作用的结果。

（一）感染性腹泻

大多数病原微生物通过污染的食物、水，或通过污染的手、玩具及日用品，或带菌者传播进入消化道。当机体的防御功能下降、大量的微生物侵袭并产生毒力时可引起腹泻。

1. 病毒性肠炎。病毒侵入肠道后，在小肠绒毛顶端的柱状上皮细胞上复制，使小肠绒毛细胞受损，受累的肠黏膜上皮细胞脱落而遗留不规则的裸露病变，导致小肠黏膜回吸收水、电解质能力下降，肠液在肠腔内大量集聚而引起腹泻；同时，发生病变的肠黏膜细胞分泌双糖酶不足且活性低，使肠腔内的糖类消化不完全并被肠道内细菌分解成小分子的短链有机酸，使肠腔的渗透压增高；微绒毛破坏亦造成载体减少，上皮细胞钠转运功能障碍，进一步造成水和电解质的丧失，加重腹泻。

2. 细菌性肠炎。肠道感染的病原体不同，其发病机制亦不相同。

（1）肠毒素性肠炎：如产毒性大肠埃希菌和霍乱弧菌等，虽不直接侵袭破坏肠黏膜，但能分泌肠毒素，包括不耐热肠毒素（LT）和耐热肠毒素（ST），两者最终通过抑制小肠绒毛上皮细胞吸收 Na^+、Cl^- 和水，促进肠腺分泌 Cl^-，使小肠液量增多，超过结肠吸收限度而发生腹泻，排出大量水样便，导致患儿脱水和电解质紊乱。

（2）侵袭性肠炎：如志贺菌属、沙门菌、侵袭性大肠埃希菌等可直接侵入小肠或结肠肠壁，引起肠黏膜充血、水肿、炎症细胞浸润、溃疡和渗出等病变，产生广泛的炎性反应，患儿排出含有大量白细胞和红细胞的菌痢样大便。结肠由于炎症病变而不能充分吸收来自小肠的液体，且某些致病菌还会产生肠毒素，故亦可发生水泻。

（二）非感染性腹泻

主要是由饮食不当引起。当摄入食物的质和量突然改变并超过消化道的承受能力时，食物不能被充分消化和吸收而积滞于小肠上部，使肠腔局部酸度减低，有利于肠道下部细菌上移和繁殖，使食物发酵和腐败而产生短链有机酸，致肠腔的渗透压增高，并协同腐败性毒性产物刺激肠壁致肠蠕动增加，引起腹泻，进而发生脱水和电解质紊乱。

三、临床表现

不同病因引起的腹泻常具有不同临床过程。病程在 2 周以内的腹泻为急性腹泻，病程在 2 周至 2 个月之间的腹泻为迁延性腹泻，病程超过 2 个月的腹泻为慢性腹泻。

（一）急性腹泻

不同病因引起的腹泻常具相似的临床表现，同时各有其特点。

1. 腹泻的共同临床表现。

（1）轻型腹泻：多由饮食因素或肠道外感染引起。起病可急可缓，以胃肠道症状为主，表现为食欲缺乏，偶有溢奶或呕吐，大便次数增多，一般每天多在十次以内，每次大便量不多，稀薄或带水，呈黄色或黄绿色，有酸味，粪质不多，常见白色或黄白色奶瓣和泡沫。一般无脱水及全身中毒症状，多在数日内痊愈。

（2）重型腹泻：多由肠道内感染引起，起病常较急；也可由轻型逐渐加重而致。除有较重的胃肠道症状外，还有明显的脱水、电解质紊乱及全身中毒症状。

1）胃肠道症状：腹泻频繁，每日大便从十余次到数十次；除了腹泻外，常伴有呕吐（严重者可吐咖啡样物）、腹胀、腹痛、食欲缺乏等。大便呈黄绿色水样或蛋花汤样、量多，含水分多，可有少量黏液，少数患儿也可有少量血便。

2）水、电解质和酸碱平衡紊乱症状：有脱水、代谢性酸中毒、低钾及低钙、低镁血症等。

3）全身中毒症状：如发热，体温可达 40℃，烦躁不安或萎靡、嗜睡，进而意识模糊，甚至昏迷、休克等。

2. 几种常见类型肠炎的临床特点。

（1）轮状病毒肠炎：好发于秋、冬季，以秋季流行为主，故又称秋季腹泻。经粪－口传播，也可通过气溶胶形式经呼吸道感染而致病。多见于 6 个月～2 岁的婴幼儿，潜伏期 1～3 天。起病急，常伴有发热和上呼吸道感染症状，多无明显中毒症状。病初即出现呕吐，大便次数多，量多，呈黄色或淡黄色，水样或蛋花汤样，无腥臭味，大便镜检偶有少量白细胞。常并发脱水、酸中毒及电解质紊乱。本病为自限性疾病，自然病程约 3～8 天。近年报道，轮状病毒感染也可侵犯多个脏器，如中枢神经系统、心肌等。

（2）产毒性细菌引起的肠炎：多发生在夏季。潜伏期 1～2 天，起病较急。轻症仅大便次数稍增，性状轻微改变。重症腹泻频繁，量多，呈水样或蛋花汤样，混有黏液，镜检无白细胞。常伴呕吐，严重者可伴发热、脱水、电解质和酸碱平衡紊乱。本病为自限性疾病，自然病程 3～7 天或较长。

（3）侵袭性细菌性肠炎：全年均可发病，潜伏期长短不等。常引起志贺杆菌性痢疾样病变。起病急，高热甚至可以发生热惊厥。腹泻频繁，大便呈黏液状，带脓血，有腥臭味。常伴恶心、呕吐、腹痛和里急后重，可出现严重的全身中毒症状甚至休克。大便镜检有大量白细胞及数量不等的红细胞。粪便细菌培养可找到相应的致病菌。其中空肠弯曲菌肠炎多发生在夏季，常侵犯空肠和回肠，有脓血便，腹痛剧烈；耶尔森菌小肠结肠炎多发生在冬春季节，可引起淋巴结肿大，亦可产生肠系膜淋巴结炎，严重病例可产生肠穿孔和腹膜炎。以上两者均需与阑尾炎鉴别。鼠伤寒沙门菌小肠结肠炎有胃肠炎型和败血症型，夏季发病率高，新生儿和 1 岁以内的婴儿尤易感染，新生儿多为败血症型，常引起暴发流行，可排深绿色黏液脓便或白色胶冻样便，有特殊臭味。

（4）出血性大肠埃希菌肠炎：大便开始呈黄色水样便，后转为血水便，有特殊臭味，常伴腹痛，大便镜检有大量红细胞，一般无白细胞。

（5）抗生素相关性腹泻（Antibiotic - assoaated Aiarrhea，AAD）：是指应用抗生素后发生的、与抗生素有关的腹泻。除一些抗生素可降低碳水化合物的运转和乳糖酶水平外，多数研究者认为，抗生素的使用破坏了肠道正常菌群，是引起腹泻最主要的病因。①金黄色葡萄球菌肠炎：多继发于使用大量抗生素后，与菌群失调有关。表现为发热、呕吐、腹泻，不同程度中毒症状、脱水和电解质紊乱，甚至发生休克。典型大便暗绿色，量多，带黏液，少数为血便。大便镜检有大量脓细胞和成簇的 G^+ 球菌，培养有葡萄球菌生长；②伪膜性小肠结肠炎：由难辨梭状芽孢杆菌引起，主要症状为腹泻，轻者每日数次，停用抗生素后很快痊愈；重者腹泻频繁，呈黄绿色水样便，可有毒素致肠黏膜坏死所形成的伪膜排出，大便厌氧菌培养、组织培养法检测细胞毒素可协助诊断；③真菌性肠炎：多为白色念珠菌感染所致，常并发于其他感染如鹅口疮，大便次数增多，黄色稀便，泡沫较多带黏液，有时可见豆腐渣样细块（菌落）。大便镜检有真菌孢子和菌丝。

（二）迁延性腹泻和慢性腹泻

迁延性腹泻和慢性腹泻多与营养不良和急性期治疗不彻底有关，以人工喂养儿、营养不良儿多见。表现为腹泻迁延不愈，病情反复，大便次数和性质不稳定，严重时可出现水、电解质紊乱。由于营养不良儿腹泻时易迁延不愈，持续腹泻又加重了营养不良，两者可互为因果，形成恶性循环，最终引起免疫功能低下，继发感染，导致多脏器功能异常。

（三）生理性腹泻

生理性腹泻多见于 6 个月以内的婴儿，外观虚胖，常有湿疹，表现为生后不久即出现腹泻，但除大便次数增多外，无其他症状，食欲好，不影响生长发育，添加换乳期食物后，大便即逐渐转为正常。近年研究发现此类腹泻可能为乳糖不耐受的一种特殊类型。

四、辅助检查

1. 血常规。细菌感染时白细胞总数及中性粒细胞增多，寄生虫感染和过敏性腹泻时嗜酸性粒细胞增多。

2. 大便常规。肉眼检查大便的性状如外观、颜色、是否有黏液脓血等，大便镜检有无脂肪球、白细胞、红细胞等。

3. 病原学检查。细菌性肠炎大便培养可检出致病菌；真菌性肠炎，大便镜检可见真菌孢子和菌丝；病毒性肠炎可做病毒分离等检查。

4. 血液生化。血钠测定可了解脱水的性质，血钾测定可了解有无低钾血症，碳酸氢盐测定可了解体内酸碱平衡失调的性质及程度。

五、治疗要点

腹泻的治疗原则为调整饮食，预防和纠正脱水；合理用药，控制感染，预防并发症的发生。

1. 调整饮食（见饮食护理部分）。强调继续进食，根据疾病的特殊病理生理状况、个体消化吸收功能和平时的饮食习惯进行合理调整，以满足生理需要，补充疾病消耗，缩短腹泻后的康复时间。

2. 纠正水电解质及酸碱平衡紊乱。口服补液（ORS）可用于预防脱水及纠正轻、中度脱水，中、重度脱水伴周围循环衰竭者需静脉补液。重度酸中毒或经补液后仍有酸中毒症状者，给予 5% 碳酸氢钠纠正酸中毒；有低钾血症者遵循"见尿补钾"的原则，可口服或静脉补充，但静脉补钾浓度不超过0.3%，且不可推注。

3. 药物治疗。

（1）控制感染：病毒性肠炎以饮食疗法和支持疗法为主，一般不用抗生素。其他肠炎应对因选药，如大肠埃希菌肠炎可选用抗 G^- 杆菌抗生素；抗生素诱发性肠炎应停用原使用的抗生素，可选用万古霉素、新青霉素、抗真菌药物等；寄生虫性肠炎可选用甲硝唑、大蒜素等。

（2）肠道微生态疗法：有助于恢复肠道正常菌群的生态平衡，抵御病原菌侵袭，控制腹泻，常用双歧杆菌、嗜酸乳杆菌等制剂。

（3）肠黏膜保护剂：腹泻与肠黏膜屏障功能破坏有密切关系，因此维护和修复肠黏膜屏障功能是治疗腹泻的方法之一，常用蒙脱石散（思密达）。

（4）补锌治疗：（WHO）／联合国儿童基金会建议，对于急性腹泻患儿，年龄＞6个月者，应每日给予元素锌20mg；年龄＜6个月者，应每日给予元素锌10mg。疗程10～14天，可缩短病程。

（5）对症治疗：腹泻一般不宜用止泻剂，因止泻会增加毒素的吸收。腹胀明显者可肌内注射新斯的明或肛管排气；呕吐严重者可肌内注射氯丙嗪或针刺足三里等。

4. 预防并发症。迁延性、慢性腹泻常伴营养不良或其他并发症，病情复杂，必须采取综合治疗措施。

六、护理评估

1. 健康史。评估喂养史，如喂养方式、喂何种乳品、冲调浓度、喂哺次数及每次量、添加换乳期食物及断奶情况；注意有无不洁饮食史、食物过敏、腹部受凉或过热致饮水过多；询问患儿粪便长时期的性状变化情况，腹泻开始时间、次数、颜色、性状、量、气味，有无呕吐、腹胀、腹痛、里急后重等不适；了解是否有上呼吸道感染、肺炎等肠道外感染病史；既往有无腹泻史，有无其他疾病及长期使用抗生素病史。

2. 身体状况。评估患儿生命征如神志、体温、脉搏、呼吸、血压等；仔细观察粪便性状；评估患儿体重、前囟、眼窝、皮肤黏膜、循环状况和尿量等；评估脱水程度和性质，有无低钾血症和代谢性酸中毒等症状；检查肛周皮肤有无发红、糜烂、破损。

了解血常规、大便常规、致病菌培养、血液生化等检查结果及临床意义。

3. 心理－社会状况。评估家长对疾病的心理反应及认识程度、文化程度、喂养及护理知识等；评估患儿家庭的居住环境、经济状况、卫生习惯等。

七、常见护理诊断／问题

1. 腹泻。与感染、喂养不当、肠道功能紊乱等有关。
2. 体液不足。与腹泻、呕吐致体液丢失过多和摄入不足有关。
3. 营养失调：低于机体需要量。与腹泻、呕吐丢失过多和摄入不足有关。
4. 体温过高。与肠道感染有关。
5. 有皮肤完整性受损的危险。与大便刺激臀部皮肤有关。

八、预期目标

（1）患儿腹泻、呕吐次数逐渐减少至停止，大便性状正常。
（2）患儿脱水和电解质紊乱得以纠正。
（3）家长能对儿童进行合理喂养，体重恢复正常。
（4）患儿体温逐渐恢复正常。
（5）患儿臀部皮肤保持完整、无破损。

九、护理措施

1. 调整饮食。限制饮食过严或禁食过久常造成营养不良，并发酸中毒，造成病情迁延不愈而影响生长发育，故应继续进食，以满足生理需要，缩短病程，促进恢复。母乳喂养者可继续哺乳，减少哺乳次数，缩短每次哺乳时间，暂停换乳期食物添加；人工喂养者可喂米汤、酸奶、脱脂奶等，待腹泻次数减少后给予流质或半流质饮食如粥、面条，少量多餐，随着病情稳定和好转，逐步过渡到正常饮食。呕吐严重者，可暂时禁食4～6小时（不禁水），待好转后继续喂食，由少到多，由稀到稠。病毒性肠炎多有双糖酶缺乏，不宜用蔗糖，并暂停乳类喂养，改用酸奶、豆浆等，腹泻停止后逐渐恢复营养丰富的饮食，并每日加餐 1 次，共 2 周。对少数严重病例口服营养物质不能耐受者，应加强支持疗法，必要时全静脉营养。

2. 维持水、电解质及酸碱平衡。

（1）口服补液：ORS 用于腹泻时预防脱水及纠正轻、中度脱水。轻度脱水约需 50~80ml/kg，中度脱水约需 80~100ml/kg，于 8~12 小时内将累积损失量补足；脱水纠正后，可将 ORS 用等量水稀释按病情需要随时口服。有明显腹胀、休克、心功能不全或其他严重并发症者及新生儿不宜口服补液。

（2）静脉补液：用于中、重度脱水或吐泻严重或腹胀的患儿。根据不同的脱水程度和性质，结合患儿年龄、营养状况、自身调节功能，决定补给溶液的总量、种类和输液速度。

1）第 1 天补液：①输液总量：包括累积损失量、继续损失量和生理需要量。对于营养不良以及心、肺、肾功能不全的患儿应根据具体病情分别进行精确计算；②输液种类：根据脱水性质而定，若临床判断脱水性质有困难时，可先按等渗性脱水处理；③输液速度：主要取决于累积损失量（脱水程度）和继续损失量，遵循"先快后慢"的原则，若呕吐、腹泻缓解，可酌情减少补液量或改为口服补液。

2）第 2 天及以后补液：此时脱水和电解质紊乱已基本纠正，一般只补继续损失量和生理需要量，于 12~24 小时内均匀输入，能口服者应尽量口服。

3. 控制感染。按医嘱选用针对病原菌的抗生素以控制感染。严格执行消毒隔离，感染性腹泻与非感染性腹泻患儿应分室居住，护理患儿前后认真洗手，腹泻患儿用过的尿布、便盆应分类消毒，以防交叉感染。发热的患儿，根据情况给予物理降温或药物降温。

4. 保持皮肤完整性（尿布皮炎的护理）。选用吸水性强、柔软布质或纸质尿布，勤更换，避免使用不透气塑料布或橡皮布；每次便后用温水清洗臀部并擦干，以保持皮肤清洁、干燥；局部皮肤发红处涂以 5% 鞣酸软膏或 40% 氧化锌油并按摩片刻，促进局部血液循环；局部皮肤糜烂或溃疡者，可采用暴露法，臀下仅垫尿布，不加包扎，使臀部皮肤暴露于空气中或阳光下。女婴尿道口接近肛门，应注意会阴部的清洁，预防上行性尿路感染。

5. 密切观察病情。

（1）监测生命征：如神志、体温、脉搏、呼吸、血压等。体温过高时应给患儿多饮水、擦干汗液、及时更换汗湿的衣服，并予头部冰敷等物理降温。

（2）观察大便情况：观察并记录大便次数、颜色、气味、性状、量，做好动态比较，为输液方案和治疗提供可靠依据。

（3）观察全身中毒症状：如发热、精神萎靡、嗜睡、烦躁等。

（4）观察水、电解质和酸碱平衡紊乱症状：如脱水情况及其程度、代谢性酸中毒表现、低钾血症表现。

6. 健康教育。

（1）指导护理：向家长解释腹泻的病因、潜在并发症以及相关的治疗措施；指导家长正确洗手并做好污染尿布及衣物的处理、出入量的监测以及脱水表现的观察；说明调整饮食的重要性；指导家长配制和使用 ORS 溶液，强调应少量多次饮用，呕吐不是禁忌证。

（2）做好预防：①指导合理喂养，提倡母乳喂养，避免在夏季断奶，按时逐步添加换乳期食物，防止过食、偏食及饮食结构突然变动；②注意饮食卫生，食物要新鲜，食具要定时消毒。教育儿童饭前便后洗手，勤剪指甲，培养良好的卫生习惯；③加强体格锻炼，适当户外活动；注意气候变化，防止受凉或过热；④避免长期滥用广谱抗生素。

十、护理评价

患儿大便次数是否减少；脱水、电解质及酸碱平衡紊乱是否得到纠正，尿量有无增加；体温及体重是否恢复正常；臀部皮肤是否保持正常；家长能否掌握儿童喂养知识及腹泻的预防、护理知识。

第五节 肠套叠

肠套叠（Intussusception）是指部分肠管及其肠系膜套入邻近肠腔内造成的一种绞窄性肠梗阻，是婴幼儿时期常见的急腹症之一。约60%的患儿年龄在1岁以内，约80%患儿年龄在2岁以内，但新生儿罕见；男孩发病率多于女孩，约为4：1，健康肥胖儿多见。

一、病因和发病机制

分为原发性和继发性两种。95%为原发性，多见婴幼儿，病因尚未完全明了。有人认为与婴儿回盲部系膜固定未完善、活动度大有关；约5%为继发性，多为年长儿，发生肠套叠的肠管可见明显的机械原因，如与肠息肉、肠肿瘤等牵拉有关。此外，饮食改变、腹泻及其病毒感染等也可能导致肠蠕动紊乱，从而诱发肠套叠。

二、病理生理

肠套叠多为近端肠管套入远端肠腔内，根据套入部分的不同分为回盲型、回结型、回回结型、小肠型、结肠型和多发型。其中回盲型最常见，约占总数的50%~60%；其次为回结型，约占30%；回回结型约占10%；多发型为回结肠套叠和小肠套叠并发存在。肠套叠多为顺行性套叠，与肠蠕动方向一致，套入部随肠蠕动逐渐向远端推进，套入肠管不断增长。肠套叠时，由于鞘层肠管的持续痉挛，挤压套入肠管，牵拉和压迫肠系膜，使静脉和淋巴回流受阻，套入部肠管淤血、水肿，肠壁增厚、颜色变紫，并有血性渗液及腺体黏液分泌增加，进入肠腔内，产生典型的果酱样血便。随着肠壁水肿、静脉回流障碍加重，从而引起动脉供血不足，最终导致肠壁缺血性坏死并出现全身中毒症状，严重者可并发肠穿孔和腹膜炎。

三、临床表现

分急性肠套叠和慢性肠套叠，2岁以下婴幼儿多为急性发病。

（一）急性肠套叠

1. 腹痛。由于肠系膜受牵拉和外层肠管发生强烈收缩所致。患儿突然发生剧烈的阵发性肠绞痛，哭闹不安，屈膝缩腹，面色苍白，出汗，拒食。持续数分钟后腹痛缓解，可安静或入睡，间歇10~20分钟又反复发作。

2. 呕吐。在腹痛后数小时发生。早期为反射性呕吐（因肠系膜受牵拉所致），呕吐物为胃内容物，初为乳汁、乳块或食物残渣，后可含胆汁；晚期为梗阻性呕吐，可吐出粪便样液体。

3. 血便。为重要症状，约85%病例在发病后6~12小时发生，呈果酱样黏液血便，或作直肠指检时发现血便。

4. 腹部包块。多数病例在右上腹部触及腊肠样肿块，表面光滑，略有弹性，稍可移动。晚期发生肠坏死或腹膜炎时，可出现腹胀、腹腔积液、腹肌紧张及压痛，不易扪及肿块。

5. 全身情况。患儿在早期一般状况尚好，体温正常，无全身中毒症状。随着病程延长，病情加重，并发肠坏死或腹膜炎时，全身情况恶化，常有严重脱水、高热、嗜睡、昏迷及休克等中毒症状。

（二）慢性肠套叠

以阵发性腹痛为主要表现，腹痛时上腹或脐周可触及肿块，缓解期腹部平坦柔软无包块，病程有时长达十余日。由于年长儿肠腔较宽阔可无梗阻现象，肠管也不易坏死。呕吐少见，血便发生也较晚。

四、辅助检查

1. 腹部 B 超。在套叠部位横断扫描可见同心圆或靶环状肿块图像，纵断扫描可见"套筒征"。

2. B 超监视下水压灌肠。可见靶环状肿块影退至回盲部，"半岛征"由大到小，最后消失，诊断治疗同时完成。

3. 空气灌肠。可见杯口阴影，能清楚看见套叠头的块影，并可同时进行复位治疗。

4. 钡剂灌肠。可见套叠部位充盈缺损和钡剂前端的杯口影，以及钡剂进入鞘部与套入部之间呈现的线条状或弹簧状阴影。只用于慢性肠套叠的疑难病例。

五、治疗要点

急性肠套叠是急症，其复位是紧急的治疗措施，一旦确诊需立即进行。

1. 非手术治疗。灌肠疗法适用于病程在 48 小时以内，全身情况良好，无腹胀、明显脱水及电解质紊乱者。包括 B 超监视下水压灌肠、空气灌肠、钡剂灌肠复位三种。首选空气灌肠，钡剂灌肠复位目前已很少用。

2. 手术疗法。用于灌肠不能复位的失败病例、肠套叠超过 48 ~ 72 小时、疑有肠坏死或肠穿孔以及小肠型肠套叠的病例。手术方法包括单纯手法复位、肠切除吻合术或肠造瘘术等。

六、常见护理诊断/问题

1. 急性疼痛。与肠系膜受牵拉和肠管强烈收缩有关。
2. 知识缺乏。患儿家长缺乏有关疾病护理的相关知识。

七、护理措施

1. 密切观察病情。健康婴幼儿突然发生阵发性腹痛、呕吐、便血和腹部扪及腊肠样肿块时可确诊肠套叠，应密切观察腹痛的特点及部位，以助于诊断。

2. 非手术治疗效果观察。密切观察患儿腹痛、呕吐、腹部包块情况。灌肠复位成功的表现：①拔出肛管后排出大量带臭味的黏液血便或黄色粪水；②患儿安静入睡，不再哭闹及呕吐；③腹部平软，触不到原有的包块；④复位后给予口服 0.5 ~ 1g 活性炭，6 ~ 8 小时后可见大便内炭末排出。如患儿仍然烦躁不安，阵发性哭闹，腹部包块仍存，应怀疑是否套叠还未复位或又重新发生套叠，应立即通知医生作进一步处理。

3. 手术护理。术前密切观察生命体征、意识状态，特别注意有无水电解质紊乱、出血及腹膜炎等征象，做好术前准备；向家长说明选择治疗方法的目的，消除其心理负担，争取对治疗和护理的支持与配合。对于术后患儿，注意维持胃肠减压功能，保持胃肠道通畅，预防感染及吻合口瘘。患儿排气、排便后可拔除胃肠引流管，逐渐恢复由口进食。

第六节　先天性巨结肠

先天性巨结肠（Congenital Megacolon）又称先天性无神经节细胞症（Aganglionosis）或赫什朋病（Hirschsprung Disease，HD），是由于直肠或结肠远端的肠管持续痉挛，粪便淤滞在近端结肠而使该段肠管肥厚、扩张。本病是较常见的先天性肠道发育畸形，发病率为 1/2 000 ~ 1/5 000，男女比为（3~4）∶1，有遗传倾向。

一、病因和病理生理

目前认为本病是多基因遗传和环境因素共同作用的结果。其基本病理变化是局部肠壁肌间和黏膜下神经丛缺乏神经节细胞，致该段肠管收缩狭窄呈持续痉挛状态，痉挛肠管的近端因肠内容物堆积而扩张，在形态上可分为痉挛段、移行段和扩张段3部分。根据病变肠管痉挛段的长度，可分为常见型（病变自肛门向上达乙状结肠远端，约占85%）、短段型（病变局限于直肠下端，约占10%）、长段型（病变肠段延伸至降结肠以上，约占4%）、全结肠型（约占1%）。

二、临床表现

1. 胎粪排出延迟、顽固性便秘和腹胀。患儿生后24~48小时内多无胎便或仅有少量胎便排出，生后2~3天出现腹胀、拒食、呕吐等急性低位性肠梗阻表现，以后逐渐出现顽固性便秘。患儿数日甚至1~2周以上排便一次，腹胀明显，可见肠型和蠕动波，经灌肠排出奇臭粪便和气体后症状好转，后又反复，严重者必须依赖灌肠才能排便。

2. 呕吐、营养不良、发育迟缓。由于功能性肠梗阻，可出现呕吐，量不多，呕吐物含少量胆汁，严重者可见粪液。由于腹胀、呕吐、便秘使患儿食欲下降，影响营养吸收致营养不良、发育迟缓。

3. 并发症。患儿常并发小肠结肠炎、肠穿孔及继发感染。

三、辅助检查

1. X线检查。腹部平片多提示低位结肠梗阻，近端结肠扩张，盆腔无气体；钡剂灌肠检查可显示痉挛段及其上方的扩张肠管，排钡功能差。

2. 活体组织检查。取直肠黏膜或直肠壁肌层组织检查，多提示无神经节细胞。

3. 肌电图检查。可见低矮波形，频率低，不规则，峰波消失。

四、治疗要点

少部分慢性以及轻症患儿可选用灌肠等保守治疗；对于体重 >3kg、全身情况较好者，尽早施行根治术，即切除无神经节细胞肠段和部分扩张结肠；对于新生儿，年龄稍大但全身情况较差，或并发小肠结肠炎的患儿，先行结肠造瘘术，待全身情况、肠梗阻及小肠结肠炎症状缓解后再行根治手术。施行根治术前应清洁灌肠，纠正脱水、电解质紊乱及酸碱平衡失调，加强支持疗法，改善全身状况。

五、常见护理诊断/问题

1. 便秘。与远端肠段痉挛、低位性肠梗阻有关。
2. 营养失调：低于机体需要量。与便秘、腹胀引起食欲减退有关。
3. 生长发育迟缓。与腹胀、呕吐、便秘使患儿食欲减退，影响营养物质吸收有关。
4. 知识缺乏。家长缺乏疾病治疗及护理的相关知识。

六、护理措施

（一）术前护理

1. 清洁肠道、解除便秘。口服缓泻剂、润滑剂，帮助排便；使用开塞露、扩肛等刺激括约肌，诱发排便；部分患儿需用生理盐水进行清洁灌肠，每日1次，肛管插入深度要超过狭窄段肠管，忌用清水灌肠，以免发生水中毒。

2. 改善营养。对存在营养不良、低蛋白血症者应加强支持疗法。

3. 观察病情。特别注意有无小肠结肠炎的征象，如高热、腹泻、排出奇臭粪液，伴腹胀、脱水、电解质紊乱等，并做好术前准备。

4. 做好术前准备。清洁肠道；术前2天按医嘱口服抗生素，检查脏器功能并作相应处理。

5. 健康教育。向家长说明选择治疗方法的目的，消除其心理负担，争取对治疗和护理的支持与配合。

（二）术后护理

1. 常规护理。禁食至肠蠕动功能恢复，胃肠减压防止腹胀，记尿量，更换伤口敷料以防感染，按医嘱应用抗生素。

2. 观察病情。观察体温、大便情况，如体温升高、大便次数增多，肛门处有脓液流出，直肠指检可扪得吻合口裂隙，表示盆腔感染；如术后仍有腹胀，并且无排气、排便，可能与病变肠段切除不彻底，或吻合口狭窄有关，均应及时报告医生进行处理。

3. 健康教育。指导家长术后 2 周左右开始每天扩肛 1 次，坚持 3～6 个月，同时训练排便习惯，以改善排便功能，如不能奏效，应进一步检查和处理；定期随诊，确定是否有吻合口狭窄。

第五章

口腔护理

第一节　牙拔除术的护理

牙拔除术常作为某些牙病的终末治疗手段，也是治疗口腔颌面部牙源性疾病或某些相关全身疾病的外科措施。复杂牙拔除术，是对存在较复杂的牙病或生长畸形的牙齿的治疗方法，包括埋伏牙、阻生牙、劈裂牙、死髓牙及有各种根周组织病变的残根的治疗等，此章节重点讲解一般牙拔除术、复杂牙拔除术（牙根拔除术和下颌阻生牙拔除术）、心电监护下拔牙术的临床护理技术。

一、一般牙拔除术的临床护理技术

（一）适应证

1. 龋病。牙体严重龋坏而不能有效治疗或修复者。

2. 根尖病。根尖周围病变，不能用根管治疗等方法治愈者。

3. 牙周病。晚期牙周病，牙齿极为松动者。

4. 牙外伤。如牙根折断，难以治疗者。

5. 病灶牙。引起颌骨骨髓炎、牙源性上颌窦炎等局部病变的病灶牙。

6. 埋伏牙。引起邻牙疼痛或压迫吸收时，在邻牙可以保留的情况下可拔除。

7. 阻生牙。常发生冠周炎或引起邻牙牙根吸收、龋坏者。

8. 额外牙。使邻牙迟萌、错位萌出、牙根吸收或导致牙列拥挤者。

9. 融合牙及双生牙。发生于乳牙列的融合牙及双生牙，如阻碍其继承恒牙的萌出，应予拔除。

10. 滞留乳牙。影响恒牙萌出者。

11. 错位牙。致软组织创伤而又不能用正畸方法矫正者。

12. 治疗需要。正畸治疗需要进行减数的牙等。

13. 骨折累及的牙。颌骨骨折或牙槽骨骨折所累及的牙，应根据创伤治疗需要，以及牙本身的情况决定去除或保留。

（二）用物准备

1. 常规用物。检查器（口镜、镊子、探针）、吸引器管、防护膜、护目镜、口杯、无菌敷料、凡士林棉签、0.05%氯己定溶液。

2. 局部麻醉用物。表面麻醉剂、无菌棉签、专用注射针头、卡局芯式麻醉剂、卡局式注射器或计算机控制无痛局麻注射仪、碘伏棉签、持针器。

3. 拔牙用物。牙龈分离器、牙铤、拔牙钳、刮匙（图 5-1）。

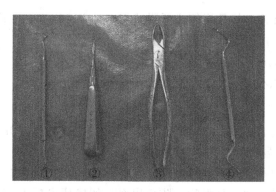

图 5 – 1　拔牙用物

①牙龈分离器；②牙铤；③拔牙钳；④刮匙

（三）一般牙拔除术医护配合流程（表 5 – 1）

表 5 – 1　一般牙拔除术医护配合流程

医生操作流程	护士配合流程
1. 询问病史，口腔检查，必要时拍摄 X 线片。向患者交代病情、治疗计划、相关费用，签署知情同意书	根据病情准备口腔检查器、口杯、漱口水。准备手术知情同意书、X 线片申请单
2. 清洁口腔：嘱患者用 0.05% 氯己定溶液含漱	协助患者含漱，用凡士林棉签润滑口角，防止口镜牵拉造成患者痛苦；根据拔除牙牙位调节患者体位
3. 核对牙位	
4. 麻醉：局部浸润麻醉或传导阻滞麻醉	递碘伏棉签予医生消毒麻醉部位，涂表面麻醉剂遵医嘱准备麻醉剂及合适针头。检查注射器各关节是否连接紧密，核对麻醉剂的名称、浓度、剂量、有效期及患者姓名等，无误后将抽吸或安装麻药的注射器递予医生
5. 核对牙位，用牙龈分离器分离牙龈	递牙龈分离器予医生，调节灯光（图 5 – 2）
6. 用牙铤铤松牙齿	接回牙龈分离器，将牙铤递予医生（图 5 – 3）
7. 用适宜的拔牙钳，拔除患牙	递拔牙钳予医生，并及时吸出血水和唾液，保持术野清晰
8. 拔牙后的检查与拔牙创的处理	递刮匙予医生，备好无菌棉卷或纱布，嘱患者咬紧；必要时备缝合包，整理用物

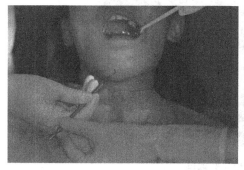

图 5 – 2　传递牙龈分离器

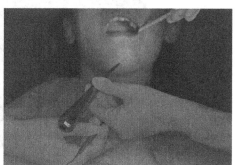

图 5 – 3　传递牙铤

（四）护理要点

（1）拔牙术前认真询问患者有无拔牙禁忌证、药物过敏史。

（2）注射麻药时，告知患者尽量放松，注射后严密观察用药反应。

（3）按拔牙部位调整椅位。在医生拔牙过程中，适时调节灯光，保证视野清晰，及时吸出唾液，避免唾液进入牙槽窝，形成质量不佳的血凝块。

（4）传递牙龈分离器、牙铤、拔牙钳等拔牙器械用物时应严格遵守和执行无菌操作流程。

（5）在医生拔牙过程中，严密观察患者的面色、情绪及病情变化，特别注意患者的主诉并分散患者注意力，使患者在放松的状态下配合治疗。

（6）吸唾过程中避免碰触术区。

（五）术后宣教

（1）嘱患者咬紧无菌棉卷 30 ~ 40min。有出血倾向的患者，应观察 30min 以上无出血后方可离院。

（2）嘱患者 2h 后可进食温软食物，避免患侧咀嚼。

（3）嘱患者拔牙后 24h 内不刷牙不漱口。次日可刷牙，但勿伤及创口。

（4）嘱患者勿用舌舔创口，勿反复吸吮，防止出血。如拔牙术后 1 ~ 2d 内唾液中混有淡红色血水属于正常现象。

（5）嘱患者拔牙术后若有明显出血、疼痛、肿胀、开口困难等症状，应及时复诊。

（6）嘱患者术后 1 ~ 2d 内避免剧烈运动。

（7）如有缝合创口，嘱患者术后 5 ~ 7d 拆线。

（8）患者如需修复，嘱拔牙后 2 ~ 3 个月修复科就诊。

二、复杂牙拔除术的临床护理技术

（一）适应证

同一般牙拔除术。

（二）牙根拔除术的临床护理技术

1. 用物准备。

（1）常规用物：检查器（口镜、镊子、探针）、吸引器管、防护膜、护目镜、口杯、三用枪、无菌敷料、凡士林棉签、0.05% 氯己定溶液、生理盐水、冲洗器。

（2）局部麻醉用物：表面麻醉剂、无菌棉签、专用注射针头、卡局芯式麻醉剂、卡局式注射器或计算机控制无痛局麻注射仪、碘伏棉签、持针器。

（3）牙根拔除器械：牙龈分离器、牙铤、根尖铤、牙钳、骨凿、牙骨锤、三角铤、刮匙（图 5 - 4）。

（4）牙根拔除备用器械：刀柄、刀片、持针器、剪刀、骨膜分离器、高速牙科手机、缝合针、缝合线、牙钻（图 5 - 5）。

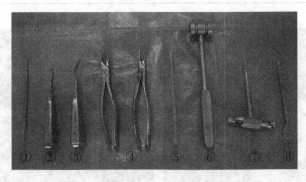

图 5 - 4　牙根拔除器械
①牙龈分离器；②牙铤；③根尖铤；④牙钳；⑤骨凿；
⑥牙骨锤；⑦三角铤；⑧刮匙

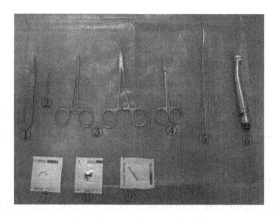

图 5-5　牙根拔除备用器械

①刀柄；②刀片；③持针器；④剪刀；⑤骨膜分离器；⑥高速牙科手机；⑦缝合针；⑧缝合线；⑨钻针

2. 牙根拔除术医护配合流程（表 5-2）。

表 5-2　牙根拔除术医护配合流程

医生操作流程	护士配合流程
（1）询问病史，口腔检查，情况不明者必须拍摄 X 线片检查。向患者交代病情、治疗计划、相关费用，签署知情同意书	根据病情准备特殊用物、准备手术知情同意书、X 线片申请单、检查器、口杯、漱口水
（2）清洁口腔：嘱患者用 0.05% 氯己定溶液含漱	协助患者含漱，用凡士林棉签润滑口角，防止口镜牵拉造成患者痛苦
（3）核对牙位	
（4）麻醉：局部浸润麻醉或传导阻滞麻醉	递碘伏棉签予医生消毒麻醉部位 遵医嘱准备麻醉剂及合适针头。检查注射器各关节是否连接紧密，核对麻醉剂的名称、浓度、剂量、有效期及患者姓名等，无误后将抽吸或安装好麻药的注射器递予医生
（5）分离牙龈：核对牙位，用牙龈分离器分离牙龈	递牙龈分离器予医生，调整好灯光（图 5-6）
（6）根据不同病情，选择适合患者实际病情的拔牙方法	
1）根钳取根法：适用于高位的残根、断根。选择适宜牙根钳，直接拔出	接回牙龈分离器，根据需要配合传递根钳或钳喙宽窄与之相适应的牙钳（图 5-7）
2）牙铤取根法：高位断根选择直牙铤；低位断根使用根挺；根尖 1/3 折断选用根尖铤。挺刃插入牙根与牙槽骨之间，使用楔力结合旋转撬动，最后将牙根挺出	根据需要选择牙铤、骨凿、牙骨锤 需要增隙时，在确认医生放置好牙铤或骨凿后，协助用骨锤轻击牙铤柄末端，协助挺刃的楔入（图 5-8）
3）翻瓣去骨法：可用于任何根钳和牙铤无法拔出的牙根	准备好手术缝合包及相应的器械 配合手术切开
①切口：按切口的选择和设计，使用手术刀将所选区域的牙龈组织切开	传递骨膜分离器，翻瓣（图 5-9）
②翻瓣：使用骨膜分离器，将骨膜与黏膜分离，暴露骨壁 ③去骨：使用骨凿、高速牙科手机、钻针等工具去除多余骨组织，使牙根暴露和松动	根据需要准备骨凿、钻针、高速牙科手机和其他外科动力系统，配合去骨，协助医生拉开口角或伤口，用骨膜分离器隔挡软组织，以免被快速转动的钻针切伤，同时协助吸除术区血液和高速牙科手机喷出的冷却水（图 5-10） 暴露牙根后，递根钳和牙铤予医生，取出牙根
④拔出牙根：用牙铤或根钳将已松动的牙根拔出 ⑤缝合：彻底清理、冲洗创口，给予缝合	传递抽吸好生理盐水的冲洗器，冲洗创口，辅助彻底清理创口（图 5-11），及时吸除冲洗液及碎屑，保持术野清晰，配合缝合翻瓣去骨法同上

医生操作流程	护士配合流程
4）进入上颌窦的牙根取出法：可使用翻瓣去骨法（同上），为减少损伤可结合冲洗法	冲洗时调节患者体位，使其下牙殆平面与地面平行 吸引器装有过滤装置，检查冲洗物
（7）拔牙后的检查与拔牙创的处理：不需缝合的创口与一般拔牙后处理相同	不需缝合的创口，护理配合与一般拔牙后处理相同，整理用物

3. 护理要点。

（1）~（5）同一般牙拔除术护理要点。

（6）锤击前，应耐心讲解锤击的必要性，消除患者恐惧心理，取得合作。使用牙骨锤时应手腕部用力，力量适中，有弹性。敲击方法为连续二击，第一击轻，使凿刃进入骨内，第二击稍重，反复进行至完成。敲击时应用左手向上托护下颌角处，减震并保护颞颌关节。

（7）使用牙钻去骨时，必须注意充分的局部冷却，降低机头温度，防止出现骨烧灼。

4. 术后宣教。同一般牙拔除术（1）~（8）。

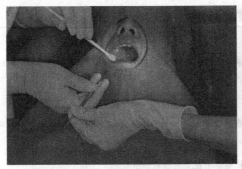

图5-6　传递牙龈分离器

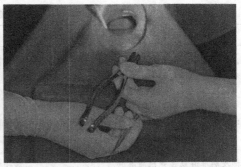

图5-7　传递牙钳

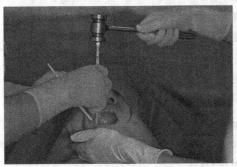

图5-8　协助增隙

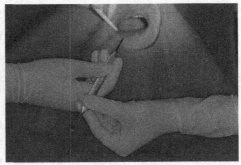

图5-9　传递骨膜分离器

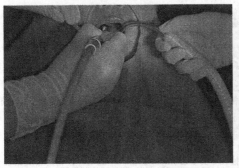

图5-10　协助吸唾

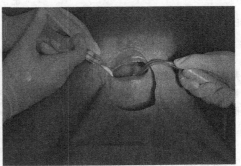

图5-11　协助清理创口

（三）下颌阻生智齿拔除术的临床护理技术

阻生牙是指由于邻牙、骨或软组织的障碍而只能部分萌出或完全不能萌出，且以后也不能萌出的牙齿。下颌第三磨牙（简称智齿）是最常见的阻生牙。对于有症状或引起病变的阻生智齿均主张拔除。

1. 用物准备。

（1）常规用物：检查器（口镜、镊子、探针）、防护膜、护目镜、口杯、三用枪、无菌敷料、高速牙科手机、低速牙科手机、凡士林棉签、冲洗器。

（2）手术器械

1）智齿切开包：刀柄、骨膜分离器、强力吸引器管、牙龈分离器、骨凿、牙铤、牙钳（一般为上前磨牙钳）、刮匙、止血钳、持针器、弯眼科剪（图5-12）、孔巾。

2）其他器械：钻针、15#刀片、缝针、缝线及骨锤。

（3）药物准备：1%碘酊、0.1%苯扎溴铵棉球、75%酒精棉球、止血敷料、0.12%氯己定漱口液、生理盐水。

（4）局部麻醉用物：表面麻醉剂、无菌棉签、专用注射针头、卡局芯式麻醉剂、卡局式注射器或计算机控制无痛局麻注射仪、碘伏棉签、持针器。

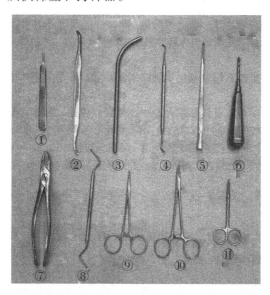

图5-12 手术器械

①刀柄；②骨膜分离器；③强力吸引器管；④牙龈分离器；⑤骨凿；⑥牙铤；⑦牙钳（一般为上前磨牙钳）；⑧刮匙；⑨止血钳；⑩持针器；⑪弯眼科剪

2. 下颌阻生智齿拔除术的医护配合流程（表5-3）。

表5-3 下颌阻生智齿拔除术的医护配合流程

医生操作流程	护士配合流程
（1）手术前准备	
1）常规准备：询问病史，常规口腔检查，拍X线片，交代病情、治疗过程、相关费用，签署手术知情同意书	将X线片插入观片灯，协助签署知情同意书，协助患者用漱口水漱口，调整椅位，使患者张口时下颌𬌗平面与地面平行；用凡士林棉签润滑口角，防止口镜牵拉造成患者痛苦
2）麻醉：局部浸润麻醉或传导阻滞麻醉	递碘伏棉签予医生 遵医嘱准备麻醉剂及合适针头。检查注射器各关节是否连接紧密，核对麻醉剂的名称、浓度、剂量、有效期及患者姓名，无误后将抽吸或安装好药的注射器递予医生

医生操作流程	护士配合流程
3）口周、口内消毒	递75%酒精棉球予医生，协助消毒口周 用镊子传递0.1%苯扎溴铵棉球，协助进行口内消毒，为医护戴上防护面罩
4）铺孔巾：戴无菌手套，铺孔巾覆盖患者面部及前胸，暴露口腔	准备手术器械及无菌手套 告知患者勿用手或身体其他部位接触无菌区域
（2）手术中	
1）切开、翻瓣：用手术刀切开智齿拔除术区，直达骨面，用骨膜分离器将切开的牙龈瓣分开，暴露牙面	安装手术刀递予医生安装强力吸引器管，吸除术区血液，必要时用口镜协助牵拉口角，保持术野清晰
2）去骨：根据骨质覆盖牙面状况，决定去骨量和部位。常用高速牙科手机去骨，也可用骨凿去骨	用高速牙科手机去骨时，告知患者有响声和震动时勿担心，同时协助吸除术区血液和高速牙科手机喷出的冷却水，保持术野清晰，保护唇舌 用骨凿去骨时，一手托住患者术区的下颌角，告知患者会有响声和震动勿担心，请患者做好准备，协助用骨锤敲击骨凿。骨锤与骨凿顶端平面垂直敲击，第一下轻，凿入骨内，第二下重，分离牙齿与骨（图27－15）
3）分牙：为解除邻牙阻力、减小骨阻力，将欲拔除的阻生智齿劈开，及时将分开的牙齿部分取出，防止误吞或误吸	
①锤凿分牙法：将双面凿安放在阻生智齿的适当位置	锤凿分牙法：一手握锤，腕关节用力，闪电式击锤，第一下轻，第二下重，一般用力比骨凿去骨时敲锤的力度要大吸取术区血液，保持术野清晰
②高速牙科手机分牙：使用高速牙科手机分开阻生智齿	
4）增隙：使用圆凿（蛾眉凿）紧贴阻生智牙根面凿入，扩大牙周间隙，解除根周骨阻力	递圆凿子医生
5）取出患牙：用牙挺将牙挺松	递牙铤予医生
用牙钳使牙完全脱位取出	递牙钳予医生
6）拔牙创处理：用刮匙探查拔牙窝，检查是否有残片余留，清除肉芽组织和牙囊；冲洗拔牙窝内残渣，在拔牙窝内充填止血敷料	递刮匙及止血钳予医生 用5ml冲洗器抽取生理盐水，冲洗拔牙窝。遵医嘱传递止血敷料
7）缝合、压迫止血：将组织复位，缝合切口	将夹好缝针缝线的持针器递予医生，用口镜牵拉口角保持视野清晰，用弯眼科剪协助剪断缝线
纱卷放置于拔牙创口	传递纱卷，压迫止血30~40分钟
（3）拔牙术后：洗手，写病历	清洁口周，整理用物，术后宣教

3. 护理要点。

（1）整个手术过程中，密切观察患者生命体征。如发现问题及时告知医生停止手术并予以处理。

（2）手术中如需击锤，应用一手托住患侧下颌角，另一手利用手腕力量垂直击锤，骨锤碰到骨凿时迅速回弹，避免颞颌关节损伤。

（3）将所需器械按照操作顺序摆放，术中传递器械做到有条不紊。

（4）术中随时调节灯光，吸净口腔内血液，保持手术视野清晰。

4. 术后宣教。

（1）嘱患者咬纱卷30~40min后吐掉，24h之内禁止刷牙及频繁漱口。

（2）拔牙后当日勿食过热饮食，可食温凉饮食。24h内局部可冰敷，嘱患者防冻伤。

（3）避免吸吮拔牙窝，1~2d内唾液中带粉红血丝属正常现象。如出血较多，应及时就诊。

（4）术后若出现吞咽困难、开口受限、下唇麻木，应及早复诊。

（5）术后第二天复诊，5~7d拆线。

三、心电监护下拔牙术的临床护理技术

近年来，心血管疾病患者常因一些无法治疗的牙齿疾病或义齿修复的需要而要求拔牙。这类患者拔牙的危险程度较高。拔牙时宜选择安静、室内空间较为宽敞的诊室，室温在 22～24℃ 为宜。除口腔外科使用的基本设备及手术器械外，还应配置相应的专用设备：多功能生理检测仪、心脏除颤器、吸引器、氧气瓶、气管插管器械、输液器，以及降压、镇静药物和各种抢救药品。在心电监护诊室工作的护理人员应具有一定临床经验，操作熟练，能识别心电图的异常变化并熟练掌握心电监测设备及抢救仪器的使用。

（一）适应证

心脏病患者心功能在Ⅱ级以下（包括Ⅱ级），心电图轻度缺血性 ST－T 改变，无明显自觉症状，可以安全拔牙。

下列较重的心脏病，在采取预防措施的情况下，亦为拔牙的适应证。

（1）按 Lown 分级，Ⅲ级以下（包括Ⅲ级）的室性早搏、房颤但心室率＜100 次/分的患者。

（2）虽有不稳定型心绞痛病史，心电图显示冠状动脉供血不足，但近期无心绞痛发作者。

（3）心肌梗死半年以上，心电图遗留有心肌梗死图形，但无急性损伤性 ST－T 改变。

（4）心脏瓣膜病无心衰者。

（二）心电监护下拔牙术的临床护理技术

1. 术前准备。

（1）病历资料：核对病历，影像学检查及相关的实验室检查，如血常规、血糖、凝血酶原时间国际正常化比值（International Normalized Ratio，INR）。

（2）患者准备。

1）签署心电监护拔牙知情同意书。必要时签署复杂牙拔除手术知情同意书。

2）常规测量血压，做全导联心电图，内科医生做术前评估。

3）遵医嘱给予术前药物（抗生素、降压药），心瓣膜病患者术前 30min 口服抗生素，糖尿病患者视血糖值而定。

（3）用物准备。

1）常规用物：检查器（口镜、镊子、探针）、吸引器管、防护膜、护目镜、口杯、三用枪、无菌敷料、高速牙科手机、低速牙科手机、凡士林棉签。

2）局部麻醉用物：1% 碘酊、无菌棉签、2% 盐酸利多卡因或卡局芯式麻醉剂、专用注射器、专用注射针头。

3）手术器械：同一般牙拔除术。

2. 术中配合。

（1）口腔检查：口腔外科医生进行口腔检查，护士连接监护仪，备好检查器，调节椅位灯光。

（2）局部麻醉：护士遵医嘱准备相应的局麻药品，传递消毒棉签，与医生核对局部麻醉药品，传递装好麻药的注射器。麻醉过程中监测心电变化，注意患者主诉。

（3）牙拔除术：拔牙过程同一般拔牙术。手术过程中应注意观察患者心电变化及主诉。

3. 术后护理。

（1）继续监测心电变化至术前水平后，撤掉监护导联。

（2）告知术后注意事项，协助患者到候诊区休息，观察 30min 后方可离院。

（3）整理用物。

4. 护理要点。

（1）监护心电变化：心脏病患者于麻醉、拔牙中可发生各种心电异常变化，包括缺血性 ST－T 改变及各种类型心律失常，其中最严重的是心室颤动及心脏停搏，因此拔牙过程中护理人员要密切观察患

者心电变化，以便及时检出室颤前兆的心律失常，尽早发现危急征象，采取抢救措施，预防猝死的发生。

（2）手术中需要进行增隙、去骨等操作时，要提前告知患者，敲击时力量要轻柔，避免给患者造成不必要的痛苦和紧张。注意保护患者下颌，防止颞下颌关节脱位或下颌骨骨折。

（3）心电监护拔牙患者多为老年人，要注意态度和蔼，语速稍慢，解释全面，操作轻柔，观察细致。

（4）术后第 2 天进行电话回访，若有异常（如明显出血、疼痛、发热、张口受限等），告知患者及时复诊。

5. 术后宣教。

（1）同一般牙拔除术后注意事项。

（2）长期服用抗凝剂或高血压患者，纱卷可适当延长至 1h 后吐出。

（3）糖尿病或心瓣膜病患者术后需继续服用抗生素 3d。

第二节　拔牙后常见并发症的护理

并发症是与手术直接相关的病症，不加处理可进一步引发不良后果。拔牙术后常见的并发症有出血、感染、干槽症、皮下气肿等。

一、拔牙后出血

拔牙后出血可分为原发性出血和继发性出血。原发性出血为拔牙当日取出压迫棉卷后，拔牙窝仍有活动性出血。继发性出血是拔牙当日已停止出血后因其他原因引起的出血。

拔牙后出血常为局部因素或护理不当引起，少数为全身因素。常见的局部因素有牙槽窝内残留炎性肉芽组织、软组织撕裂、牙槽骨骨折、牙槽内小血管破裂等。因保护不良致拔牙窝内血块脱落，也会引起出血。

（一）处理

（1）迅速将患者安置在治疗椅上，调节灯光、椅位，备好吸引器管。

（2）测量血压、脉搏、呼吸，观察患者的全身情况及精神状态，了解出血情况，估计出血量。

（3）因全身疾患引起的出血，要查明原因，对症处理。

（4）因局部因素引起的出血，如创伤大、牙龈撕裂者应缝合；广泛的渗血，可在拔牙窝内置入胶质银止血明胶海绵、碘仿海绵等止血药物，结合纱卷压迫；如出血未止，可用长碘仿纱条自牙槽窝底紧密填塞，多可达到止血目的，一周后取出碘条，松散放入新碘条，保护创面，至骨面有肉芽组织生长，停止换药，待自行愈合。

（5）处理后，应观察患者 30min 以上，确认无出血后方可离开。

（二）健康指导

（1）患者因血液与大量唾液混合，唾液中含血丝，常误认为出血量很多而紧张恐惧，护士应先向患者解释安慰，稳定情绪，配合治疗。

（2）告知患者拔牙后 1~2d 内唾液中如带粉红色血丝属正常现象，若口内有大量的血凝块，则为出血，请及时复诊。

（3）嘱患者不要反复吸吮拔牙窝，勿频繁漱口，禁食过热过硬的食物。术后 24~48h 内给予冰袋间断冷敷，有利止血。

（4）口内放置碘仿纱条的患者，应遵医嘱按时换药，口内有缝线的患者，嘱 5~7d 后拆线。

二、拔牙后感染

常规拔牙术后的感染多为牙片、骨片、牙石等异物和残余肉芽组织引起的慢性感染。拔牙创急性感染少见，多发生在下颌阻生齿拔除术后。

（一）处理

发生拔牙创慢性感染时，在局麻下彻底搔刮、冲洗，去除异物及炎性肉芽组织，使牙槽窝重新形成血凝块而愈合。

（二）健康指导

（1）指导患者做好自我观察。若拔牙 3~4d 后感到疼痛加剧、肿胀程度加重、张口受限严重伴吞咽痛等不适感受，应及时复诊。

（2）注意休息，饮食清淡，保持口腔卫生。

（3）术后遵医嘱服用抗生素。

三、干槽症

干槽症在组织病理学上主要表现为牙槽骨壁的骨炎或轻微的局限性骨髓炎，多见于下后牙拔除术后，原因并不十分明确。可能与拔牙窝过大，血运差，血块不易附着而脱落以及拔牙时间长、创伤大有关。临床表现为拔牙 2~3d 后有剧烈疼痛并向耳颞部、下颌区或头顶部放散，一般镇痛药物不能止痛；临床检查拔牙窝内空虚，或有腐败变性的血凝块，腐臭味强烈。治疗原则是通过彻底清创、隔离外界对牙槽窝的刺激，以达到迅速止痛，缓解患者痛苦，促进伤口愈合的目的。

（一）处理

在传导阻滞麻醉下局部彻底清创；使用3%过氧化氢溶液（双氧水）棉球反复擦拭，去除腐败坏死物质，直至牙槽窝清洁、棉球干净无臭味；用生理盐水冲洗牙槽窝；将碘仿纱条严密填塞拔牙创；若无明显疼痛，10d 后可去除碘条。必要时全身给予抗炎止痛治疗。

（二）健康指导

（1）干槽症引起的疼痛剧烈，迁延数日，给患者带来极大痛苦，护士应做好解释工作，安抚患者，树立战胜疾病的信心。

（2）告知患者碘仿纱条的治疗作用、目的及效果，不要因口内放置碘仿纱条有不适感而吐掉。

（3）嘱患者适当休息，注意口腔卫生，第 2 天及 10d 后复诊。

第三节 口腔颌面外科门诊手术的护理配合

一、舌系带矫正术

舌系带过短或附着点前移，有时颏舌肌过短，两者可同时或单独存在，导致舌运动受限。表现为舌不能自由前伸，勉强前伸时，舌尖呈"W"状，舌尖上抬困难，出现卷舌音和舌腭音发音障碍。临床上需行舌系带矫正术。

（一）适应证

舌系带过短者。

（二）用物准备

1. 常规用物。检查器（口镜、镊子、探针）、吸引器管、防护膜、护目镜、口杯、无菌敷料、凡士林棉签、75%的酒精棉球、0.1%苯扎溴铵棉球、棉签。

2. 局部麻醉用物。2% 利多卡因（含 1 ： 200 000 肾上腺素）或盐酸复方阿替卡因注射液、注射器。

3. 舌系带矫正术用物。孔巾、4#缝线及 9×18 圆针、持针器、舌钳、必要时备开口器、蚊式钳 2 把、眼科剪、纱布、无菌手套。

（三）舌系带矫正术医护配合流程（表 5-4）

表 5-4　舌系带矫正术医护配合流程

医生操作流程	护士配合流程
1. 麻醉局部浸润麻醉或传导阻滞麻醉	递 1% 碘酊棉签予医生
	遵医嘱准备麻醉剂及合适针头。检查注射器各关节是否连接紧密，核对麻醉剂的名称、浓度、剂量、有效期及患者姓名，无误后抽吸或安装麻醉药物递予医生
2. 手术区域准备	递 75% 酒精棉球予医生进行口周消毒；递 0.1% 苯扎溴铵棉球进行口内消毒
	递孔巾予医生
3. 将线穿过舌体	将 4#手术缝线穿于圆针后递予医生。穿过舌体后，用舌钳或线协助提起舌体。必要时使用开口器
4. 剪舌系带	用蚊式钳轻轻夹住舌系带
	递眼科剪予医生
	及时用纱布擦除术区渗出血液，保持术野清晰
5. 缝合	将夹好缝针缝线的持针器递予医生，用口镜牵拉口角保持视野清晰，用眼科剪协助剪断缝线；整理用物

（四）护理要点

（1）术中适当固定患儿头部、四肢，防止手术过程中划伤患儿面部。

（2）术中用舌钳或线向上提拉舌体时，动作要轻巧。

（3）此手术多为儿童，合作性差或哭闹不止，必要时于一侧上下磨牙之间放入开口器，并调整合适的开口度。注意开口器前端要有纱布等保护措施，避免损伤患儿的牙齿。

（五）术后宣教

（1）术毕用纱布压迫伤口数分钟，若无渗血方可离去。

（2）术后嘱家长禁止患儿用手牵拉缝合线头，以免伤口裂开。

（3）局部麻醉可以使舌唇软组织暂时失去知觉，麻醉药物持续时间约 2~3h，请防止孩子咬伤、抠破舌唇。如出现严重咬伤，请及时来院就诊。

（4）术后指导家长对患儿进行舌腭音及卷舌音的训练。

二、舌下腺切除术

舌下腺囊肿是较为常见的唾液腺瘤样病变，多见于青少年。舌下腺囊肿可分为单纯型、口外型和哑铃型。临床表现为口底一侧浅紫色囊性肿物。根治舌下腺囊肿的方法是切除舌下腺。

（一）适应证

舌下腺囊肿。

（二）用物准备

1. 常规用物。检查器（口镜、镊子、探针）、吸引器管、防护膜、护目镜、口杯、无菌敷料、凡士林棉签、75% 酒精棉球、0.1% 苯扎溴铵棉球。

2. 局部麻醉用物。2% 利多卡因（含 1:200 000 肾上腺素）或盐酸复方阿替卡因注射液、注射器、棉签。

3. 舌下腺切除用物。孔巾、巾钳 2 把、银探针、压舌板、15#刀片、手术刀柄、蚊式钳、弯眼科剪 1 把、中弯止血钳、小弯止血钳 2 把、剪刀、橡皮引流条、拉钩、冲洗器、无菌手套、缝针、缝线、持针器。

（三）舌下腺切除术医护配合流程（表 5 - 5）

表 5 - 5 舌下腺切除术医护配合流程

医生操作流程	护士配合流程
1. 麻醉：局部浸润麻醉或传导阻滞麻醉	递 1% 碘酊棉签予医生 遵医嘱准备麻醉剂及合适针头。检查注射器各关节是否连接紧密，核对麻醉剂的名称、浓度、剂量、有效期及患者姓名，无误后抽吸或安装麻醉药物递予医生
2. 手术区域准备	递 75% 酒精棉球予医生进行口周消毒；递 0.1% 苯扎溴铵棉球进行口内消毒 递孔巾和巾钳予医生
3. 试探舌下腺导管口的方向	递银探针，用口镜或压舌板将舌推向健侧
4. 切开剥离：自舌下腺表面分离周围组织及靠近腺体的舌下腺囊肿的囊壁，并剪离	将刀片安放于刀柄递予医生，用拉钩协助暴露视野 递蚊式钳、弯眼科剪 协助医生止血、吸除血液，保持术野清晰
5. 冲洗创口	用冲洗器抽取生理盐水递予医生并及时吸去冲洗液
6. 缝合	将夹好缝针缝线的持针器递予医生 递剪刀并协助剪线
7. 放置橡皮引流条	递橡皮引流条予医生，整理用物

（四）护理要点
（1）严格无菌操作原则。
（2）术中严密配合，及时传递器械。
（3）及时吸净血液，保持术野清晰。

（五）术后宣教
（1）密切观察术后肿胀和出血情况，嘱患者休息 1h 再离院。
（2）术后当日局部用冰袋间断冷敷，应避免冻伤。
（3）术后 24h 内不刷牙漱口。24h 后，指导患者用 0.05% 或 0.12% 醋酸氯己定溶液漱口，保持口腔清洁。嘱其不要用力过大，以免造成出血。
（4）术后 24h 内进温凉饮食，以减轻术区肿胀和出血。
（5）嘱患者注意休息，24h 后需来院复诊取出橡皮引流条。
（6）嘱患者如有肿胀、出血、憋气等不适，应立即就诊。

三、牙槽骨修整术

牙槽骨修整术的目的：矫正牙槽突各种妨碍义齿戴入和就位的畸形；去除牙槽突上突出的尖或嵴，防止引起局部疼痛；去除突出的骨结节或倒凹；矫正上前牙槽嵴的前突。牙槽骨修整术应该在拔牙后 2~3 个月，拔牙创基本愈合，牙槽嵴改建趋于稳定时进行。

（一）适应证
拔牙后牙槽骨吸收不均匀，出现骨尖、骨结节、骨隆凸等并有压痛，影响义齿戴入者。

（二）用物准备
1. 常规用物。检查器（口镜、镊子、探针）、吸引器管、防护膜、护目镜、口杯、无菌敷料、凡士林棉签、75%酒精棉球、0.1%苯扎溴铵棉球。

2. 局部麻醉用物。2%利多卡因（含1∶200 000肾上腺素）或盐酸复方阿替卡因注射液、注射器、棉签。

3. 牙槽骨修整术用物。孔巾、巾钳、15#手术刀片、手术刀柄、骨膜分离器、骨锤、单面凿、骨锉、冲洗器、生理盐水、弯眼科剪、持针器、缝针、缝线、纱布、无菌手套。

（三）牙槽骨修整术医护配合流程（表5-6）

表5-6　牙槽骨修整术医护配合流程

医生操作流程	护士配合流程
1. 麻醉　局部浸润麻醉或传导阻滞麻醉	递1%碘酊棉签予医生 遵医嘱准备麻醉剂及合适针头。检查注射器各关节是否连接紧密，核对麻醉剂的名称、浓度、剂量、有效期及患者姓名，无误后将抽吸或安装麻药的注射器递予医生
2. 手术区域准备铺孔巾，固定	递75%酒精棉球予医生进行口周消毒，递0.1%苯扎溴铵棉球进行口内消毒 递孔巾和巾钳予医生
3. 手术中	
（1）切开翻瓣	将刀片安放于刀柄递予医生 递骨膜分离器，协助拉开口角，充分暴露视野
（2）去除牙槽骨	去骨时用骨锤垂直敲击单面凿尾端
（3）磨平牙槽骨表面	递骨锉予医生 用冲洗器抽吸生理盐水反复冲洗碎骨屑，同时用吸引器管吸净口内液体
4. 缝合、压迫止血	将夹好缝针缝线的持针器递予医生，用口镜牵拉口角保持视野清晰，用弯眼 科剪协助剪断缝线 递无菌纱布予医生，协助压迫止血，整理用物

第四节　氟化物的应用及护理

氟是人体健康必需的微量元素，适量的氟化物可以对机体的代谢产生积极的影响。氟化物可以抑制致龋链球菌的合成，减少细菌和菌斑在牙面上的黏附。氟离子可降低牙釉质中羟基磷灰石的溶解度，防止脱矿，同时还可促进牙釉质的再矿化。临床上常采用局部用氟的方法，将氟化物直接用于牙齿的表面，目的是增加牙齿的抗龋能力。常见的氟化物制剂有含氟涂料、含氟凝胶、氟化泡沫等。

一、适应证

用于龋齿的预防。

二、用物准备（以氟化泡沫为例）

1. 常规用物。检查器（口镜、镊子、探针）、吸引器管、防护膜、护目镜、口杯、三用枪、敷料、凡士林棉签（图5-13）。

2. 氟化物涂布用物。氟化泡沫、一次性托盘、棉签（图5-14）。

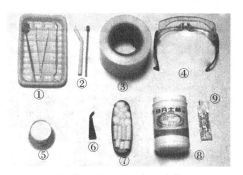

图 5-13 常规用物

①检查器（口镜、镊子、探针）；②吸引器管；③防护膜；④护目镜；⑤口杯；⑥三用枪；⑦敷料；⑧凡士林；⑨棉签

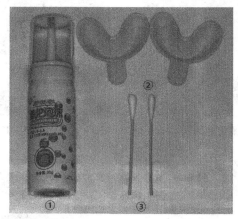

图 5-14 氟化物涂布用物

①氟化泡沫；②一次性托盘；③棉签

三、氟化泡沫涂布医护配合流程（表5-7）

表5-7 氟化泡沫涂布医护配合流程

医生操作流程	护士配合流程
1. 治疗前准备	
（1）讲解涂布的主要过程	做好患儿的心理护理，引导患儿坐于综合治疗椅上，慢慢调整椅位为平卧位
	用实物协助讲解氟化物涂布的主要过程，减轻患儿的焦虑情绪
	用凡士林棉签润滑口角，防止口镜牵拉造成患儿痛苦
（2）选择一次性托盘	协助医生选择号码合适的一次性托盘，备用
2. 涂布氟化泡沫	
（1）用棉签清洁牙齿表面软垢	递棉签予医生
（2）用三用枪轻吹牙面，将涂有氟化泡沫的一次性托盘轻轻放在患儿上下牙列上（图5-18）	轻摇氟化泡沫，挤入一次性托盘中，用棉签将泡沫涂匀备用（图5-15~5-17）
	恢复患儿体位为坐位，传递一次性托盘，嘱患儿轻轻咬合使氟化泡沫在牙齿上保持4分钟（图5-18），保持过程中及时将患儿口内的唾液吸出
3. 取出一次性泡沫托盘	用棉签清洁牙齿表面多余的氟化泡沫（图5-19）
	及时处理用物

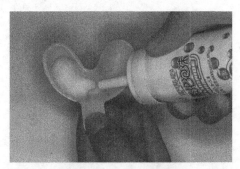

图 5-15　挤出氟化泡沫

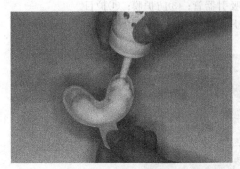

图 5-16　挤出氟化泡沫

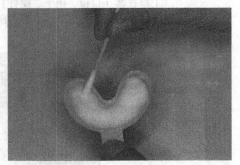

图 5-17　涂匀泡沫

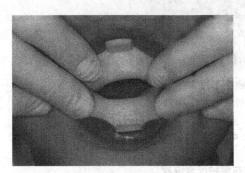

图 5-18　放托盘于上下牙列上

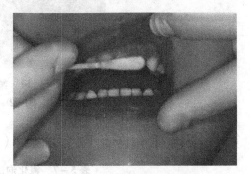

图 5-19　清除多余氟化泡沫

四、护理要点

（1）氟对人体的作用与剂量有关，大剂量的氟对人体有害。因此使用过程中泡沫不宜过多，一次使用不超过 4ml。涂擦含氟材料后及时去除多余材料，防止患儿吞咽。

（2）氟化泡沫挤出前应轻摇瓶体，保证充足的泡沫释出。

（3）含有氟化泡沫的一次性托盘在患儿口内要保持 4min，保持过程中护士用双手协助轻轻按压，防止患儿吐出。

（4）涂布过程中使患儿保持坐位，防止吞咽和引起呕吐。

五、术后宣教

（1）涂擦含氟材料后嘱患儿 30min 内禁食禁水，以免降低材料的防龋效能。

（2）嘱患儿保持口腔卫生，每日至少早晚刷牙各 1 次，晚上刷完牙后避免进食。邻面拥挤易发生食物嵌塞的部位应用牙线协助清除。

（3）每 3~6 个月复诊一次。

第五节　窝沟封闭术及护理

窝沟封闭术又称点隙裂沟封闭术，是指不去除牙体组织，用一种树脂粘接材料涂布于牙齿殆面、颊面、舌面的窝沟点隙，有效阻止致龋菌等酸性产物对牙齿窝沟点隙的侵蚀，以达到早期防止龋病发生的预防性治疗手段。

一、适应证

（1）最宜封闭年龄：3～4岁患儿的乳磨牙，6～7岁患儿的第一恒磨牙，11～13岁患儿的第二恒磨牙。

（2）牙齿萌出后达到殆平面，龋齿尚未形成，即适宜做窝沟封闭，一般是萌出后4年之内。

（3）釉质发育不全的年轻恒牙，深窝沟，特别是可以插入或卡住探针（包括可疑龋）的窝沟。

（4）患者口内其他牙齿，特别是对侧同名患龋或有患龋倾向的牙齿。

二、用物准备

1. 常规用物。检查器（口镜、镊子、探针）、吸引器管、防护膜、口杯、三用枪、敷料、低速牙科手机、凡士林棉签。

2. 窝沟封闭用物。光敏固化灯、护目镜、抛光毛刷（或橡皮杯）、小毛刷、遮光材料盒、清洁剂（或不含氟牙膏）、35%的磷酸酸蚀剂、窝沟封闭剂（图5-20）。

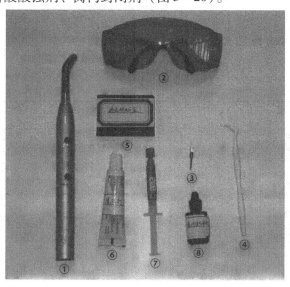

图5-20　窝沟封闭用物
①光敏固化灯；②护目镜；③抛光毛刷；④小毛刷；⑤遮光材料盒；⑥清洁剂；⑦35%的磷酸酸蚀剂；⑧窝沟封闭剂

三、窝沟封闭术医护配合流程（表5-8）

表5-8　窝沟封闭术医护配合流程

医生操作流程	护士配合流程
1. 术前准备：检查患者牙齿窝沟状态及口腔情况，向患者及家长交代治疗计划及费用	传递口镜、探针，根据治疗计划准备用物

医生操作流程	护士配合流程
2. 清洁牙面 （1）用蘸有清洁剂的抛光毛刷（或抛光杯）对牙齿𬌗面，特别是窝沟做彻底清洁（图5-21）	安装抛光毛刷（或橡皮杯）于低速牙科手机上，蘸适量清洁剂，递低速牙科手机予医生 牵拉口角，保护周围黏膜组织
（2）三用枪水雾冲洗窝沟点隙	及时用吸引器管吸去水雾
（3）探针检查是否留有残余清洁剂，三用枪水雾彻底冲洗	递探针予医生，充分吸引，清除口腔内余留液体，嘱患者不要闭口
3. 酸蚀 （1）放置棉卷进行隔湿处理，吹干牙面	用吸引器管吸净口内唾液，递棉卷予医生，协助隔湿 用小毛刷蘸取适量酸蚀剂，递予医生
（2）涂布酸蚀剂于封闭的牙齿𬌗面（图5-22）	准确计时20~30秒（乳牙酸蚀60秒） 递三用枪予医生，用强力吸引器管吸去水气酸雾并用弱吸引器管吸尽口内液体
（3）用三用枪彻底冲洗牙面10~15秒，更换干棉卷，吹干牙面15秒。酸蚀后的牙面呈白垩色（图5-23），若未呈现白垩色，则说明酸蚀不合格，应重复酸蚀步骤	递棉卷予医生，协助更换棉卷隔湿 递三用枪，协助医生吹干酸蚀面，调整光源
4. 涂布窝沟封闭剂 （1）均匀涂布窝沟封闭剂于酸蚀牙面上，充分排挤窝沟内的空气（图5-24）	取窝沟封闭剂置于遮光材料盒内，用小毛刷蘸取适量递予医生，协助医生随时补充蘸取 注意隔湿，保持操作牙面的干燥
（2）光照固化窝沟封闭剂，照射距离约离牙面1mm，照射部位须大于封闭剂涂布的部位	递光敏固化灯予医生，使用可见光源照射 及时吸唾，保持干燥
5. 术后检查 （1）取出隔湿用棉卷，检查窝沟封闭情况（图5-25）	递镊子予医生，取出隔湿用棉卷，嘱患者漱口 传递口镜、探针，调整光源
（2）检查咬𬌗，适当调𬌗	传递咬合纸，必要时做调𬌗准备

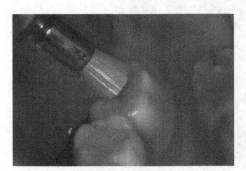

图5-21　清洁窝沟

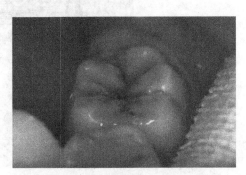

图5-22　涂酸蚀剂于窝沟

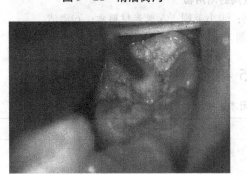

图5-23　酸蚀𬌗面呈白垩色

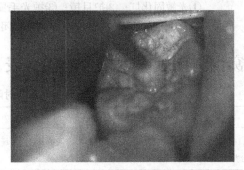

图5-24　涂窝沟封闭剂

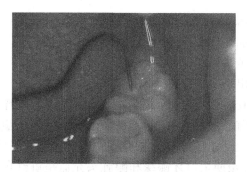

图 5-25 检查窝沟封闭情况

四、护理要点

（1）窝沟封闭剂应放置在专用的避光盒中，不用时及时关闭避光盒盖，以免过多接触光线，影响材料的性能。

（2）窝沟封闭术的成败与隔湿效果密切相关，因此治疗过程中护士应注意观察患者口内唾液分泌情况，及时更换干燥的棉卷，保持治疗面全程干燥。

（3）使用光敏固化灯固化窝沟封闭剂时，护士要注意为医、护、患佩戴护目镜，避免治疗光束对眼睛造成损害。

（4）窝沟封闭术后嘱患者定期（三个月、半年或一年）复查，观察封闭剂保留情况。如有脱落应重做封闭。对已完成封闭的儿童应做好记录，以便复查。

第六节　牙周病的护理

牙周病（Periodontal Diseases）是指发生于牙周支持组织（牙龈、牙周膜、牙槽骨和牙骨质）的各种疾病。这些疾病包括两大类，即牙龈病（Gingival Diseases）和牙周炎（Periodontitis）。牙龈病是指只发生于牙龈组织的疾病，而牙周炎则是累及 4 种牙周支持组织的炎症性、破坏性疾病。牙龈病与牙周炎在病因、发病机制、症状和治疗护理上多有相似之处，但预后是不同的。牙龈病的病变可逆转，一旦病因被除去，炎症可以完全消退，牙龈组织恢复正常。但如果病因未去除，炎症未被控制，部分牙龈病可进一步发展成牙周炎。

一、牙龈炎

（一）病因病理

牙龈炎是多因素疾病，其病因分为局部因素和全身因素。局部因素中，牙菌斑是最主要的病因，牙石、食物嵌塞、不良修复体等，均可促使菌斑积聚，引起或加重龈缘炎症。全身因素可改变宿主对局部因素的反应。

牙龈炎病变局限于牙龈上皮组织和结缔组织内，组织学可见牙龈血管丛的小动脉、毛细血管和小静脉扩张。但结合上皮附着水平仍位于正常的釉牙骨质界。龈沟的加深是由于牙龈的肿胀或增生使龈缘位置向牙冠方向移动，而结合上皮的位置并未向根方迁移，此为假性牙周袋，或称为龈袋。

（二）护理评估

1. 健康史。评估患者有无牙龈病、药物过敏以及长期服用激素、避孕药病史等。

2. 身体状况。

（1）牙龈炎：慢性龈缘炎多发生于前牙区，尤其下前牙区最为显著。病损局限于游离龈和龈乳头，严重者波及附着龈。

1）牙龈改变：牙龈变为鲜红或暗红色，严重时可以波及附着龈；龈乳头变为圆钝肥大，点彩消失，表面光滑发亮；质地松软脆弱，缺乏弹性。

2）龈沟深度：龈沟探诊可加深达 3mm 以上，形成假性牙周袋。

3）探诊出血：牙龈轻触（或探诊）即出血。

4）龈沟液增多：龈沟液渗出增多，重者牙龈沟溢脓。

5）自觉症状：常有刷牙或咬硬物时出血，并有口臭，局部牙龈发痒、肿胀等不适。

（2）青春期牙龈炎：好发于前牙唇侧的牙龈乳头及龈缘，唇侧牙龈乳头肿胀呈球状突起，牙龈暗红或鲜红色，光亮，质地软，探诊易出血，刷牙或咬硬物时有出血，伴口臭等。

（3）妊娠期牙龈炎：患者妊娠期全口牙龈缘和龈乳头充血呈鲜红色或发绀、松软而光亮。触探极易出血。吮吸或进食时易出血，一般无疼痛。严重者龈缘可有溃疡和假膜形成。通常患者妊娠前已有龈缘炎，妊娠 2~3 个月后开始出现明显症状，至 8 个月时达到高峰。妊娠期牙龈瘤常发生于单个牙的牙间龈乳头，有蒂或无蒂，生长较快，易误诊为肿瘤。一般出现于妊娠 4~6 个月。

3. 辅助检查。X 线检查示无牙槽骨吸收。

4. 心理 – 社会状况

（1）了解患者是否因牙龈慢性红肿、出血、口臭等产生压抑、自卑心理。妊娠者担忧疾病会影响到胎儿的健康和发育，极易产生焦虑状态。

（2）评估患者对疾病的治疗程序、配合方法、费用、预后了解情况，以及对口腔卫生保健掌握情况等。

（三）治疗要点

控制菌斑，消除炎症，恢复牙周组织的生理形态和功能，维持长期疗效，防止复发。

（四）常见的护理诊断及医护合作问题

（1）牙龈组织受损：与牙龈炎症有关。

（2）舒适的改变：与牙龈红肿、出血等有关。

（3）自我形象紊乱：与口臭、牙龈红肿有关。

（4）知识缺乏：与缺乏牙龈疾病及自我护理的相关知识有关。

（5）焦虑：与担心疾病预后，妊娠期牙龈炎患者担心影响胎儿健康有关。

（五）护理目标

（1）患者了解牙龈炎特点、治疗方法及预后。

（2）能掌握自我控制菌斑的方法。

（3）牙龈炎症逐渐减轻或消失，口臭消除。

（4）青春期牙龈炎患者纠正用口呼吸的习惯。

（六）护理措施

1. 心理护理。详见口腔内科患者的常规护理。

2. 保持诊室清洁。治疗前予 0.2% 氯己定液含漱 1min，减少洁治时喷雾的细菌数量，减少诊室的空气污染；尽量打开门窗，使诊室内空气流通；每天用清水加入洗涤剂拖地两次，地面污染及时用 0.5% 含氯消毒液拖地；每天用紫外线空气消毒两次，每次 1h，或装置空气过滤设备。

3. 基础治疗护理。在口腔内科患者的常规护理基础上，结合各种基础治疗的特点，实施护理。

（1）龈上洁治术的护理。

1）用物准备：超声波洁牙手机及龈上工作尖 1 套、慢机弯机头 1 个、抛光杯、抛光膏、3% 过氧化氢液及 0.2% 氯己定冲洗液。

2）护理配合：协助患者用 0.2% 氯己定含漱清洁口腔。向患者解释术中可能引起的不适，如酸、痛、胀、牙龈出血等，取得合作。保持术野清晰，调节体位及光源，及时吸唾。

洁治：开机后根据牙石厚薄调节洁牙机频率和功率，踩脚踏开关，左手握持口镜牵拉口角，右手以握笔式握持洁牙机手柄，使龈上工作尖的前端与牙面平行或 <15° 角接触牙石的下方来回移动，利用超

声振动击碎并震落牙石。对于牙间隙难以清除的牙石，可用手动洁治器清除。对种植牙应换特殊仪器，如塑料器械和钛刮治器等处理。

抛光：安装抛光杯于慢机弯机头上，蘸抛光膏于牙面进行抛光。可稍施压力使抛光杯的薄边缘伸入龈下，使牙面光洁无刻痕。

清洁口腔：用三用枪进行口腔冲洗，并及时吸干液体。

冲洗消毒：用3%过氧化氢液及0.2%氯己定冲洗液进行龈袋交替冲洗，冲洗完毕嘱患者漱口。

3）健康指导：①告知患者洁牙后短期内可能出现冷热敏感不适，随着时间的延长会好转。如症状加重，应随诊；②出血观察及处理，术后24h内有少量渗血属正常，嘱术后当天勿进食过热食物；③预防感染，进食后注意漱口，保持口腔清洁，正常刷牙，预防感染；④准确记录，嘱患者1周后复诊。

（2）牙龈手术的护理：常用的牙龈手术方法包括牙龈切除术、牙龈成形术。

1）用物准备：灭菌手术衣、手套、口罩、帽子，牙龈手术包1个（口镜、探针、镊子、刀柄、牙龈分离器、弯血管钳、方纱、孔巾、斧形刀、龈乳头刀、强吸管、弯眼科剪、牙周探针），以及刀片、无菌手套、龈上洁治器、局部麻醉药、0.2%氯己定、生理盐水、注射器、牙周塞治剂。

2）护理配合。

心理护理：患者术前多有紧张、恐惧心理，表现在担心术中出血多、疼痛、术后影响饮食、发音和美观等。针对患者的实际情况做好解释工作，给予理解、关心、安慰，让患者有安全感。帮助患者了解手术意义、预后及风险。

环境准备：手术在门诊独立治疗室或专用小手术室进行，室内应舒适、安静，使患者身心放松，配合手术治疗。

患者准备：协助患者用0.2%氯己定含漱，调整患者位置，使患者仰卧在手术牙椅上，充分暴露手术视野。

麻醉：协助医师局部麻醉。

术前消毒：协助医师用0.2%氯己定消毒棉球消毒手术区，消毒范围为口唇周围半径5cm。

术中配合。

巡回护士：①打开无菌手术包；②添加手术所需用品、敷料；③涂消毒凡士林或石蜡油在病人口角及上下唇，防干燥皲裂及牵拉时间过长受损伤；④术中注意观察患者的脸色及生命体征，及时询问、了解患者的感觉，发现异常，及时配合处理；⑤随时提供手术需要的器械、用物；⑥保持术野清晰，及时调节光源；⑦手术结束后，调拌牙周塞治剂，与洗手护士共同清点器械、敷料。

洗手护士：①铺孔巾，与手术区域相连形成一个无菌区，且方便手术者操作为宜；②标定手术切口的位置，递牙周探针给医师检查牙周袋情况，用探针或印记镊在袋底位置相应的牙龈表面刺一出血点，作为切口位置；③递15号刀片或斧形刀做连续切口，使龈缘成扇贝状外形，递龈乳头刀或11号尖刀将牙龈乳头切断，从而切除增生的牙龈；④递龈上洁治器刮除切下的边缘龈组织和邻面牙间龈组织，然后刮净牙面残留的牙石、病理肉芽组织及病变的牙骨质；⑤修整牙龈，递弯眼科剪修整牙龈边缘，恢复正常生理外形；⑥递生理盐水冲洗创面，纱布压迫止血，检查创面，外敷牙周塞治剂；⑦与巡回护士清点器械、敷料，确保无误；⑧用湿纱布清洁患者唇周血渍，揭去孔巾，撤离手术用物。

3）健康指导：①嘱患者按医嘱服药；术后24h内术区相应面部间断放置冰袋，以减轻组织水肿；②术后1~2d内唾液会有淡红色血丝，属正常，无需处理；③嘱患者术后不要反复吸吮伤口或吐唾液，以免口内负压增加，引起出血；④术后当日可进食温凉软食或流质饮食，不宜进食过热、过硬的食物，防止出血；⑤1周内不刷术区牙；⑥进食后漱口，保持口腔清洁，使用0.2%氯己定每日含漱2次，至恢复正常刷牙；去除塞治剂后可用软毛牙刷轻轻刷牙，用牙线轻柔地清洁牙邻面；⑦男性患者应戒烟；⑧嘱患者1周后复诊，去除塞治剂。

（七）护理评价

通过治疗护理计划的实施，评价患者是否能够达到：①了解牙龈病特点、治疗方法及预后等相关知识；②口腔卫生良好；③患者口臭消失，自信加强；④口呼吸的习惯得到纠正。

二、牙周炎

牙周炎是牙龈、牙周膜、牙槽骨和牙骨质这4种牙周支持组织的炎症性破坏性疾病。

（一）病因及发病机制

微生物是引发牙周炎的致病因子。堆积在龈牙结合部的牙面和龈沟内的菌斑微生物及其产物引发牙龈的炎症和肿胀，更有利于一些厌氧菌的生长。牙石、食物嵌塞、不良修复体可加重和加速牙周炎的进展。当炎症扩延到深部牙周组织，引起牙槽骨吸收和牙周膜纤维的破坏，导致牙周袋的形成（图5-26）。

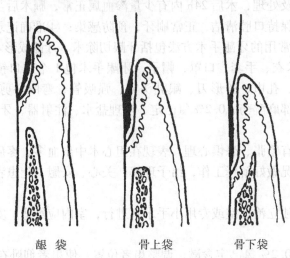

龈　袋　　　　　骨上袋　　　　　骨下袋

图5-26　牙周袋的类型

（二）护理评估

1. 健康史。详见牙龈炎的健康史。

2. 身体状况。

（1）慢性牙周炎：有牙龈炎症、牙周袋形成、牙槽骨吸收和牙齿松动四大典型症状。重度牙周炎还伴有牙龈萎缩、牙根暴露、根面暴露、根面龋、牙周脓肿、牙周溢脓、口臭、食物嵌塞以及逆行性牙髓炎等。

（2）侵袭性牙周炎：早期口腔卫生状况一般较好，牙周组织破坏程度与局部刺激物的量不成正比。病变好发于第一恒磨牙和上下切牙，左右对称。一般不侵犯乳牙。早期出现牙齿松动和移位，病程进展很快。20岁左右牙齿松动严重，自动脱落或需拔除。

（3）牙周脓肿：患者就诊时可有急性面容、体温升高、淋巴结肿大等。急性牙周脓肿发病突然，在患牙的唇颊侧或舌腭侧牙龈形成椭圆形或半球状的肿胀。牙龈发红、水肿，表面光亮。脓肿的早期炎症浸润广泛，组织张力较大，疼痛较剧烈，可有搏动性疼痛。因牙周膜水肿，患牙有"浮起感"、叩痛、松动明显。脓肿的后期脓液局限，扪诊有波动感，疼痛稍减轻。此时指轻压牙龈可有脓液自袋内流出，或脓肿自行从表面破溃，肿胀消退。脓肿可以发生于单个牙齿，也可同时发生于多个牙齿，或此起彼伏。慢性牙周脓肿一般无明显症状，可见牙龈表面有窦道开口，挤压时有少许脓液流出。

3. 辅助检查。X线检查显示，慢性牙周炎牙槽嵴顶高度降低，有水平及垂直骨吸收。侵袭性牙周炎可见第一磨牙邻面有垂直型骨吸收，在切牙区多为水平骨吸收。牙周脓肿可见骨嵴破坏，可有骨下袋。

4. 心理-社会状况。患者因口臭、牙龈红肿、出血可有自卑、焦虑心理，因疼痛患者可出现烦躁、性格变化等。

（三）治疗要点

通过洁治术、刮治术，彻底清除牙石，平整根面，控制菌斑，改善咀嚼功能，止痛，控制感染，脓肿切开引流，牙周手术。

（四）常见的护理诊断及医护合作问题

（1）牙周组织受损：与牙周组织炎症有关。

（2）舒适的改变：与牙齿松动、牙根暴露、牙列缺失有关。

（3）自我形象紊乱：与牙龈红肿、牙齿松动、移位、脱落、戴义牙等有关。

（4）营养失调：与牙齿松动脱落及拔牙影响进食，导致机体摄入减少有关。

（5）体温过高：与炎症有关。

（五）护理目标

（1）患者掌握自我控制菌斑方法。

（2）牙周炎症减轻或消失，口臭消除。

（3）患者掌握保持口腔卫生的方法。

（4）营养状况得到改善。

（5）体温恢复正常。

（六）护理措施

1. 龈上洁治术的护理。

2. 龈下刮治术（根面平整术）的护理。龈下刮治术通常在洁治术后待龈炎减轻、出血减少时进行。

（1）用物准备。麻醉药品，3%过氧化氢、0.2%氯己定冲洗液，洁牙机手柄及龈下工作尖，龈下刮治器1套，超声治疗仪。

（2）护理配合。

1）患者准备：调节体位与光源，暴露术野，观察局部黏膜健康状况；告知患者术中配合事项，减少患者心理负担；协助患者用0.2%氯己定冲洗液含漱；协助医师进行局部麻醉。

2）安装洁牙机手柄及龈下工作尖并传递给医师。

3）保持术野清晰：调节光源，协助牵拉口角，用弱吸及时吸唾，用细头的强吸管及时吸除术区的血液。

4）根据患牙的位置选择合适的刮治器并及时传递，用乙醇棉球擦拭器械表面血液及肉芽组织。

5）术区冲洗：递3%过氧化氢、0.2%氯己定液交替冲洗，牙周袋上药。

6）观察病情：密切观察患者全身情况，及时向医师汇报。

（3）健康指导：①指导患者正确刷牙及使用牙线、牙缝刷，控制菌斑；②麻醉过后可能会有疼痛，嘱患者按医嘱服用镇痛药，缓解疼痛；③术后患者休息30min无明显渗血方能离开；④术后不要反复吸吮或吐唾，以免口内负压增加，引起出血；⑤术后当日可进食温凉软食或流质饮食，不宜进食过热、过硬的食物，防止出血；⑥按医嘱服用抗生素，并观察服药后有无不良反应；⑦进食后注意漱口，保持口腔清洁，术后当天正常刷牙，预防感染；⑧嘱病人1周后复诊，分区刮治，刮治完成后1、3、6个月复诊。

3. 调𬌗的护理。

（1）用物准备：快速手机、慢速手机、各种车针、咬合纸、蜡片、抛光杯、抛光膏等。

（2）护理配合。

1）传递咬合纸，嘱患者做各种咬合动作，协助医师找出早接触或𬌗干扰的牙和部位。

2）调磨：根据调𬌗的部位，高速手机安装合适的车针，递给医师调磨。

3）抛光：慢速手机装上抛光杯，蘸抛光膏递给医师，抛光调磨的牙齿。

4）余同口腔内科患者的一般术后护理常规。

4. 松牙固定术的护理。

（1）用物准备。结扎钢丝（多用不锈钢软细丝）、钢丝剪1把、钢丝结扎钳2把（平头）、持针钳1把、推压器1支、复合树脂等。

（2）护理配合。

1）保持视野清晰：及时调节光源、吸唾，协助暴露术野。

2）选择合适直径的不锈钢丝，长度为结扎牙长度的 2 倍多，5cm 左右，并从中央弯成"U"形，传递给医师。

3）钢丝结扎：及时传递持针钳、结扎丝、钢丝剪、推压器等。

4）选用光固化树脂加强固定，按光固化树脂修复术护理。

（3）健康指导：①指导患者加强口腔卫生的方法，严格控制菌斑；②嘱患者勿用患牙咬硬物。

5. 牙周手术的护理。常用的牙周手术方法有翻瓣术、磨牙远中楔形瓣手术、骨成形术、骨切除术、植骨术等。

（1）用物准备：牙周手术包 1 个（内置骨膜分离器、龈下刮治器、牙周探针、骨凿、骨挫、小弯剪刀、线剪、吸唾管、刀柄、缝合用物 1 套、纱布等），遵医嘱备特殊材料如人工骨、组织再生膜等。

（2）护理配合。

1）巡回护士：①见牙龈手术护理；②需植入人工骨或组织再生膜者，应备好灭菌生理盐水。

2）洗手护士：洗手护士应戴无菌手套，配合手术护理。

铺孔巾：与手术区域相连形成一个无菌区，且方便手术者操作为宜。

切口：递手术刀给医师进行切口，牵拉口角，暴露术野。及时用强吸管吸除术区血液，保持术野清晰。吸引器必须保持通畅，及时用蒸馏水抽吸冲洗管道，防止血凝块堵塞管腔。

翻瓣：递骨膜分离器进行龈瓣的翻开，暴露病变区。

刮治和根面平整：递刮治器刮除暴露根面和病变处的肉芽组织，刮净牙根表面的牙石及牙骨质。

手术部位冲洗：0.2% 氯己定与生理盐水递给医师进行交替冲洗，及时清除术中刮除的结石及炎性组织。

协助龈瓣复位：用湿纱布压迫，使之与根面贴合。

协助缝合：缝合完毕检查口腔内是否有残留的物品，防止发生意外。协助在创口处敷牙周塞治剂。

清点器械：与巡回护士清点器械、敷料，确保无误。用湿纱布清洁患者唇周血渍，揭去孔巾，撤离手术用物。

（3）健康指导：嘱患者 1 周后复诊拆线，植骨术后 10~14d 拆线，6 周复诊观察牙周情况。

6. 牙周脓肿的护理。患者就诊时局部肿胀明显，疼痛难忍，甚至伴有发热等全身症状，接诊时应注意病情观察，安排优先就诊。体温异常者，注意监测体温变化，及时对症处理。需切开排脓时，遵医嘱准备局部麻醉药并协助注射，递 11 号刀片进行脓肿切开，递生理盐水、3% 过氧化氢、0.2% 氯己定溶液交替冲洗，用棉球协助擦干脓血，递引流条置切口引流脓液。嘱患者 24~48h 内复诊，拔除引流条。

（七）护理评价

通过治疗和护理计划的实施，患者是否能够达到：①了解慢性牙周炎的相关知识，保持口腔卫生及定期复查；②掌握自我控制菌斑方法；③牙周炎症状减轻或消失；④能及时修复缺失牙齿，恢复美观；⑤营养失调改善；⑥体温恢复正常。

三、牙周病健康指导

（1）保持良好的口腔卫生习惯：每天早晚两次彻底刷牙，每次 3min。饭后漱口，少食糖类食物，不能口含食物睡觉。

（2）采用正确的刷牙方法。

（3）正确使用牙线。

（4）控制菌斑。坚持不懈采用正确方法刷牙，并定期到医院检查、治疗，及时清除菌斑，预防牙周病的发生。

（5）去除和控制与牙周病关系密切的不良因素：积极改善食物嵌塞，对𬌗创伤的牙齿进行调𬌗，有吸烟嗜好者应戒烟，预防和矫治错颌畸形。

（6）疾病常识及巩固疗效的指导。牙周病是一种反复发作的疾病，需定期检查预防复发。牙周治疗完成后，一般2～3个月后复查一次，每6～12个月做一次洁治术，维护牙周组织健康。

（7）口腔卫生保健知识指导。建议均衡饮食，经常补充富含蛋白质、维生素A、维生素D、维生素C及钙和磷的营养食物，增强牙周组织对致病因子的抵抗力和免疫力。

四、牙周专科器械养护

洁治器和刮治器的锐利与否和治疗工作密切相关。为了确保有效地去除牙石，必须保持其正常的外形、结构和锋利度，以减少患者在治疗中的创伤和痛苦，减轻操作者的劳动强度，提高工作效率。因此在治疗前及治疗中，需检查器械刃部是否锋利，并及时加以琢磨。

1. 器械琢磨的原则。

（1）根据器械的特点选择合适的磨石。

（2）在磨锐前、后器械需进行严格消毒。

（3）器械在琢磨时需要水或矿物油，琢磨刀缘时必须保持器械原有的角度，尽量避免破坏器械的原有形态，尤其是正面和侧面的夹角角度，要正确掌握磨石与器械的用力方向。

（4）琢磨时器械和磨石需握持稳定，用力均匀，避免过大的压力，切忌刻刺磨石。

2. 磨石。器械琢磨的磨石按其质粒的大小分为粗细两种。粗磨石的磨削作用较快，常用于钝器械的磨锐；细磨石的磨削作用较慢，用于器械最后的琢磨或轻度变钝的器械。

3. 超声洁牙器械。

（1）清洁：超声洁牙手柄使用后及时用乙醇棉球将表面的血迹清洁干净，用卸针器将工作尖卸下，工作尖及超声手柄分别放在多酶液中超声清洗。超声洁牙手柄由于带有小电机，柄部不能浸泡于水中。工作尖连接处用小刷子清洗，擦干。

（2）包装：工作手柄用纸塑袋包装封口，工作尖使用专用的工作尖盒消毒，以免损坏。

（3）灭菌：压力蒸汽灭菌法灭菌。

（4）使用前准备：将工作尖装在超声手柄上，并检查超声洁牙手柄连接牙椅电源处是否干燥，保证电源不出故障。

第六章

肿瘤患者的护理

第一节 外周静脉置入中心静脉导管的护理

外周置入静脉中心静脉导管（Peripherally Inserted Central Catheter, PICC）是经外周静脉（贵要静脉、肘正中静脉和头静脉）穿刺置入的中心静脉导管，其导管最佳的尖端位置应在上腔静脉的中下1/3。PICC 由于其穿刺成功率高、留置时间长、安全性佳、感染率低等优点，目前已广泛应用于临床，尤以化疗患者及全胃肠外营养者居多。

PICC 导管总长度通常为 50～65cm，导管柔软而有弹性，具有全长放射显影，可通过放射影像确认导管及其尖端位置。

一、外周静脉置入中心静脉导管的置管

（一）PICC 导管应用指征

1. 适应证。

（1）有缺乏外周静脉通道的倾向。

（2）有锁骨下或颈内静脉插管禁忌。

（3）需输注 pH 值 >9 或 pH 值 <5，渗透压 >600mmol/L 的药物。

（4）全胃肠外营养等。

（5）需反复输血或血制品，或反复采血。

（6）需要长期静脉治疗，如补液治疗或疼痛治疗。

2. 禁忌证。

（1）插管途径有感染源。

（2）插管途径有外伤史、血管外科手术史、放射治疗史、静脉血栓形成史、乳腺癌术后患侧上肢、动静脉瘘，肢体肿胀者。

（3）肘部血管条件差，无法确定穿刺部位。

（4）有严重的出血性疾病、严重凝血障碍者（血小板 $<20 \times 10^9/L$，白细胞 $<1.5 \times 10^9/L$）。

（5）穿刺侧有其他导管者。

（6）患者顺应性差。

（二）穿刺部位与导管选择

1. 一般情况评估。置管前应由专业护士与医师一起评估患者的病情和血常规检查结果、静脉条件，严格掌握置管的禁忌证。评估后符合条件者再进行置管。

2. 合理选择静脉。在肘正中 10cm 的范围内选择穿刺的最佳静脉。首选静脉贵要静脉，其次为肘正中静脉和头静脉。贵要静脉比较粗大且通向中央静脉的路径较直；而头静脉管径细、有分支、静脉瓣相

对较多，在肩部有一个较大的角度，可能造成送管困难，因此尽量避免在头静脉穿刺。

3. 合理选择穿刺部位。一般选择肘下 2～3cm 处作为穿刺进针点，应避开红肿、硬结、局部感染等部位。

4. 合理选择导管。在保证输液速度的情况下，应尽量选择短而细的 PICC 导管。对于某些使用特殊药物的患者，如全胃肠外营养、脂肪乳剂、高渗性液体、血制品或血浆制剂等，建议使用4F 或 5F 型号的 PICC 导管。

（三）操作准备

1. 患者准备。

（1）签署知情同意书。

（2）做好置管配合宣教。

（3）正确测量预插入导管的长度及臂围：患者取仰卧位，手臂外展至90°，一般成人导管插入长度的测量方法是从穿刺点至右胸锁关节再垂直向下到胸骨右缘第三肋间；新生儿或儿童插入长度则按以上方法测定至第二肋间的长度；测量左右上臂肘上四横指处臂围并记录，视为判断可能出现渗出或栓塞时的基础值。

2. 用物准备。PICC 导管 1 副、静脉穿刺包 1 只［无菌巾、镊子×1、剪刀×1、纱布、皮肤消毒剂、无菌透明敷料（10cm×12cm）、10ml 或 20ml 注射器数只］、无菌胶带、无菌手套 2 副、止血带 1 根、纸尺 1 副、0.9%氯化钠注射液、无菌衣、必要时备局麻药物。

3. 环境准备。治疗室或病房内先用紫外线照射 30 分钟，请家属离开，拉好分隔帘。

4. 工作人员准备。服装鞋帽整洁，洗手、戴口罩并确认医嘱。

（四）操作关键步骤与要点

1. 皮肤消毒。

（1）用含有效碘 5 000mg/L 以上的消毒液，以穿刺点为中心直径大于 20cm 的范围进行皮肤消毒，充分待干。

（2）消毒时顺时针逆时针交替，且用力擦拭。

2. 建立无菌区。在穿刺手臂下、穿刺点上下各6cm 处、穿刺点左右各铺 1 块无菌治疗巾，也可用洞巾代替。

3. 穿刺。

（1）静脉穿刺：以一手固定皮肤，另一手持针穿刺，进针角度 15°～30°。穿刺见回血后将穿刺针与血管平行，继续推进 1～2mm，然后保持针芯位置，单独向前推进插管鞘，此时保持止血带结扎状态，避免由于推进钢针造成血管壁穿透。

（2）取出穿刺针：松开止血带，以一手拇指固定插管鞘，示指或中指压住插管鞘末端的血管，防止出血，从插管鞘中撤出穿刺针。

4. 送管。固定插管鞘，将导管自插管鞘内缓慢、匀速地推进，每次 1～2cm，动作要轻柔，遇到阻力，先将导管回撤，再边推生理盐水边送入。

5. 撤回插管鞘、撤除导丝。

（1）当导管置入预测长度时，在鞘的前端静脉上加压止血并固定导管，然后撤出插管鞘。

（2）轻压穿刺点以保持导管的位置，缓慢地将导丝撤出。

6. 修正导管长度、安装连接器。

（1）保留体外5cm 以上导管以便于安装连接器与固定翼，用无菌剪刀垂直修剪导管，注意不要剪出斜面或修剪端不平整。注意：至少要剪去导管原来与导丝连接的长度。

（2）先将减压套筒套到导管上，再将导管连接到连接器翼形部分的金属柄上，注意一定要推进到底，导管不能起褶，将翼形部分的倒钩和减压套筒上的沟槽对齐，锁定两部分。

（3）用注射器抽吸至有回血，然后用 20ml 生理盐水以脉冲方式冲管、正压封管，最后连接肝素帽或正压接头。

7. 压迫止血、固定。

（1）将导管远端盘绕成一流畅的"S"弯，在准备粘贴蝶型固定器下的皮肤上，涂抹皮肤保护剂，充分待干。

（2）将导管与固定器相扣，注意固定器的箭头要对向穿刺点方向。

（3）在穿刺点处垫以纱布或明胶海绵以吸收渗血，其上用透明敷料固定。

（五）PICC 穿刺过程的难点问题

1. 血管穿刺困难的处理方法。

（1）选择导管时要对患者的血管状况作充分的评估。

（2）使用微插管器、超声引导等其他辅助技术可增加穿刺成功率。

2. 导管推进困难的处理方法。

（1）置管前先了解患者既往史：胸腔内是否有肿瘤或肿块、已有的血管内留置器材、使用器材的既往史，手臂、肩膀、胸部的手术外伤史，血管手术史，放疗史等。

（2）尽量选择贵要静脉进行穿刺。

（3）固定好穿刺鞘，在送管过程中使之不脱出血管。

（4）协助患者摆好体位，使之舒适放松。

（5）边推进边冲管，强调推进时动作必须轻柔。

（6）借用血管扩张器、超声、放射显影等方法确认导管是否推进到所需位置。

二、外周静脉置入中心静脉导管的维护

PICC 维护是保证导管正常使用的重要方法之一，可有效地防止导管相关性感染，早期发现并发症，并给予及时处理。导管的维护至少每周一次，应告知患者，若发现异常情况，应及时就诊。PICC 的维护必须在专业医疗机构进行，不可随意操作，以免造成不良后果。

（一）操作准备

1. 患者准备。落实相关健康教育，充分暴露导管。

2. 用物准备。免洗手消毒剂、PICC 换药包（药碗、血管钳、弯盘各一只）、含有效碘 5 000 mg/L 以上的消毒棉球、75% 乙醇棉球、透明敷料（10cm×12cm 以上）、固定器、无菌手套、10ml 以上注射器、生理盐水、松节油、肝素帽、无菌巾、胶带等。

3. 环境准备。请家属离开，拉好分隔帘并注意保暖。

4. 工作人员准备。服装鞋帽整洁，洗手、戴口罩并确认医嘱。

（二）操作关键步骤与要点

1. 揭除旧敷料及固定器。揭敷料时应注意顺着穿刺方向，以免将导管带出。检查穿刺点周围皮肤有否发红、肿胀，有否渗出物。观察外露导管的长度，注意导管有否滑出或回缩。

2. 消毒穿刺点。先用乙醇棉球三遍脱脂（去除皮肤表面的脂质物质，消毒效果更佳），擦拭时应避开穿刺点；再用碘消毒剂消毒穿刺点三遍，消毒导管两遍。消毒皮肤时，应由内向外呈螺旋式，顺时针逆时针交替，消毒范围达直径 20cm 以上，大于敷料的尺寸。

3. 消毒更换肝素帽。应用乙醇棉球用力旋转擦拭肝素帽连接处，时间 10 秒左右，给予更换肝素帽。

4. 安置固定器。粘贴固定器前先涂抹皮肤保护剂，充分待干后再使用固定器，注意固定器的箭头朝向穿刺点，并锁紧搭扣。

5. 粘贴敷料。将体外导管放置呈"S"形，注意透明敷料中央应正对穿刺点，无张力粘贴。用指腹轻轻按压整片透明敷料，并轻捏敷料下导管接头突出部位，使透明敷料与皮肤和接头充分粘合。

（三）并发症的预防及处理

PICC 留置期间会发生静脉炎、导管相关性感染、导管堵塞、导管内自发回血、穿刺点渗液和渗血、导管损伤、局部皮疹等并发症，具体的预防措施如下：

1. 预防静脉炎的措施。

（1）正确评估静脉炎的分级。

0 级：无临床表现。

1 级：输液部位伴有或不伴有疼痛的发红。

2 级：输液部位疼痛伴有发红和（或）水肿。

3 级：输液部位疼痛伴有发红和（或）水肿，有条索状物形成，可能摸到条索状静脉。

4 级：输液部位疼痛伴有发红和（或）水肿，有条索状物形成，可触及条索状静脉，长度 > 2.5cm,且有脓性渗出。

（2）选择合适型号的导管：尽量选择贵要静脉穿刺。

（3）选用无粉手套或在接触导管前冲洗附于手套上的滑石粉。

（4）送管中动作轻柔。

（5）抬高患肢，适当增加手部活动度，加快血流速度，促进静脉回流，以缓解症状。

2. 预防导管相关性感染的措施。

（1）接触患者导管前后应洗手，并注意无菌操作。

（2）使用适当免缝固定技术。

（3）按时按要求更换敷料，感染严重时应增加更换敷料的次数。

（4）遵医嘱给予局部药物如莫匹罗星、利凡诺等治疗，并对症处理。

（5）若血培养呈阳性，且找不到其他感染源，而患者感染症状持续时，应遵医嘱拔除 PICC 导管。

3. 预防导管堵塞的措施。

（1）导管置入后行胸片检查，确认导管有无打折、盘绕或其他受损的迹象以及导管尖端的位置，并定期复查胸片。

（2）给以脉冲方式冲洗导管，选择正确的溶液、冲管容量以及冲管频率的规定，正压封管。

（3）经常观察有无导管内回血，如有应及时处理，连接正压接头可有效预防导管堵塞。

（4）血凝性堵塞的溶栓方法：①去除肝素帽，换上预冲好的三通开关，三通开关的一直臂连接导管，另一直臂接尿激酶溶液（5 000 ~ 10 000U/ml），侧臂接 20ml 注射器；②先使导管与侧臂相通，回抽注射器活塞 3 ~ 5ml，然后迅速使三通开关两直臂相通，导管内的负压会使尿激酶溶液进入管内约 0.5ml；③15 分钟后回抽将导管中的药物和已溶解的血液；④用 20ml 生理盐水，以脉冲方式彻底冲洗导管；⑤可重复几次上述的操作，使导管通畅。

（5）如果仍然不能溶解堵塞物，可行放射检查，以便排除导管异位、导管损伤。

4. 预防导管内自发回血的措施。

（1）安装正压接头。

（2）去除患者导致患者胸腔压力增高的相关症状，如慢性咳嗽等。

（3）在发现回血时，应先回抽并丢弃 1 ~ 2ml 血液（可能已凝固形成血栓），再用 20ml 生理盐水，以脉冲方式彻底冲洗导管。

5. 预防穿刺点渗液和渗血的措施。

（1）选择肘关节下两横指或肘上的位置进针，导管在皮下潜行一段再进血管，有助于减少渗血。

（2）渗血量少（1cm 范围以内）：应保持伤口干净，并重新更换敷料。

（3）渗血量多且持续渗血：可选用明胶海绵吸收渗血，用弹力绷带加压包扎伤口处以压迫止血，并暂时不做手臂弯曲的动作，24 小时须更换敷料并观察伤口有无再渗血。

6. 预防导管损伤的措施。

（1）禁止在导管上贴胶布，防止导管老化破裂。

（2）妥善固定导管，避免出现导管折痕破裂。

（3）除特殊耐高压 PICC 外，其余导管均要求使用容量 10ml 以上的注射器进行操作。

（4）体外部分导管损伤时，可用配件修复。

（5）导管断裂脱落的处理：①在怀疑导管断裂处稍靠上的位置结扎止血带；②止血带松紧适宜，以能阻止静脉回流同时不影响动脉血供为宜；③随时检查桡动脉脉搏；④同时通知医师；⑤限制患者活动；⑥摄 X 线片确认导管断端的位置；⑦静脉切开取出断裂的导管或在导管室通过介入方法用抓捕器取出断裂的导管。

7. 预防局部皮疹的措施。

（1）注意消毒液充分待干后方可粘贴敷料。

（2）操作前询问患者是否存在对所使用的消毒剂过敏，如有此类情况，需及时更换消毒剂。

（3）避免穿刺点附近的皮肤长时间处于闷热潮湿环境下，保持干燥为宜。

（4）发生皮疹时，可换用透气性更好的静脉敷贴，局部使用抗过敏药膏。

（四）健康教育

（1）保持穿刺处局部皮肤的清洁干燥。无菌透明敷料有固定导管和保护穿刺点的作用，不要擅自揭下敷料，如发现敷料有卷边，脱落或敷料因有汗液而松动时，应及时更换敷料。

（2）携带 PICC 导管可以进行适当的锻炼。但应避免游泳，避免置管侧手臂提过重的物品，不能用此手臂做托举哑铃等持重的锻炼。

（3）注意不要在置管侧手臂上方扎止血带、测血压。

（4）注意保护 PICC 导管外露的接头，防止导管损伤和将导管拉出体外。

（5）注意衣服的袖口不宜过紧，在穿脱衣服时要防止把导管带出。

（6）携带 PICC 导管可以进行淋浴，但应避免盆浴及泡浴。在淋浴前用塑料保鲜膜在肘部缠绕两至三圈，保鲜膜内可放置小毛巾一块，上下边缘分别用胶布贴紧。淋浴后检查敷料有否受潮松动，如有应及时更换。

（7）观察穿刺点周围有否发红、肿胀、疼痛，有否脓性分泌物等异常情况。如有应及时来院就诊。

（8）教学患者掌握发生异常情况，如导管断裂、敷料脱落、导管移位、导管中有血液反流等时的应急处理方法。

1）当透明敷料因洗澡、出汗等原因潮湿后，发生不完全性脱落时，可用无菌纱布覆盖包裹，并及时就诊。

2）如果患者不慎将 PICC 导管带出较长一段时，不能盲目插入导管，应先用无菌透明敷料将带出的导管固定，并及时到医院就诊，由 PICC 专业护士根据情况对外露的导管修剪或更换。

3）当导管的接口处出现渗液、渗血时应检查导管是否有破裂，一旦证实已发生导管破裂时，应不要再用力扯拉导管，保持导管的原来位，并用无菌透明敷料固定，及时到医院进行修复。

4）当发现 PICC 导管中有暗红色的血液时，应到医院请专业人员先将导管中的积血抽出（避免将血栓冲入），然后再彻底冲管。

（9）PICC 导管休疗期每周进行一次冲管、更换敷料和肝素帽的基本维护。

（10）PICC 导管在使用和维护时，除特殊耐高压导管外，禁止连接容量 10ml 以下的注射器推注药液，特别注意在做 CT 和 MRI 检查时禁止使用高压注射泵推注造影剂。

（11）长时间留置 PICC 导管后，由于长期使用粘胶类敷料，皮肤可能会因为角质层被破坏而出现红肿、皮疹等损伤现象。若无并发感染，可在消毒完毕后涂抹无痛保护膜，使皮肤与粘胶类敷料隔离，从而达到保护皮肤的作用；若皮肤破损，应尽量暴露受损部分或使用皮肤保护剂。

三、外周静脉置入中心静脉导管的拔管

（一）操作准备

1. 患者准备。落实相关健康教育，充分暴露导管。

2. 用物准备。免洗手消毒剂、无菌手套、止血带（备用）、无菌纱布、胶布、PICC换药包（药碗、血管钳、弯盘各一只）、含有效碘（5 000mg/L以上）的消毒棉球、乙醇棉球。

3. 环境准备。治疗室或病房内先用紫外线照射30分钟，请家属离开，拉好分隔帘。

4. 工作人员准备。服装、鞋、帽整洁，洗手、戴口罩并确认医嘱。

（二）操作关键步骤与要点

1. 揭除旧敷料及固定器。揭敷料时应注意顺着穿刺方向，以免将导管带出。

2. 消毒穿刺点。先用乙醇棉球三遍脱脂，擦拭时应避开穿刺点；再用碘消毒剂消毒穿刺点三遍，消毒导管两遍。消毒皮肤应由内向外呈螺旋式，顺时针逆时针交替，消毒范围达直径20cm以上，大于敷料的尺寸。

3. 拔除导管。拔出导管时一手拔管，每次2cm左右；另一手用纱布或棉球封闭穿刺点。动作轻柔，不可用蛮力。为防止拔管过程中发生导管断裂，应事先准备好止血带一条，一旦发生导管断裂，用止血带及时结扎患者上臂后，通知医师做进一步处置。

4. 覆盖纱布并粘贴。嘱患者拔管后24小时内勿去除纱布，以后可随时更换，但更换时动作要快，1~2周后可取下纱布。

（三）操作中的难点问题及处理

PICC导管拔出过程中的难点问题包括导管拔除困难，具体处理方法如下。

（1）将导管末端保持在适宜位置，防止血栓形成。

（2）拔除导管做到逐渐拔除、动作轻柔和缓慢，感觉有阻力时应停止撤管。

（3）嘱咐患者保持平静、耐心的心情。

（4）局部热敷20~30分钟，减轻血管痉挛，再慢慢拔除。

（5）持续性的拔除阻力应考虑行放射检查，排除感染、血栓形成或导管打结。

第二节　静脉输液港的护理

皮下埋置式静脉导管输注系统（Subcutaneous Port，简称静脉输液港），是一种完全植入皮下供长期留置在体内的静脉输液装置。其导管末端位于上腔静脉，可直接放射显影。一般可放置5年左右。它主要适用于化学治疗、全胃肠外营养、输血等需长期或间断静脉输液治疗的患者。Port的植入增加了导管留置的时间，降低了感染的发生率。由于Port是植入皮下的装置，对患者的日常活动影响也相应减少，现已广泛应用于临床。

静脉输液港植入的适应证：①需要长期或反复静脉输注药物的患者；②需要进行输血、抽血、全胃肠外营养、化学治疗药物输注的患者。

静脉输液港植入的禁忌证：①确诊或疑似感染、菌血症或败血症；②体型与输液港尺寸不匹配；③对输液港材质有过敏者。

一、静脉输液港的使用

（一）操作准备

1. 患者准备。落实相关健康教育，充分暴露泵体。

2. 用物准备。治疗盘、静脉输液港专用针头（无损伤针）、换药包（药碗、血管钳、弯盘各一只）、皮肤消毒剂（含5 000mg/L以上有效碘）、乙醇棉球、透明敷料（10cm×12cm范围以上）、无菌胶带、无菌手套、无菌纱布、0.9%生理盐水若干支、肝素稀释液（浓度10~100IU/ml）、胶布、10ml一次性注射器若干、肝素帽。

3. 环境准备。请家属离开，拉好分隔帘并注意保暖。

4. 工作人员准备。服装、鞋、帽整洁，洗手、戴口罩并确认医嘱。

（二）操作关键步骤与要点

1. 鼓励患者洗澡。不能洗澡的，局部用肥皂温水清洁，以保持穿刺局部皮肤的清洁。

2. 暴露穿刺部位。评估局部皮肤有无红肿、皮疹、疼痛、渗液等现象。

3. 针头排气。

（1）必须使用 10ml 或以上的一次性注射器，抽吸生理盐水 5～7ml，并接静脉输液港针头延长管，排去空气。

（2）延长管内必须先排除空气，以预防空气栓塞的发生。

4. 皮肤消毒。先用乙醇棉球三遍脱脂，再用碘消毒剂消毒穿刺点三遍。皮肤消毒应由内向外呈螺旋式，顺时针逆时针交替，消毒范围达直径 20cm 以上，大于敷料的尺寸。

5. 针刺输液港。

（1）必须使用静脉输液港专用针头（直角针头，T 型延长管），忌用一般针头做穿刺。

（2）插针前再次检查是否已排尽空气。

（3）触诊后，左手以拇指、示指、中指固定静脉输液港（勿过度绷紧皮肤），右手持输液针头，穿刺入静脉输液港的中心部位，直到针头触及储液槽的底部。

（4）穿刺后不要移动针头，以免损伤泵体。

6. 固定针头。

（1）针头下垫无菌开口纱布，确保针头平稳；先用无菌胶带固定针翼再用无菌透明敷料固定针头。

（2）使用无菌透明敷料覆盖纱布、针头及部分延长管，保持输液港的无菌封闭状态。

7. 输液港使用。

（1）如需静脉用药则换接静脉输液器。

（2）如无需静脉用药，则换接含浓度为 10～100U/ml 肝素液的一次性注射器，冲洗 3～5ml，夹管并换接肝素帽。

（3）静脉给予两种不同药物之间应用 10ml 生理盐水冲洗，避免药物间的相互作用产生沉淀。

（4）使用时常规每 7 天更换敷料、肝素帽和静脉输液港针头。休疗期每月用肝素稀释液冲管维护。

（三）并发症的预防及处理

静脉输液港的主要并发症有感染、输液港阻塞、泵体及导管损伤等，具体预防和处理措施如下：

1. 感染。

（1）严格无菌操作，以预防感染的发生。

（2）输液港的感染因发生的部分不同，可分为皮肤感染和导管感染二类，应针对不同的感染采取对症处理

1）皮肤感染：①停止使用静脉输液港；②局部外涂抗生素药膏直至局部皮肤红、肿、热、痛消失。

2）导管感染：①根据医嘱，经导管使用抗生素直至血培养连续两次（－），并且无发热症状；②如果抗生素使用后血培养连续两次（＋），或不稳定者，应及时进行外科手术拔除输液港。

2. 输液港阻塞。

（1）预防措施：①输液港留置期间至少每月冲洗静脉输液港一次；②通过输液港进行静脉给药时，在给药前后均应实施"生理盐水－给药－生理盐水－肝素液"的冲洗模式；③通过输液港输注两种及两种以上药物时，两种药物之间必须用生理盐水 10ml 冲洗。

（2）输液港的阻塞包括机械性阻塞、血栓性阻塞和非血栓性阻塞三类，针对不同的阻塞类型，应采取不同的处理措施，具体如下。

1）机械性阻塞的处理：一旦确诊发生输液港机械性阻塞时，应立刻通过外科手术取出输液港。

2）非血栓性（药物性）阻塞的处理：①咨询药剂师，根据不同药物的酸碱度等化学特性，针对性

使用相关溶栓剂；②经上述方法不能解决非血栓性阻塞时，需通过外科手术取出输液港。

3）血栓性阻塞的处理：①使用尿激酶注射以缓解因血块所导致的静脉输液港阻塞，剂量为5 000U/ml或10 000U/ml；②用法：使用10ml注射器抽取尿激酶，使用温和的推入及抽取方式缓慢地将药物推入，推入后使药物留在管道内维持1小时，随后以5ml注射器将尿激酶抽出，如管道仍然不通畅，可使用第二剂尿激酶；③经上述方法不能解决血栓性阻塞时，需通过外科手术取出输液港。

3. 泵体及导管损伤。

（1）预防措施：①使用静脉输液港专用针；②勿使用小于10ml以下的注射器连接输液港；③勿用力推入液体，以预防静脉输液港导管的破裂或使血块松动；④静脉用药或插针前后，密切观察患者局部是否有红、肿、痛等药物外渗的现象，并观察是否有胸闷、胸痛及呼吸急促等症状；⑤使用静脉输液港输注2种及2种以上药物时，在2种药物之间以生理盐水冲洗管道，以避免药物相互作用导致导管损害；⑥注射前检查回血，如回血不畅，或输液速度随体位变化而改变，要警惕有夹壁综合征的存在。可通过X线片明确诊断，一旦确诊需通过外科手术取出输液港。

（2）一发生输液港泵体及导管损伤，应立刻通过外科手术取出输液港。

（四）健康教育

医护人员对安置静脉输液港的患者应做好相应的健康宣教，具体内容如下。

（1）放置导管的部位可能会出现青紫，需1~2个星期青紫会自行消失。

（2）待伤口痊愈，患者可洗澡，不受静脉输液港的影响，日常生活亦可如常。

（3）安置静脉输液港的患者出院后，请每月至医院接受肝素稀释液冲洗导管一次，避免导管阻塞。

（4）静脉输液港处的皮肤若出现红、肿、热、痛，则提示有皮下感染或渗漏，必须返回医院就诊。

（5）冲洗静脉输液港管道时，若遇阻力，应立即停止操作。切不可用强力冲洗导管，以免产生高压破坏导管。

二、静脉输液港敷料的更换

（一）操作准备

1. 患者准备。落实相关健康教育，充分暴露泵体。

2. 用物准备。治疗盘、换药包（药碗、血管钳、弯盘各一只）、皮肤消毒剂（含5 000mg/L以上有效碘）、乙醇棉球、透明敷料（10cm×12cm范围以上）、无菌手套、0.9%生理盐水，胶布。

3. 环境准备。请家属离开，拉好分隔帘并注意保暖。

4. 工作人员的准备。服装鞋帽整洁，洗手、戴口罩并确认医嘱。

（二）操作关键步骤与要点

1. 揭除旧敷料。

（1）用生理盐水边擦拭边揭除敷料，避免局部皮肤受损。

（2）观察局部皮肤是否有红、肿、热、痛、皮疹，以及有否分泌物等感染、过敏症状；如有异常应及时通知医师。

2. 皮肤消毒。

（1）先用乙醇棉球三遍脱脂，再用碘消毒剂消毒穿刺点三遍。皮肤消毒应由内向外呈螺旋式，顺时针、逆时针交替，消毒范围达直径20cm以上，大于敷料的尺寸。

（2）应从近端皮肤（穿刺处）擦至远端皮肤（延长管接口处）。

（3）用乙醇棉球擦拭凸出于皮肤的针头、延长管。

3. 更换敷料。

（1）无菌敷料须覆盖住针头及部分延长管，以保持局部无菌状态。

（2）胶布妥善固定延长管及静脉输液管道。

（三）并发症的预防及处理

主要并发症为皮肤破损和针头脱出，具体预防和处理措施如下。

1. 皮肤破损。

（1）预防措施：用生理盐水边擦拭边去除敷料，避免局部皮肤受损。动作要轻柔，注意皮肤保护。

（2）处理：一旦出现皮肤破损应注意新敷料粘贴时要尽量避开皮肤破损处，使其自行愈合。如无法避开破损处，可使用皮肤保护剂，减轻损伤。

2. 针头脱出的预防措施。揭除敷料及皮肤消毒时要注意一手固定针头，动作仔细，不可过度牵拉。

三、静脉输液港的拔针

（一）操作准备

1. 患者准备。落实相关健康教育，充分暴露泵体。

2. 用物准备。换药包（药碗、血管钳、弯盘各一只）、0.9%生理盐水、肝素稀释液（浓度10～100IU/ml）、10ml一次性注射器、75%乙醇棉球、含5 000mg/L以上有效碘消毒棉球、清洁手套、无菌纱布、胶布。

3. 环境准备。请家属离开，拉好分隔帘并注意保暖。

4. 工作人员的准备。服装鞋帽整洁，洗手、戴口罩并确认医嘱。

（二）操作关键步骤与要点

1. 揭除旧敷料。

（1）用生理盐水边擦拭边去除敷料，避免局部皮肤受损。

（2）观察局部皮肤有否红、肿、热、痛、皮疹，以及有否分泌物等感染、过敏症状，如有异常应及时通知医师。

2. 皮肤消毒。先用乙醇棉球三遍脱脂，再用碘消毒剂消毒穿刺点三遍。皮肤消毒应由内向外呈螺旋式，顺时针逆时针交替，消毒范围达直径20cm以上，大于敷料的尺寸。

3. 冲洗导管。

（1）必须使用10ml或更大的针筒，用脉冲法缓慢冲洗10ml生理盐水。

（2）确保正压夹管。

（3）冲洗的整个过程中，密切观察患者有否胸闷、胸痛、药物外渗的现象。

4. 肝素封管。接含有浓度为10～100U/ml肝素液的一次性注射器，冲洗3～5ml，夹管，确保正压封管。

5. 拔针。

（1）用无菌纱布按压住穿刺部位的同时拔除针头，检查针头是否完整。

（2）如果患者能配合，在拔除针头的同时，让患者做深呼吸并屏住。

（3）拔针后，仍密切观察患者的呼吸、面色等情况约5分钟。

6. 拔针后消毒。

（1）止血后用有效碘消毒棉球消毒拔针部位。

（2）无菌纱布覆盖穿刺部位，用胶布固定24小时。

（三）并发症的预防及处理

并发症主要包括穿刺点渗血和穿刺针的破坏。

1. 穿刺点渗血。拔针后稍加压止血，无菌纱布覆盖穿刺部位，用胶布固定24小时。

2. 穿刺针破损。插针时要选用静脉输液港专用针头，拔针时动作要轻柔，规范操作，不可使用蛮力。

第三节　各类引流管的护理

一、胃肠减压护理

胃肠减压可有效减少胃肠道穿孔者胃内容物流入腹腔，并可抽出肠梗阻患者梗阻近端的气体和液体，以减轻对肠壁的压力，缓解腹胀症状。对于胃肠道手术的术后患者，术前放置胃肠减压有利于手术野的暴露，术后有利于减轻吻合口张力，促进愈合，在外科应用广泛。

（一）操作准备

1. 患者准备。落实相关健康教育，充分暴露导管，尽量靠左侧平卧。

2. 用物准备。弯盘、棉签、无菌巾、石蜡油、别针、橡皮筋、血管钳、胃肠减压装置、松节油、清水。

3. 环境准备。请家属离开，拉好分隔帘。

4. 工作人员准备。服装鞋帽整洁，洗手、戴口罩并确认医嘱。

（二）操作关键步骤及要点

1. 夹管、铺巾、置弯盘。夹管时血管钳夹于胃管开口处上方5cm处，治疗巾铺于接口下方，弯盘凹面朝向患者。

2. 更换、固定胶布。撕除胶布时应先撕脸颊处，后撕鼻翼处，并用松节油擦除胶布痕迹。固定时应先固定鼻翼处，后固定脸颊处。注意整个过程中一手应扶住胃管，防胃管意外脱出。

3. 清洁润滑鼻腔。用棉签蘸水清洁双侧鼻腔，先清洁对侧后清洁近侧，用石蜡油润滑留置胃管侧鼻腔。

4. 观察胃管是否通畅。置管后应观察是否有胃液流出，如未见胃液流出可做离心方向挤压。操作中需注意避免橡胶管扭曲、受压，胃管与引流管衔接处玻璃管口径要大。

5. 妥善固定。用橡皮筋和别针双固定于床单上，防止胃管上下移动与衔接处脱落。固定时注意留给患者足够的活动长度。

6. 处理用物及胃液。治疗盘用含1 000mg/L有效氯的消毒剂擦拭，血管钳及弯盘浸泡于含2 000mg/L的消毒剂中1小时。如医院有污水处理系统可将胃液直接弃去，如无污水处理系统则需将胃液配置成含2 000mg/L有效氯的消毒剂，静置1小时后弃去。

7. 胃管留置期间的其他注意点。

（1）每天用生理盐水10～20ml冲洗胃管，但胃大部切除术后，冲洗液量最好在10ml以下，并且回抽冲洗液，防止因吻合口张力过大所导致的吻合口瘘的发生。

（2）观察胃液的色、质、量，并准确记录24小时引流总量。如短时间内引流出鲜红色液体，每小时超过200ml者，提示有活动性出血，应停止吸引，立即报告医师及时处理。

（3）胃管内如需要注入药物，注入药物后应停止吸引1小时，以免将药物吸出。

（三）并发症的预防及处理

1. 声音嘶哑。

（1）根据年龄、性别、个体差异选择型号适宜的胃管，减少对局部的刺激。

（2）发现有声音嘶哑发生，应嘱咐患者少说话，保证声带的休息。并加强口腔护理，保持局部湿润，必要时遵医嘱给予雾化吸入等治疗促进康复。

（3）病情允许的情况下应尽早拔除胃管。

2. 恶心。

（1）留置胃管期间每天要做好口腔护理，操作时动作要轻柔，血管钳不可放入过深，以免引起刺激，操作前后清点棉球数量，避免遗留在口腔内。

（2）固定胃管在最舒适位置，不要频繁移动胃管，以减少对咽部的刺激。

3. 咽、食管黏膜损伤与出血。

（1）对长期留置胃管者，选用质地软，管径小的胃管，可减少置管过程对黏膜的刺激。

（2）向患者做好解释说明，以取得患者的充分合作。

（3）置管时动作要轻柔、快捷，以减少患者的不舒适过程。

（4）长期留置胃管者，应每天用石蜡油滴鼻，防止鼻黏膜干燥糜烂。每日做好口腔清洁，以保持口腔湿润、清洁。

（5）必要时，遵医嘱使用适宜的药物予以对症处理。

二、T管护理

T管可减轻胆管压力，防止胆汁外漏、感染及胆管狭窄的发生，并可通过T管做胆管造影，也可通过其形成的窦道处理胆道内残余的结石等。

（一）操作准备

1. 患者准备。落实相关健康教育，充分暴露导管，右手上举，保证无菌区域。

2. 用物准备。治疗盘、弯盘、无菌巾、引流袋、血管钳、小药杯内放乙醇棉球数只、别针、橡皮筋。

3. 环境准备。请家属离开，拉好分隔帘并注意保暖。

4. 工作人员准备。服装鞋帽整洁，洗手、戴口罩并确认医嘱。

（二）操作关键步骤与要点

1. 摆放体位、暴露T管。注意保护患者隐私，要拉分隔帘或放置屏风。将患者身体移向左侧，嘱其右手抬高，暴露T管，使操作范围足够大，以保证无菌要求。

2. 乙醇棉球消毒。乙醇棉球消毒接口处，第一遍消毒后弃去棉球，第二遍消毒时，边擦棉球边松接口，消毒完毕用另一棉球垫于接口下。

3. 更换引流装置。在更换引流装置的过程中，保证污染引流袋接口始终处于清洁引流袋接口下方。

4. 妥善固定。引流袋双固定于床单上，下床时可固定于衣服上，长度要合适，保证患者活动舒适。

5. 处理用物及胆汁。治疗盘用含有1 000mg/L有效氯的消毒液擦拭，血管钳及弯盘浸泡于含有2 000mg/L有效氯的消毒液内1小时。如医院有污水处理系统可将胆汁直接弃去，如无污水处理系统则需将胆汁配置成含2 000mg/L有效氯的消毒液，静置1小时后弃去。

6. T管留置期间的其他注意点。

（1）避免引流管弯曲、受压、扭曲或被血块堵塞，必要时用无菌生理盐水低压冲洗。

（2）引流袋位置要低于胆管，防止逆行感染，更换引流袋时严格执行无菌操作。

（3）引流管周围皮肤用凡士林纱布保护，防止皮炎。

（4）鼓励患者进食适量蛋白质、维生素，低脂肪饮食，以免发生脂肪泻。

（5）夹管方法：遵医嘱在饭前、饭后各夹管30分钟开始，如未出现夏柯三联症，也无不适主诉，则可逐渐至全天夹管。

（6）T管拔除前需通过胆管造影可观察胆总管下端是否通畅。造影后应嘱咐患者开放T管引流1~2天，以利造影剂及时排出体外，预防碘剂过敏反应的发生。

（7）拔除T管后观察有无胆汁外漏，若有反应及时通知医师处理。

（三）并发症的预防及处理

1. T管瘘口周围的感染。

（1）注意T管周围皮肤的清洁与消毒，并保持干燥。

（2）局部有红肿者，加强换药，一旦有渗出应立即通知医师处理瘘口。

（3）对长期带管者，应告知其需定期随访，始终保持瘘口周围皮肤的干燥，如不慎弄湿，要用软毛巾或纱布擦拭。

2. T管破损。

（1）减少器械对T管的损伤，更换引流袋时所用的血管钳要用保护套保护。

（2）减少药物或化学物质对T管的腐蚀。

3. 胆汁性腹膜炎。

（1）妥善固定导管，防止因T管滑脱造成胆漏，从而引起胆汁性腹膜炎的发生。

（2）一旦患者出现胆汁性腹膜炎的临床表现，除加强对患者生命体征和腹部体征的监测外，还需遵医嘱予以处理。一旦患者出现感染性休克，立即抗休克治疗，并做好急诊手术的准备。

三、腹部引流管护理

腹部引流管可有效引流出腹腔内的液体，预防或减轻腹腔内感染，是治疗方法之一。临床使用的腹腔引流管可分为单腔引流管、双腔负吸管、三腔冲洗管等。

（一）操作准备

1. 患者准备。落实相关健康教育，充分暴露导管，右手尽量上举，保证无菌区域。

2. 用物准备。治疗盘、弯盘、无菌巾、引流袋（瓶）、血管钳、小药杯内放乙醇棉球数只、别针、橡皮筋。

3. 环境准备。请家属离开，拉好分隔帘并注意保暖。

4. 工作人员准备。服装鞋帽整洁，洗手、戴口罩并确认医嘱。

（二）操作关键步骤与要点

1. 摆放体位、暴露引流管。注意保护患者隐私，要拉分隔帘或放置屏风。将患者身体移向左（右）侧，嘱其右（左）手抬高，以暴露引流管，使操作范围足够大，以保证无菌要求。

2. 乙醇棉球消毒。乙醇棉球消毒接口处，第一遍消毒弃去棉球，第二遍消毒时边用棉球擦边松接口，消毒完毕用另一棉球垫于接口下。

3. 更换引流装置。在更换引流装置的过程中，保证污染引流袋（瓶）接口始终处于清洁引流袋（瓶）接口下方，且更换引流装置的过程中应先关闭负吸。

4. 妥善固定。引流袋（瓶）双固定于床单上，下床时可固定于衣服上，长度要合适，保证患者活动舒适。

5. 记量。三腔冲洗管除记录引流瓶中吸出液体量外，还需同时记录冲入的液体量，两者数值上要保持平衡，如数据相差较多则应及时查找原因，并通知医师处理。

6. 处理用物及引流液。治疗盘用含1 000mg/L有效氯的消毒液擦拭，血管钳及弯盘浸泡于含2 000mg/L有效氯的消毒液内1小时。如医院有污水处理系统可将引流液直接弃去，如无污水处理系统则需将引流液配置成含2 000mg/L有效氯的消毒液，静置1小时后弃去。

（三）并发症的预防及处理

1. 引流管瘘口周围的感染。

（1）注意引流管周围皮肤的清洁与消毒，并保持干燥。

（2）局部有红肿者，加强换药，一旦渗出应立即通知医师处理瘘口。

（3）对长期带管者，要定期随访，始终保持瘘口周围皮肤的干燥，如不慎弄湿，要用软毛巾或纱布擦拭。

2. 引流管破损。

（1）减少器械对引流管的损伤，更换引流袋（瓶）时所用的血管钳要用保护套保护。

（2）减少药物或化学物质对引流管的腐蚀。

3. 出血。

（1）要注意勿用力牵拉引流管，以免损伤腹腔小血管。

（2）更换床单时翻身动作要缓慢轻柔，以减少摩擦损伤。

（3）一旦发生出血，应立即停止负吸（冲洗），通知医师，遵医嘱予止血药或压迫血，必要时做好急症手术准备。

4. 腹腔感染。

（1）保持引流管的通畅，避免液体及坏死组织积聚于腹腔，造成感染。三腔冲洗管冲洗皮条应每日更换。

（2）引流管接口勿高于瘘口位置，防止逆行性的感染。

（3）严格遵守无菌操作技术。

四、胸腔闭式引流管护理

胸腔闭式引流管可以引流出胸腔内的渗液、渗血以及气体。保持胸腔内负压环境，维持纵隔的位置正常，并能促进肺的膨胀。

（一）操作准备

1. 患者准备。落实相关健康教育，充分暴露导管，右手上举，保证无菌区域。

2. 用物准备。治疗盘、弯盘、无菌巾、一次性胸腔引流瓶、血管钳2把、小药杯内放乙醇棉球数只、别针、橡皮筋、负压连接管一根（根据医嘱增加负压时需要）。

3. 环境准备。请家属离开，拉好分隔帘并注意保暖。

4. 工作人员准备。服装鞋帽整洁，洗手、戴口罩并确认医嘱。

（二）操作关键步骤与要点

1. 摆放体位、暴露胸引管。注意保护患者隐私，要拉分隔帘或放置屏风。将患者身体移向左（右）侧，嘱其右（左）手抬高，暴露胸引管，使操作范围足够大，以保证无菌要求。

2. 乙醇棉球消毒。乙醇棉球消毒接口处，第一遍消毒后弃去棉球，第二遍消毒边擦棉球边松接口，消毒完毕用另一棉球垫于接口下。

3. 夹管。更换引流装置或搬运患者前，必须用两把血管钳交叉夹住胸引管近患者端，以防止空气进入。

4. 更换引流装置。更换引流装置的过程中，保证污染引流瓶接口始终处于清洁引流瓶接口下方。

5. 松钳、观察是否通畅。松开血管钳，观察水柱是否有波动，引流管开口处是否有液体或气体引出，保证有效引流。

6. 妥善固定。引流管双固定于床单上，引流瓶两侧挂钩挂于床档（低于胸腔穿刺点60cm）。

7. 记量。对使用一次性胸引瓶的患者，护士只需每日在引流平面做标记，记录患者的引流液量外，无需将液体倒出，待引流瓶引流满时再更换新的胸引瓶。

8. 处理用物及引流液。治疗盘用含1 000mg/L有效氯的消毒液擦拭，血管钳及弯盘浸泡于含2 000mg/L有效氯的消毒液内1小时。如医院有污水处理系统可将引流液直接弃去，如无此系统则需将引流液配置成含2 000mg/L有效氯的消毒液，静置1小时后弃去。胸引瓶作为一次性医疗废弃物需按要求集中处理。

9. 胸引管留置期间的其他注意点。

（1）保持管道的封闭，引流管周围要用凡士林纱布包裹严密。搬动患者时要用2把血管钳双重夹闭引流管，若引流管意外脱出，立即用手捏闭皮肤伤口，消毒后用无菌纱布遮盖。

（2）保持引流的通畅，注意水柱的波动应在4～6cm之间，若无波动应立即通知医师，并协助医师沿着离心方向挤压胸引管，防止引流管被血块堵塞；并鼓励患者进行深呼吸、咳嗽等以利于胸腔内液体排出，促进肺扩张。

（3）护士在协助医师拔除胸腔引流管时，应嘱患者深吸气，在吸气末拔管，并立即用凡士林纱布和无菌纱布封闭伤口，外加包扎固定。在拔管后注意观察有否胸闷、呼吸困难、皮下气肿、出血等情况，如有异常及时通知医师处理。

（三）并发症的预防及处理

1. 皮下气肿。

（1）引流管粗细适宜，切口大小适当。

（2）局限性皮下气肿者，不需特殊处理可自行吸收。

（3）广泛性皮下气肿者，会出现疼痛、呼吸困难等症状，需即刻通知医师行皮下切开引流，或粗针头穿刺，以排出气体减轻症状。

2. 胸腔内感染。

（1）胸腔闭式引流瓶放置位置应低于胸腔 60cm。

（2）搬动患者时，切勿将引流瓶提至高于引流管的胸腔出口水平面；应先用 2 把血管钳夹闭引流管，再搬动患者，待搬运完毕后，再松开血管钳以防引流液倒流入胸膜腔。

（3）更换引流瓶时应严格无菌操作，引流管如有脱落或污染应及时更换。引流管一旦脱落，绝不能将原引流管再次插入，应通知医师，根据患者的病情决定是否需要再次置管。

（4）在胸腔引流管置管期间，需密切观察患者体温，一旦出现体温升高，胸痛加剧等症状时，应及时报告医师，并予以处理。

第四节　造口护理

消化系统或泌尿系统的疾病通过外科手术将肠管移至腹壁所形成的开口，以利肠道或尿道的排泄物输出，促进疾病的痊愈，挽救患者的生命。

一、操作准备

1. 患者准备。落实相关健康教育，充分暴露造口。

2. 用物准备。合适的造口袋（一件式或二件式）、剪刀、温水、擦手纸、手套、小毛巾、造口量尺，如有需要可备防漏膏与护肤粉。

3. 环境准备。室温适宜，注意保护隐私，防止患者受凉感冒。

4. 工作人员准备。服装、鞋、帽整洁，洗手、戴口罩并确认医嘱。

二、操作关键步骤与要点

1. 揭除旧造口袋。揭撕造口袋时必须做到动作轻柔，注意皮肤的保护，一手用纸巾按压皮肤，另一手揭除底板。如有困难时可边撕边用生理盐水棉球湿润。

2. 清洗造口。清洁时可先用擦手纸或温毛巾擦拭，顺序必须先外后内，不可使用乙醇等刺激皮肤的消毒液，一旦出血可用棉球或软纸轻压。

3. 观察和测量造口。

（1）观察造口血运状况：造口为肠黏膜，应为粉红色，平滑而湿润。如造口色泽苍白，则可能患者存在贫血；如造口色暗红或淡紫色，则说明有缺血情况；如造口发黑，则提示肠管有缺血坏死的存在。

（2）观察造口高度：应维持造口高度为 1～2cm，方便造口袋的粘贴，造口高度过低，造口袋容易发生渗漏；造口高度过高，容易因摩擦而导致糜烂，对美观也有影响。

（3）测量造口大小：可用皮尺或造口测量板测量，以方便比较造口的大小。

（4）观察造口周围皮肤：观察造口周围皮肤是否完好，如有过敏反应需要及时处理。

4. 裁剪造口袋。一般造口袋底板开口比造口的实际尺寸大 2mm，如造口的开口过小，会影响造口的血运；如造口的开口过大，消化液易漏出而损伤皮肤。

5. 粘贴新造口袋。

（1）如造口周围皮肤有损伤时，可在擦干造口周围皮肤后再撒上护肤粉。

（2）如造口周围皮肤不够平整时，可使用防漏膏，将防漏膏涂于底板或可直接涂于不平整的皮肤上。防止发生渗漏。

（3）粘贴底板时要做到由下而上，先轻压内侧周围，再由内向外压。

三、并发症的预防与处理

1. 造口狭窄。指造口紧缩至直径小于 1.5cm，具体预防与处理措施如下。

（1）将润滑剂涂于小手指后，轻轻插入造口，深度为 2 ~ 3cm，保留 5 ~ 10 分钟，每周一次，如小指无法进入则可考虑手术。

（2）注意保持大便通畅，避免不易消化的食物。

（3）如造口狭窄并发肠梗阻，应禁食就诊。

2. 造口回缩。指造口内陷低于皮肤，具体预防与处理措施如下。

（1）造口回缩者可选用凸面的底板，以抬高造口基底部。

（2）可选用护肤粉、防漏膏等以保护造口周围的皮肤。

（3）如患者过度肥胖，可考虑减轻体重。

3. 造口水肿。指造口肿大、呈淡粉色、质地结实。具体预防与处理措施如下。

（1）轻度水肿时卧床休息，重度水肿时可用硫酸镁湿敷。

（2）造口袋底板开口要略大于造口尺寸。

（3）使用腹带的患者不可过紧。

4. 缺血坏死。指由于造口部位肠血液的血液循环障碍，48 小时内黏膜缺血坏死。具体预防与处理措施如下。

（1）轻度坏死：指坏死组织的范围不超过造口外中 1/3，可等坏死组织自行脱落愈合。

（2）中度坏死：指坏死组织的范围不超过造口外中 2/3，如不再扩展，可清除坏死组织，待肉芽生长。

（3）重度坏死：指造口黏膜全部漆黑，需行急诊手术，重建造口。

5. 造口出血。指术后 72 小时内，造口黏膜与皮肤连接处的毛细血管及小静脉出血。具体预防与处理措施如下。

（1）清洁造口时需选用软质布料。

（2）一旦发生造口出血，可用纱布压迫止血，出血量大时可缝扎止血。

6. 造口脱垂。指造口肠袢自腹部皮肤过度突出，超过 3cm。具体预防与处理措施如下。

（1）患者可戴手套平卧，用生理盐水纱布盖住造口，将脱垂的造口缓缓回纳入腹腔。

（2）避免剧烈运动及提重物。

7. 粪水样皮肤炎。造口周围的皮肤因接触粪水导致发红、破溃、有渗液，常伴有疼痛。具体预防与处理措施如下。

（1）造口黏膜要高出皮肤，有回缩者选用凸面底板，减少粪水的渗漏。

（2）底板内圈大小要适宜，不可过大，以免导致造口周围的皮肤暴露和损伤。

（3）如造口下方皮肤不平坦，粘贴造口袋后保持 10 ~ 15 分钟，并用手轻压，利用体温增加粘贴的牢固度。

（4）底板的使用一般不要超过 7 天。

8. 造口旁疝。由于各种原因使小肠或结肠经造口旁脱出，造口旁出现肿胀，站立可见，平卧消失。具体预防与处理措施如下。

（1）可用造口腹带加强支持，佩戴时可将旁疝回纳，进餐时及餐后 1 小时可除去不用，以减轻饱胀感。

（2）治疗慢性咳嗽，咳嗽时可用手按压造口进行保护。

（3）避免提重物等增加腹压的动作。

9. 尿酸结晶。为泌尿造口所特有，指造口周围皮肤形成褐色或灰色的结晶附着，可伴轻微地出血。具体预防与处理措施如下。

（1）更换底板时先用白醋与水 1 ∶ 1 的溶液擦洗，后用清水清洗干净。

（2）让患者摄入充足水分，每天饮水 2 000 ~ 2 500ml。

（3）可服用维生素 C（每天 4g），酸化尿液。

四、健康教育

1. 饮食。均衡饮食，补充适量的膳食纤维和水分，避免高脂饮食。尝试某种新的食物时应先少吃些，无腹泻等不适再加量。不吃易产生气味及产气的食物，进食时做到细嚼慢咽，避免进食太快而吞入大量空气。回肠造口患者由于水分丢失严重，故饮食上要注意水的摄入，每天饮用 8 ~ 12 杯水，粗纤维食物要煮烂。泌尿造口患者要注意每日饮水量≥2 000ml，并多喝红莓汁、牛奶以减少异味。

2. 穿着。建议穿着柔软舒适的衣物，避免穿紧身衣裤，腰带不能紧压造口。

3. 淋浴。最好选择淋浴，若年老体弱者可考虑坐着淋浴。粘贴造口袋者或去除造口袋者均可淋浴，但最好安排在更换造口袋之前沐浴。

4. 社交活动。造口患者可正常社交，但参加社交活动前避免进食产气及有臭味的食物，准备好充足的造口用品，也可使用带碳片的造口袋。

5. 工作。造口患者体力恢复后可重返工作岗位，但应避免提举重物，预防造口旁疝或造口脱垂的发生。

6. 运动。可选择相对轻松的运动方式，散步、游泳等，避免摔跤、举重等活动。

7. 旅游。旅途中要备足造口用品，并放在随身行李内；注意饮食卫生，防止腹泻。随身还应携带矿泉水，可补充水分，也可冲洗造口用。

8. 泌尿造口。患者应选择防逆流的造口袋，以防止逆行性感染。晚上睡觉时应用引流袋，以保证睡眠质量。

第五节　便携式化学治疗泵给药操作

便携式化学治疗泵（Portable Chemotherapy Pump，以下简称化疗泵）为长期持续化学治疗提供了一个很好的途径，不仅可以避免化学治疗药物的毒性蓄积，使毒性降低，还可以延长药物与肿瘤的接触时间，增强药物的疗效，加上其易于随身携带，可适当活动，使得患者在各种场合都能接受持续化学治疗。目前已于临床广泛开展，尤其是应用于氟尿嘧啶（5－FU）的化学治疗中。

一、化疗泵应用指征

1. 适应证。

（1）持续化学治疗：需要长时间保持一定的血药浓度，才能达到最佳疗效的化学治疗药物。

（2）精确化学治疗：需要准确地维持恒定的滴注速度的药物。

2. 禁忌证。

（1）同化学治疗禁忌证（详见相关章节）。

（2）患者依从性差。

二、化疗泵的原理及特点

1. 化疗泵工作原理。便携式化疗泵由压力泵和流量控制系统两部分组成，主要由无菌保护装置（帽子）、过滤器、弹性贮药囊、外壳、连接管及流速感应器组成。压力泵有一硅胶球囊，当药液从加药口注入球囊后，球囊膨胀，使药液充满球体，弹性球囊利用本身的弹性收缩力"推动"药液通过带有流速限制器的延长管，延长管接静脉留置针的开口端进入患者体内，流速限制器准确地维持恒定的滴注速度，有利于维持药物在血管里的有效浓度。

2. 化疗泵的特点。

（1）高效：使药物在体内保持一定的血药浓度，持续杀灭肿瘤细胞，增强化学治疗药物的疗效。如氟尿嘧啶为细胞周期特异性毒性药物，半衰期短，10~20分钟，适合采用高浓度、小剂量、长时间静脉持续给药，通过维持恒定的血药浓度增加药物与肿瘤细胞的接触时间，从而增强抗癌活性，获得最佳疗效。

（2）低毒：由于化学治疗药物呈小剂量、持续泵入体内，减少了因大剂量、短时间输注化学治疗药物对静脉的损伤，减少化学治疗药物的并发症。

（3）轻便：化疗泵小型、可携带，患者在输液时也能自由活动，睡眠无影响，日常生活不受限制，减轻了护士的工作量，降低了治疗和护理成本。

三、化疗泵的操作规范

1. 操作前准备。

（1）患者准备。

1）向患者介绍化学治疗药物可能产生的不良反应及注意事项，并签署化学治疗知情同意书。

2）向患者解释运用化疗泵的原因及使用注意事项，取得患者的配合。

3）建立输注化学治疗药物的患者的静脉通路。

（2）用物准备：便携式化疗泵1个（根据化学治疗要求选择不同流速的化疗泵）、50ml注射器1个、化学治疗药液、0.9%氯化钠注射液10ml数支、乙醇棉球数只、砂轮1个、无菌纱布、弯盘、笔、输液卡。

（3）护士准备：护士应按六步洗手法洗手后穿隔离衣，戴口罩、手套（聚乙烯手套及乳胶手套）及防护目镜。

（4）环境准备：治疗室和生物安全柜先用紫外线照射30分钟，并预热生物安全柜。

2. 操作关键步骤与要点。

（1）核对：化学治疗药物输注前应该由2名护士进行交叉核对。

（2）检查：按三查七对的要求检查化疗泵、0.9%氯化钠注射液、化学治疗药液、注射器、安尔碘棉签等。

（3）加药。

1）将化学治疗药物、0.9%氯化钠注射液、注射器、乙醇棉球、无菌纱布放置于生物安全柜中，在化疗泵外壳上贴上标记有患者姓名、床号、药名、剂量、浓度、时间、方法等信息的粘贴单。

2）取下加药口保护帽，置于无菌纱布上，保存备用。

3）用一次性50ml注射器抽取所需的药液，彻底排空加药注射器中的气体，拧下针头，连接化疗泵加药口，不要使用针头加药，否则将破坏加药口，加药时如果要使用稀释液，请先加稀释液后加药。

4）轻轻地将注射器顶端套进加药口，然后顺时针旋转锁紧。

5）将注射器置于工作台平面。在注射器凸缘上施加稳定的压力，灌注储药囊。用稳定的压力（不要施加在活塞顶部）推进注射器活塞，灌注化疗泵至所需的容量。如有需要，可重复多次用50ml注射器将药液注入化疗泵，直至病患者治疗所需的化学治疗药物的用量。

6）逆时针轻轻地将注射器从化疗泵上取下。

7）按顺时针方向，将加药口保护帽轻轻地拧紧到注药口上，此时见弹性球囊均匀充盈成球形，无漏液、无气泡。

（4）排气。

1）拧去延长管末端的翼状保护帽，保存好备用。药液即从系统中流出，并将系统内的空气排除。

2）见持续两滴以上药液从系统流出，延长管内无气泡则出药口的蓝色翼状帽必须拧紧，以免因药液渗出而产生结晶。

（5）化疗泵的使用。

1）将化疗泵连接到患者的静脉通路上，接入前确认静脉通路在血管内，最好选择中心静脉导管，以预防静脉炎的发生。

2）将流量限速器用胶布固定于患者皮肤，保持温度的恒定以保证药液输注速度的精确。

3）将化疗泵放于专用袋中，并与接入点持平，记录开始输注的时间。

4）交班。

3．并发症预防及处理。

（1）流速过慢或过快。

1）避免管道扭曲、打折、脱出：注意观察药液泵入情况，及时发现因化疗泵各连接管扭曲、脱管，患者翻身活动造成夹子夹管而影响导致流速的减慢。尽量使用三通旋塞连接化疗泵与静脉通路，尽量避免选用头皮针进行连接，因头皮针延长管的硅胶较软，容易反折影响流速。

2）选择合适的稀释液类型：稀释液的类型可影响化学治疗药物的流速，如用生理盐水代替5%葡萄糖溶液，则流速可增加10%，反之则流速减慢10%。

3）确保溶液温度：溶液温度可影响流速，如在校准温度（31℃）的基础上温度每升高1℃流速可增加2.3%，反之则降低2.3%。

4）保证弹力储液囊和远端鲁尔接头的位置处于同一高度：如果弹力储液囊的位置低于远端鲁尔接头，每降低2.54cm（1英寸）流速约降低0.5%，反之流速则增加0.5%。

5）确保合适的弹力储液囊的灌注容量：一般情况下，化疗泵的充填量低于储液囊的灌注容量可使流速增快，反之则流速减慢。

（2）药液不流。

1）判断：由于化疗泵输注速度缓慢，药液不能顺利注入患者体内往往不容易发现，此时应拆除输注装置，如果鲁尔（Luer）锁定接头处没有药液流出，说明处于不流的状态。

2）压力排气技术：检查延长管内有无气泡，如有气泡将阻止药液的正常流动，需及时采用压力排气技术：①将一个三通旋塞与化疗泵延长管远端的接头连接；②将一个10ml注射器连接三通旋塞的另一个端口，将三通旋塞旋至注射器与延长管接头开放的位置；③将注射器活塞向下拉产生负压，持续抽吸，直至观察到注射器内有药液出现。

3）确保导管通畅。

（3）储液囊破裂：一旦发生储液囊破裂则患者的化学治疗无法继续进行，必须以预防为主。除确保化疗泵的质量之外，加药时严禁注入空气，以免空气输入储液囊内以至容量过量，使囊内压力增加引起爆裂。同时储存过程中还需避免阳光或者紫外线的直接照射。

（4）排气困难：当化疗泵延长管不能正常排气，延长管远端接头处无药液排除，应采用压力排气技术。

（5）药液渗漏。

1）判断是否为药液渗漏：当注入药液后，化疗泵的加药口有药液漏出，或者旋紧蓝色翼状保护帽后，仍有药液从接口处漏出称为药液渗漏。有时正常的加药口残余液会被认为是漏液。

2）预防措施：①必须旋紧蓝色翼状保护帽，以防止渗漏；②抽取药液时，使用针头时不可将针头伸至药瓶瓶底，以免加药口残留的玻璃碎渣，导致单向阀失灵，产生药液倒流。

（6）化学治疗并发症：由于化疗泵内注入的是化学治疗药物，所以会产生骨髓抑制、恶性呕吐等胃肠道不良反应。

4. 健康教育。

（1）化学治疗前需为患者及家属讲解使用化疗泵的意义、作用原理、特点、注意事项。

1）告知患者通过外周静脉针留置或中心静脉置管（如 PICC），用化疗泵持续输注氟尿嘧啶等化疗药物的，可避免液体渗出所致的并发症需保证化学治疗疗程的顺利完成。

2）应向患者解释化疗泵的流速精度是在标准条件下测得的，即标准浓度、标准温度、标准灌注容量和标准的操作。其中任何一项出现偏差都会影响化疗泵的流速，时间误差 ±10％ 以内都是允许范围内的，请患者放心。

（2）向患者讲述携带化疗泵时日常活动注意事项。

1）持续输液期间，患者可自由行走及活动，但尽量使药囊与静脉穿刺处保持在同一水平线，以保证流速精确。可以将化疗泵放入上衣口袋，也可以将泵放入专用袋内挂于身上。

2）嘱患者保持留置针周围清洁、干燥，穿脱衣服时一定要小心，防止导管脱出。

3）嘱咐患者在使用化疗泵期间不要洗澡，以免影响化学治疗。

（3）告知患者化疗泵使用期间需要密切观察的内容。

1）告诉患者如出现渗漏及静脉炎现象，应立即报告，以便及时处理。

2）嘱患者观察皮囊缩小情况，如未见球囊缩小、输液管反折时需及时通知护士。

第六节　诊断性穿刺的护理

一、肝穿刺术

通过肝穿刺可以进行肝组织活检留取标本（明确临床诊断），进行肝微波、射频消融治疗。超声引导下的穿刺方法具有简便、安全、定位准确、可靠的特点。

（一）适应证与禁忌证

1. 适应证。①肝脏内局限性或弥散性占位性病变，性质不明者；②临床疑诊肝癌，拟行化学治疗、介入或 HIFU、射频、微波治疗前须明确病理诊断者；③肝声像图不典型含液性低回声病变；④原发部位不明的肝转移肿瘤；⑤临床疑为各型肝炎、肝硬化或脂肪肝、肝血吸虫等需要确诊，或了解、评价其衍变过程、治疗效果和预后时。

2. 禁忌证。①一般情况差，有严重出血倾向者；②有明显腹腔积液，尤其是肝前腹腔积液者；③重度梗阻性黄疸，肝内胆管明显扩张者；④位于或接近肝包膜下的巨大肿瘤且内部声学界面较复杂者或肝脏血管瘤；⑤穿刺路径无法避开肺、胆囊及大血管等重要器官。

（二）检查前准备

（1）向患者进行健康宣教，并嘱患者沐浴，更换休养服。

（2）穿刺前禁食、禁水 6～8h。

（3）进行屏气训练。

（4）物品准备：2％ 碘酊、75％ 乙醇、麻醉包 1 个、利多卡因 1 支（40mg）、5ml 注射器 1 个、肝穿刺包 1 个、超声向导设备 1 台、穿刺针（活检针）1 根。若选择粗针穿刺，备尖头手术刀 1 把。留标本需准备标本容器 1 个。

（三）穿刺配合

（1）嘱患者仰卧位或侧卧位，不可随意改变体位。

（2）左上臂留置套管针。

（3）安慰、鼓励患者，使患者保持镇静，取得配合。

（4）术中密切观察病情变化，随时报告医生。

（四）穿刺后护理

（1）穿刺完毕，患者需在恢复室观察30min，如无不适，用平车送回病房。

（2）返回病房后，绝对卧床休息6h，并密切观察血压、脉搏、呼吸及穿刺处的变化，询问患者有无疼痛或疼痛加剧，以监测有无出血征象，遇有异常及时通知医生，给予对症处理。

（3）穿刺处的护理注意观察穿刺点敷料有无渗血、渗液，如次日穿刺点愈合好，可给予拆除敷料。

（4）饮食方面遵医嘱穿刺后禁食4~6h，第1餐以清淡食物为主。

（5）心理护理给予患者适时的心理疏导，关心患者，使其保持心情舒畅，积极配合治疗；治疗期间配合音乐疗法，转移患者对疾病的关注，缓解其紧张情绪，以利于疾病恢复。

（五）注意事项

（1）穿刺过程中，嘱患者不可活动身体，避免咳嗽等可造成胸腹壁大幅度活动的动作。

（2）避免反复穿刺，以免造成肿瘤细胞的针道种植。

（3）密切观察病情变化，特别是术中变化，备好急救设备。

二、胸腔穿刺术

胸腔穿刺术是一种常用的诊疗技术，目的是：①抽取胸腔积液送检，明确其性质，协助诊断；②大量胸腔积液，可引起呼吸困难，胸腔穿刺以排除胸腔内积液或气体，缓解压迫症状，避免胸膜粘连增厚；③胸腔内注射药物，协助治疗。

（一）适应证与禁忌证

1. 适应证。①胸腔积液性质不明者；②胸腔大量积液或气胸者；③脓胸抽脓灌洗治疗或恶性胸腔积液，需胸腔内注入药物者。

2. 禁忌证。病情危重，有严重的出血倾向、大咯血、严重肺结核、肺气肿者。

（二）术前准备

（1）胸腔穿刺前向患者说明穿刺目的和术中注意事项，以取得患者配合。

（2）协助患者反坐于靠背椅，双手平放于椅背上，前额伏于前臂；不能起床者可取半卧位，患者前臂上举抱于枕部，使肋间隙增宽。

（3）用物准备：①胸腔穿刺盘：备无菌持物钳、无菌纱布、棉签各1包、中心静脉导管1套、胸腔穿刺包1个、无菌手套2副、孔巾1包、50ml注射器1个、2ml注射器1个、无菌试管4支（留送常规、生化、细菌、病理标本、必要时加抗凝药）；备胶布、透明敷料、75%乙醇、2%碘酊、弯盘1个、靠背椅或靠背架1个；②药品准备：2%利多卡因10ml或按医嘱准备；治疗气胸者准备人工气胸抽气箱；需胸腔闭式引流者准备胸腔闭式引流储液装置。

（三）操作步骤及术中配合

（1）穿刺部位宜取呼吸音消失的实音处，穿刺部位一般在肩胛角下第7~9肋间或腋中线第6~7肋间，凡包裹性积液，宜在X线透视或超声检查引导下决定穿刺部位；穿刺点用甲紫液标记。

（2）术者洗手、戴口罩及无菌手套；配合者应戴口罩并显露患者穿刺部位，打开胸腔穿刺包；术者以碘酊、乙醇消毒穿刺部位，在穿刺处辅以无菌孔巾后局部注射麻醉药，经胸壁达胸膜。

（3）术者左手示指和拇指固定穿刺部位的皮肤和肋间，右手将针尾套有橡皮管（用血管钳夹闭）的穿刺针缓慢刺入，进针时沿下位肋骨的上缘经皮后垂直缓慢刺入，当针头穿过胸腔壁层时，针尖突然感抵抗消失，然后将注射器接于橡皮管上，放开止血钳即可抽液，护士用止血钳协助固定穿刺针。术者取开注射器时，护士随时夹闭乳胶管，以防空气进入胸腔内。

（4）抽液完毕，拔出穿刺针，用碘酊棉签消毒穿刺点，上盖无菌纱布止血，并将透明无菌敷料以穿刺点为中心固定好，注明粘贴敷料的时间，嘱患者卧床休息。

（四）穿刺后护理

（1）穿刺完毕，注意观察有无胸痛、憋气等症状，特别要防止发生气胸。

（2）胸腔内注入药物者，应嘱患者卧床 2 ~ 4h，并反复转动体位，以便药液在胸腔内均匀涂布，并观察注药后的反应，如发热、胸痛等。

（3）观察穿刺处处敷料是否包扎固定，有无渗血渗液。穿刺处敷料注明日期，观察穿刺处皮肤有无发红、破溃等。穿刺处敷料因出汗或揉蹭、卷边时，根据情况随时更换，更换敷料时注意避免导管脱出。

（4）导管及引流瓶：置管成功后，应保持引流通畅，固定时导管不能打折弯曲，胸腔穿刺引流时保持引流瓶处于负压状态，引流至瓶满或需要量后及时夹闭，请医生更换或封管；引流过程中，引流瓶盖应拧紧密闭，需要再次给负压时，要先将瓶子上端的塑料导管反折夹闭，引流瓶注明更换时间；经常主动巡视患者，发现置管后不适应随时报告医生。

（5）记录抽出液体的颜色、性质和量，及时送检标本。

（五）注意事项

（1）严格无菌操作，避免胸腔感染。

（2）穿刺中患者应避免咳嗽及转动身体，必要时可事先服用可待因，以免穿刺过程中因咳嗽而使针头上下移动，刺破肺组织和血管；术中如发生连续咳嗽或出现头晕、胸闷、面色苍白、出汗，甚至昏厥等胸膜反应时应立即停止抽液，给予患者平卧头低位吸氧，必要时遵医嘱皮下注射肾上腺素。

（3）抽液量：以诊断为目的患者，可抽液 50 ~ 200ml；以减压为目的者，第 1 次不超过 600ml，以后每次不超过 1 000ml，并准确记录引流量。

（4）向胸腔内注入药物时，抽液完毕后接上抽有药液的注射器，抽积液少许与药液混合，再行注入，以确保药液注入胸腔，注入药物后嘱患者稍活动，以使药液在胸腔内混匀。

（5）留取抽出液标本，仔细观察其性状，置入有抗凝剂的容器中，立即送检。

三、腹腔穿刺术

腹腔穿刺术是借助穿刺针直接从腹前壁刺入腹膜腔的一项诊疗技术。用于腹腔积液的诊断，各种腹腔给药以及腹腔减压治疗。

（一）适应证与禁忌证

1. 适应证。①诊断未明的腹部损伤、腹腔积液，可做诊断性穿刺；②大量腹腔积液导致腹部胀痛或呼吸困难时，可穿刺放液以缓解症状；③某些疾病，如腹腔感染、肿瘤、结核等可以腹腔给药治疗；④行人工气腹作为诊断和治疗手段。

2. 禁忌证。①严重肠胀气；②妊娠；③既往手术或炎症腹腔内有广泛粘连者；④躁动、不能合作或肝性脑病先兆者。

（二）术前准备

1. 健康宣教。向患者做好解释工作，消除顾虑，告知检查的内容、目的、可能发生的危险、配合方法等，取得患者同意及配合。

2. 患者准备。协助患者取半坐卧位、平卧位或侧卧位，嘱患者放松，并排尿，以免刺伤膀胱。如放腹腔积液，背部先垫好腹带。

3. 物品准备。①腹腔穿刺盘：备无菌持物钳、无菌纱布、棉签各 1 包，中心静脉导管 1 套、腹腔穿刺包 1 个、无菌手套 2 副、孔巾 1 包、50ml 注射器 1 个、2ml 注射器 1 个、无菌试管数支（留送常规、生化、细菌、病理标本，必要时加抗凝药）；备胶布、透明敷料、75% 乙醇、2% 碘酊、弯盘 1 个、靠背椅或靠背架 1 个；②药品准备：2% 利多卡因 10ml 或按医嘱准备。

（三）操作步骤及术中配合

（1）穿刺部位多取脐与髂前上棘连线的中外 1/3 处或两髂前上棘的中外 1/3 处，此穿刺部位不易伤及内脏和血管，也利于取液，非游离性腹腔积液可在超声定位下穿刺。

（2）术者洗手，戴口罩、无菌手套，配合者应戴口罩并显露患者穿刺部位，打开腹腔穿刺包。术者以碘酊、乙醇消毒穿刺部位，在穿刺处辅以无菌孔巾后局部逐层麻醉，以左手固定穿刺部位皮肤，右手持针经麻醉部位垂直刺入腹壁；针锋抵抗感突然消失提示针头已刺入腹腔，如果腹腔积液多时，即可见液体流出，积液少时，可用注射器抽吸取样。术者取开注射器时，护士随时夹闭乳胶管，以防空气进入腹腔内。

（3）抽液完毕，拔出穿刺针，用碘酊棉签消毒穿刺点，上盖无菌纱布止血，并将透明无菌敷料以穿刺点为中心固定好，注明敷料的使用时间。大量放液后，需束多头腹带，以防腹压骤降，引起休克。嘱患者卧床休息。

（4）术中询问患者有无头晕、恶心、心悸等症状，注意观察患者的面色、心率、血压及腹痛情况，如出现出冷汗、面色苍白，应立即停止放液，并做相应处理。

（5）记录抽出液体的颜色、性质和量，及时送检标本。

（四）穿刺后护理

（1）腹腔穿刺术后嘱患者平卧4h，应经常巡视患者，询问有无不适，一旦发现病情变化，及时报告医生，并给予对症处理。

（2）随时观察穿刺部位有无渗液、渗血情况；观察穿刺部位及周围皮肤有无发红、发痒等感染。如有渗液，给予更换敷料，并用纱布加压或用蝶形胶布固定。

（3）加强健康宣教，嘱患者注意休息，限制钠盐摄入，配合医生的各项治疗，以达到检查或治疗的最佳效果。

（五）注意事项

（1）严格按照无菌技术操作规程，防止感染。

（2）穿刺点应视病情及需要而定，急腹症时穿刺点最好选择在压痛点及肌紧张最明显的部位。

（3）勿在腹部手术瘢痕部位或肠襻明显处穿刺，妊娠时应在距子宫外缘1cm处穿刺。

（4）少量腹腔积液进行诊断性穿刺时，穿刺前患者先侧身于拟穿刺侧3～5min。对腹腔积液量多者，进行腹腔穿刺时，穿刺针应自穿刺点附近先斜行刺入皮下，再将穿刺针在穿刺点处与腹壁成垂直方向刺入腹腔，以防腹腔积液自穿刺点外溢。

（5）大量放腹腔积液可能引起电解质紊乱、血浆蛋白大量丢失，除特殊情况外一般不予大量放液。初次放液不宜超过3 000ml（如有腹腔积液回输设备则不在此限）。血性腹腔积液留取标本后应停止放液。

（6）腹带不宜过紧，以免造成呼吸困难。

（7）大量放液者，应卧床休息8～12h，并密切观察病情变化。

四、骨髓穿刺术

骨髓穿刺术是一种常用诊疗技术，目的是：①采取骨髓液做骨髓象检查，用以观察骨髓内细胞形态及分类，以协助诊断血液病；②做骨髓涂片或细菌培养，用以检查某些传染病和寄生虫病；③采集供者骨髓，以备骨髓移植。

（一）适应证与禁忌证

1. 适应证。①各类白血病、再生障碍性贫血、恶性组织细胞病、多发性骨髓瘤、骨髓转移瘤等诊断；②化疗和免疫抑制药治疗效果和不良反应的观察；③骨髓给药或骨髓移植。

2. 禁忌证。①有出血倾向者，慎做骨髓穿刺；②血友病患者和穿刺局部感染。

（二）术前准备

1. 用物准备。常规消毒治疗盘1套；无菌骨髓穿刺包1个（内有弯盘1个、14cm止血钳1把、骨髓穿刺针1枚、洞巾1条、纱球3个、纱布2块等）；其他用物（无菌5ml注射器1个、20ml注射器1

个、消毒棉签1包、2%利多卡因、无菌手套2副、载玻片及推玻片若干、培养基、酒精灯等）。

2. 患者准备。向患者解释穿刺目的及注意事项，并简要说明穿刺过程，以消除顾虑，取得合作。①告知患者骨髓穿刺是一种微小的有创性的检查操作，医师在局麻下操作，全过程约数分钟；②正常人体的骨髓总量约为2 600g，骨髓穿刺仅抽取0.2g，不足总量的1/10 000，不会影响健康；③骨髓穿刺后，穿刺局部有轻微疼痛，属正常情况，很快即可恢复；④操作过程中应保持体位不变。

3. 辅助检查和药敏试验。术前做血小板、出血时间、凝血时间检查。了解患者有无相关麻醉药过敏史，必要时做药敏试验或改用其他麻醉药，以免发生意外。

（三）穿刺术的配合

（1）选择穿刺部位：髂前上棘穿刺点、髂后上棘穿刺点、胸骨穿刺点、腰椎棘突穿刺点。

（2）采取适当的体位：选用髂前上棘穿刺者取仰卧位；选用胸骨部位穿刺者，取仰卧位且于后背垫以枕头；选用髂后上棘穿刺者，取侧卧位或俯卧位；选用腰椎棘突穿刺者，则取坐位，尽量弯腰，头俯屈于胸前使棘突显露。

（3）常规消毒局部皮肤，术者戴无菌手套、铺无菌洞巾，用1%普鲁卡因或2%利多卡因行局部皮肤、皮下及骨膜麻醉。

（4）将骨髓穿刺针的固定器固定于距针尖1.5cm处（胸骨穿刺者固定于距针尖1cm处），用左手拇指和示指固定穿刺部位，以右手持穿刺针垂直刺入，当针尖接触骨膜后则将骨刺针左右旋转缓缓钻刺骨质，当阻力突然消失，穿刺针固定在骨内不再晃动时，表明针尖已进入骨牙腔，此时可拔出针芯，以20ml无菌干燥注射器接穿刺针座吸取骨髓液0.1~0.2ml滴于玻片上，立即制成均匀薄片。如需做细菌培养，可再抽取骨髓液1.5ml，并应将注射器针座及培养基开启处通过酒精灯火焰灭菌。

（5）标本取得后，套入针芯，拔出穿刺针，消毒穿刺部位，覆盖无菌纱布，局部按压1~2min，用无菌敷料覆盖穿刺点。

（四）护理

（1）穿刺时应严格执行无菌操作，以免发生骨髓炎。

（2）穿刺后平卧休息4h。

（3）拔针后局部加压，血小板减少者至少按压3~5min，并观察穿刺部位有无出血。

（4）穿刺后局部覆盖无菌纱布，并保持局部干燥，若纱布被血液或汗液浸湿，要及时更换。

（5）穿刺后3d内禁沐浴，以免污染创口。

（五）注意事项

（1）注射器和穿刺针必须干燥，以免发生溶血。

（2）吸出骨髓液应立即涂片，以免发生凝固。

（3）抽出骨髓时，抽吸压力不应过大，抽取骨髓液量不应过多（除细菌培养外），以免混入太多的周围血，影响结果判断。

（4）胸骨部位穿刺时，应注意力度适当，刺入不能过深，以免伤及纵隔器官。

（5）注意皮肤消毒和无菌操作，严防骨髓感染。

（6）在骨髓中造血组织不是绝对均匀分布，有时需要多次、多部位穿刺抽取骨髓液才能明确诊断。

五、腰椎穿刺术

腰椎穿刺术是一种常用的诊疗技术，目的是：①通过检查脑脊液的性质，协助诊断是否有血液及非血液系统疾病的中枢损害，如出血、中枢神经系统白血病等；②测定颅内压力，了解蛛网膜下腔有无阻塞，进行鞘内注射化学治疗药物，以预防或治疗恶性血液病对中枢神经系统的损害。

（一）适应证与禁忌证

1. 适应证。①中枢神经系统炎性病变，包括各种原因引起的脑膜炎和脑炎。临床怀疑蛛网膜下腔出血而头颅CT尚不能证实时或与脑膜炎等疾病鉴别有困难时；②脑膜瘤病的诊断；③中枢神经系统血管炎、脱髓鞘疾病及颅内转移瘤的诊断和鉴别诊断；④脊髓病变和多发神经根病变的诊断及鉴别诊断；⑤脊髓造影和鞘内药物治疗等；⑥怀疑颅内压异常者。

2. 禁忌证。①颅内压升高伴有明显的视盘水肿者和怀疑颅后窝肿瘤者；②穿刺部位有化脓性感染灶或脊椎结核者、脊髓压迫症的脊髓功能已处于即将丧失的临床状态者；③血液系统疾病有出血倾向者、使用肝素等药物导致的出血倾向者，以及血小板 < 50 000/L 者；④开放性颅脑损伤等。

（二）术前准备

（1）做好解释工作，消除患者顾虑，嘱患者排空大小便。

（2）患者取侧卧位，躯体及下肢向前弯曲，使腰椎后凸。

（3）按步骤配合医生穿刺。

（三）操作过程

（1）选择穿刺部位。取第 3～4 腰椎间隙或第 4～5 腰椎间隙。

（2）采取适当的体位。患者去枕侧卧，背部齐床沿，铺好无菌巾，头向胸前弯曲，双手抱膝，双膝向腹部弯曲，腰背尽量向后弓起，使椎间隙增宽，有利穿刺。

（3）常规消毒局部皮肤。术者戴无菌手套、铺无菌洞巾，用 1% 普鲁卡因或 2% 利多卡因行局部皮肤、皮下及骨膜麻醉。

（4）术者以左手固定皮肤，右手持腰穿针，沿腰椎间隙垂直进针，推进 4～6cm 深度时，或感到阻力突然消失，表明针头已进入脊膜腔。拔出针芯，脑脊液自动流出，接上压力管，可见液面缓缓上升，到一定平面后可见液平面随呼吸而波动，此读数为脑脊液压力，正常为 0.78～1.76kPa；然后用无菌标本瓶收集脑脊液 1～2ml，做细胞计数和球蛋白试验，再用另一无菌瓶收集 3ml 脑脊液，做生化检查或病理、细菌学检查。如果压力明显增高，针芯则不能完全拔出，使脑脊液缓慢滴出，以防止脑疝形成。

（5）收集完标本，插入针芯，然后将要注入椎管内的药物用无菌生理盐水 2～3ml 溶解稀释，并与地塞米松 5mg 混合均匀后，缓慢注入蛛网膜下腔，整个推注过程的时间不得少于 10min。药物推注完毕后，取下针管，插入针芯，拔出穿刺针，局部以复合碘消毒，以无菌敷料覆盖。

（四）护理措施

（1）术前向患者详细介绍腰椎穿刺术的目的和操作过程，减轻患者的恐惧与不安，取得其合作，并减少人员流动。为防止出现脑疝并发症，如颅内压高者必须腰穿才能明确诊断时，一定遵医嘱在穿刺前先用脱水药。

（2）操作者严格遵守无菌原则。

（3）术后为防止并发症采取以下措施。①头痛：通常是脑脊液放出过多造成颅内压减低，牵拉三叉神经感觉支支配的脑膜及血管组织所致。故术后嘱患者去枕平卧，鼓励患者大量饮水，必要时遵医嘱静脉输入生理盐水；②出血：通常量少，一般不引起明显的临床症状，需多观察；③感染：较少见，故嘱患者禁止沐浴 3d，避免污染穿刺处。

（4）术后护理：嘱患者去枕平卧 4～6h，高颅内压者可不去枕；患者多饮水，遇有腰痛或局部不适者多卧床休息；腰椎穿刺后注意患者排尿情况及原发病有无加重；按时巡视患者，密切观察病情变化。

（五）注意事项

（1）严格掌握禁忌证，凡疑有颅内压升高者必须先做眼底检查，如有明显视盘水肿或有脑疝先兆者，禁忌穿刺；凡患者处于休克、衰竭或濒危状态以及局部皮肤有炎症、颅后窝有占位性病变者均禁忌穿刺。

（2）穿刺时患者如出现呼吸、脉搏、面色异常等症状时，应立即停止操作，并做相应处理。

（3）穿刺针进入椎间隙后，如有阻力不可强行再进，需将针尖退至皮下，再调整进针方向。

（4）穿刺用力应适当，用力过猛易损伤组织，并且体会不到阻力消失感。

（5）如用粗针头穿刺，需注意有无脑脊液外漏所引起的低颅压综合征。如发生低颅压综合征可嘱患者多饮水或静脉滴注 0.5% 氯化钠低渗溶液。

（6）鞘内给药时，应先放出等量脑脊液，然后再等量转换注入药液。

（7）如患者颅内压增高，术前可静脉滴注甘露醇脱水，减轻水肿，降低颅内压。

（8）有躁动不安不能配合者，术前应给予镇静药。

六、肺穿刺术

医学影像设备和技术的发展，尤其是高分辨率电子计算机断层扫描（CT）的应用，对胸部病变的显示越来越精细，但有些病变仍然不能确定其性质，需作进一步的组织病理学检查证实。CT导引下经皮肺穿刺活体组织检查（活检）在很大程度上满足了病理学诊断的需求，对常规检查不能确诊的周围型肺占位病变正确诊断率达74%～99%，恶性病变的敏感性在90%以上。自1976年首次应用CT引导下经皮肺穿刺活检术以来，该技术已广泛应用于临床，并有极高的临床诊断价值。采用CT导向经皮肺穿刺活检对肺内占位性病变的病理诊断及鉴别诊断是目前最有效的方法之一。做好此项活检的护理配合，是提高穿刺成功率、减少并发症的重要因素。

（一）适应证与禁忌证

1. 肺穿刺活检的适应证。包括：①肺部结节尤其是痰细胞学检查阴性者；②支气管外中央型肺部占位；③胸膜或胸壁肿块；④肺部弥漫型病灶；⑤放射治疗、化学治疗前取得病理学诊断。

2. 肺穿刺活检的禁忌证。包括：①患者不能控制咳嗽或不配合者；②有出血倾向的患者；③穿刺针经过的部位有大疱性肺气肿者；④患有严重的肺动脉高压者；⑤一侧已经做过全肺切除或一侧为无功能肺，而另一侧肺内病变做穿刺活检者；⑥肺内阴影怀疑棘球囊肿、动脉瘤或动静脉畸形者；⑦其他，如心肺储备功能极差的垂危患者等。

（二）操作方法

（1）患者携带已有的检查资料，如X线平片、体层摄影片、CT片等。酌情让患者取仰卧位、侧卧位或俯卧位。扫描定位片，确认定位准确后，在皮肤上用色笔做标记，确认穿刺点。测量穿刺点的原则是皮肤至病变的最短距离，设计最安全的进针路线（避开肋骨、大血管和重要脏器）和最佳进针角度。再次将体表进针部位置于扫描中心确认定位是否准确（图6-1～图6-4）。

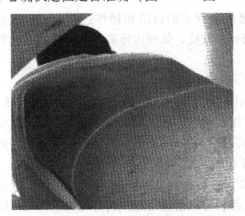

图6-1　预定位：以病变范围上下1cm，预选择穿刺层面，选择穿刺点、穿刺道

（2）穿刺方法：常规消毒、铺无菌巾、2%利多卡因局部麻醉，令患者屏住呼吸进行穿刺，进入病灶后，活检针按确定穿刺角度和进针距离迅速进针至病灶内，然后放枪、切取活检组织，活检标本以1%甲醛溶液固定后行组织学检查并细胞学涂片。患者术后立即行一次平扫检查，了解有无气胸发生。让其卧床休息24小时，减少活动，严密观察呼吸、脉搏、血压，避免剧烈咳嗽。

（三）并发症

虽然CT引导下经皮穿刺肺活检相当安全，但仍为有创检查。其并发症的发生多与病灶大小、病灶与胸壁距离、肺功能相关。最常见的并发症是气胸，国外文献报道气胸发生率为11.7%～40.0%，绝大多数气胸在术后 2 天左右便可完全自愈。其次为肺出血。纵隔气肿较少见，但后果严重，需引起注意。空气栓塞很少见，在穿刺时应避免剧烈咳嗽，防止刺入肺静脉。

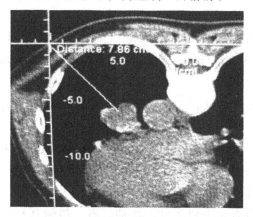

图 6-2 定位：常规消毒、铺无菌巾，局麻后留置针头。CT 扫描野同上，选择穿刺道

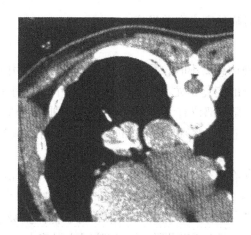

图 6-3 按穿刺道进针，行 CT 扫描，确定穿刺针头端

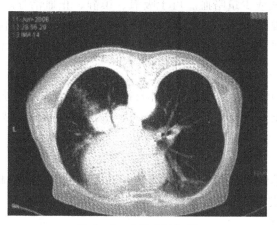

图 6-4 术后全肺扫描

（四）术前护理

1. 心理护理。大多数患者对此项技术不很了解，存有不同程度的疑虑、恐惧和紧张等负性心理。术前应向患者说明穿刺的目的和注意事项。

2. 呼吸训练。术前需训练患者呼吸，要求呼吸平稳，每次呼吸幅度基本相同，并特别要求在术前每次行扫描及进针穿刺病变组织时需嘱患者屏息，目的是使病灶定位及穿刺时均处于相对固定位置，以免因受呼吸运动的影响而造成胸膜划伤或一次进针穿刺失败，进而导致并发症尤其是气胸的发生。指导患者术中配合，教会患者在穿刺中保持呼吸均匀、体位制动，禁咳嗽及运动。稳定患者情绪，积极配合治疗。

3. 常规护理。常规行血液学检查（包括乙肝五项、丙肝抗原抗体、艾滋病抗体、梅毒抗体、出凝血功能检测、肝肾功能、血常规及心电图检查）以确定适应证及禁忌证。指导患者做好屏气训练，即深吸一口气后，停止呼吸 10 ~ 15 秒，然后缓慢呼出。备好一切物品和药品。

（五）术中配合

（1）准备手术中所需药品及心电监护仪，提前 30 分钟进入手术间，将各种仪器、抢救药品配备妥当。

（2）患者进入手术室后，应立即建立静脉补液通路，连接好心电监护仪，密切观察患者生命体征。

（3）根据病灶大小、部位协助患者取合适体位（仰卧、侧卧或俯卧），既要方便治疗，又要使患者舒适安全，嘱患者保持呼吸均匀、体位制动，禁咳嗽及运动。

（4）手术治疗中应询问患者有无不适之处，鼓励患者，增强其对治疗的信心，消除其焦虑情绪，以便能够顺利完成手术。

（5）加强病情观察，积极对症处理术中并发症。

（六）术后护理

1. 常规护理。术后患者平静休息 2 小时，尽量保持平静呼吸，禁用力咳嗽及激烈运动或走动。

2. 病情观察。监测生命体征的变化，尤其是在术后 4 ~ 6 小时，每 1 ~ 2 小时测一次。注意观察早期有无胸闷、气急、胸痛情况，穿刺部位有无出血症状，避免剧烈活动。一旦发生胸痛、呼吸困难等，立即给氧，配合医生积极处理。注意观察呼吸频率和幅度，必要时行胸腔闭式引流术。

3. 并发症的观察及护理。

（1）气胸：气胸的临床表现有突然出现的胸闷、胸痛、气促，不能平卧，烦躁。特别注意在术后 24 小时内密切观察患者的呼吸频率和深浅度的变化，随时了解患者的自觉症状。根据患者肺压缩的程度结合临床症状给予相应的处理。如肺压缩在 20% 以下，可予低流量吸氧 2 ~ 3L/min，并绝对卧床 4 ~ 6 小时。如肺压缩在 50% 或以上时可在无菌操作下行胸腔闭式引流术。

（2）出血：一般痰中带血或少量咯血。可予吸氧、镇静、止血治疗。护理上注意对患者进行耐心解释，消除紧张情绪，认真观察咯出血的色、质、量。中度咯血可以内科保守治疗，如肌内注射巴曲酶或静脉滴注垂体后叶素等。严重出血要考虑大血管损伤，必要时应紧急手术止血。

（七）健康教育

指导患者注意休息。避免劳累，适当地进行体育锻炼，增强体质，加强营养，促进身体康复。饮食以高热量、高蛋白、高维生素为宜，如鱼类、蛋类、肉类及新鲜蔬菜、水果等，少量多餐。

七、乳腺穿刺术

乳腺癌是女性最常见的恶性肿瘤之一。检查方法包括钼靶乳腺摄影、超声、CT 和 MRI 等，有时仅靠影像诊断仍十分困难，需依靠乳腺活检来确诊。

（一）适应证与禁忌证

1. 乳腺穿刺活检的适应证。①乳腺肿块良性、恶性的鉴别；②提供乳腺病变的进一步其他情况，供制订治疗方案时参考；③对临床上未能触及的乳腺病变，做细针穿刺定位。

2. 乳腺穿刺活检的禁忌证。①乳腺炎症；②有出血倾向的患者。

（二）操作方法

（1）患者携带已有的检查资料，如 X 线平片、体层摄影片、CT 片等。

（2）穿刺方法：患者取坐位或俯卧位，矩形框压迫乳腺平片上的病变部位，分别自上而下进行正位、左右 24 度扫描共 3 次。根据以上图像，选择穿刺活检部位并输入计算机，自动活检装置根据此数据在 X、Y、Z 轴方向调整进针位置及深度，根据需要可选 14 号（外径 2.1mm）、16 号（外径 1.7mm）乳腺专用穿刺核心针。皮肤消毒、局部麻醉，用自动活检枪将乳腺检针通过穿刺孔刺入病灶后立即进行扫描，以确定针尖位置是否位于设定穿刺点，快速开枪取出活体组织标本，用甲醛或 95% 乙醇溶液固定做病理检查。根据需要可多次多点取材。对可触及的乳腺肿块，穿刺前对照 X 线片，选择距皮肤最近处为进针点，常规消毒、局麻，将穿刺针直接刺入肿块，穿刺取出组织块，根据需要可不同方向取 3~8 块。穿刺后，局部常规加压止血，包扎，隔天检查伤口，术后常规口服抗生素 3 天。当穿刺活检未能触及乳腺病变时，则依 CT 扫描定位测出皮肤进针点，允许进针的最大深度和进针角度采取标本即可。

（三）并发症

乳腺活检的并发症有血肿、感染和局部疼痛等，气胸较少见。

（四）术前护理

1. 心理护理。大多数患者对此项技术不很了解，存有不同程度的疑虑、恐惧和紧张等负性心理。术前应向患者说明穿刺的目的和注意事项。稳定患者情绪，积极配合治疗。

2. 常规护理。常规行血液学检查（包括乙肝五项、丙肝抗原抗体、艾滋病抗体、梅毒抗体、出凝血功能检测、肝肾功能、血常规及心电图检查）以确定适应证及禁忌证。

3. 术前准备。备好一切物品和药品。

（五）术中配合

（1）根据病灶部位协助患者取合适体位，既要方便治疗，又要使患者舒适安全，嘱患者保持呼吸均匀、体位制动，禁咳嗽及运动。

（2）手术治疗中应询问患者有无不适之处，并不断与患者沟通，鼓励患者，增强其对治疗的信心，消除其焦虑情绪，以便能够顺利完成手术。

（3）加强病情观察，积极对症处理术中并发症。

（六）术后护理

1. 常规护理。

（1）穿刺点的护理：穿刺完毕后无菌纱布包扎穿刺伤口，并加压 10 分钟，严密观察穿刺部位有无出血和渗血，并保持敷料清洁干燥，如有渗血、渗液及时更换。

（2）预防感染：操作过程中要严格执行无菌操作，避免感染。

2. 不良反应的观察及护理。

（1）血肿：观察穿刺部位皮肤情况，穿刺完毕后纱布包扎穿刺伤口，并加压 10 分钟，以防止出血。

（2）疼痛：做好心理疏导，消除忧虑；密切观察疼痛的部位、性质、程度以及伴随症状；必要时使用止痛药物。

（3）气胸：操作过程中要严格控制穿刺方向和深度，尽可能与胸壁平行，以免发生气胸等并发症。

（七）健康教育

指导患者应注意休息，避免劳累，适当地进行体育锻炼，增强体质，加强营养，促进身体康复。饮食以高热量、高蛋白、高维生素为宜，如鱼类、蛋类、肉类及新鲜蔬菜、水果等，少量多餐。

八、胰腺穿刺术

胰腺癌是消化道常见肿瘤之一，其发病率近年来在国内外都有上升趋势，在美国其发病率近 30 年间上升了 3 倍。而我国根据上海 2003 年统计资料，胰腺癌已从过去恶性肿瘤发病率的第 20 位上升到第 8 位。由于早期诊断比较困难，确诊时 75% 以上患者已属晚期，而且病情进展迅速，手术切除率低，病死率居高不下。近年来随着介入超声学的快速发展，对胰腺癌早期诊断的方法也在不断地深入研究，超声或 CT 导引穿刺活检是诊断和鉴别诊断胰腺病变的重要手段之一。CT 扫描可清楚显示病变大小、位置以及病变与相邻结构的空间关系，又可精确地确定进针点、进针路径、角度和深度，具有明显优点。做好胰腺穿刺术的护理配合，对提高穿刺成功率和安全性，避免并发症的发生具有重要意义。

（一）适应证与禁忌证

1. 胰腺穿刺的适应证。①超声或其他检查发现的胰腺实质性、囊性或囊实性肿块；②胰腺囊实性病变的定性诊断；③总胆管下段壶腹区梗阻的良、恶性鉴别诊断。

2. 胰腺穿刺的禁忌证。①并发急性胰腺炎或慢性胰腺炎急性发作者；②有严重出血倾向者；③伴有中等量以上腹腔积液者；④全身衰竭、腹胀明显和不能合作者。

（二）操作方法

穿刺时令患者取仰卧位，取剑突下作为穿刺部位，患者取仰卧位，常规 CT 扫描，结合活检术前的胰腺 CT 增强扫描，选择最佳穿刺路径后，常规消毒，铺洞巾，局麻后，把穿刺针沿探头引导槽刺入腹壁，嘱患者屏气，在 CT 扫描监控下核实针尖位置和方向，确认针尖到达靶区。拔除针芯接 20ml 注射器负压下反复提插 3 次后退针，穿刺物涂片，病理科医生在场确定有肿瘤细胞颗粒，无颗粒者将进行再次穿刺。涂片后乙醇固定，行 HE 染色镜检。

（三）并发症

胰腺穿刺的主要并发症有疼痛、出血、化学性腹膜炎、胰腺炎、穿刺道肿瘤种植等。

（四）术前护理

1. 心理护理。穿刺前心理护理能有效改善患者紧张情绪。向患者及家属介绍穿刺的方法及优点，并根据患者的个性、职业、文化修养的不同，向其讲解成功的经验。讲明该方法安全简单，痛苦少，使患者和家属充分了解本穿刺的安全性和优势，消除其心中疑虑和紧张情绪，提高患者主动配合意识，必要时请已穿刺后的患者现身说法。向患者及家属既要说明有利的一面，如经过此穿刺可以为临床诊断提供依据，明确诊断后可制订正确的治疗方案，也应指出穿刺后可能出现的不适及并发症，使患者有心理准备。

2. 环境及物品的准备。穿刺前手术室紫外线空气消毒 2 小时，保证环境清洁，操作空间宽阔。准备好穿刺操作所用物品，备好 21G 抽吸活检针，中性甲醛组织固定液 5ml 和 2 张玻片。准备好急救器材和物品。

3. 穿刺前应行相关检查。如患者出凝血时间、血小板计数、胰腺 CT、肝功能及心电图和血压等。

4. 患者准备。嘱咐患者穿刺当天禁食 4 小时以上，指导患者术中控制呼吸，配合穿刺的进行。对于情绪紧张焦虑的患者可以肌内注射地西泮 5mg，可使患者安静，有利于检查顺利进行。

5. 术前局部区域准备。局部清洗，更换衣物。

（五）术中配合

（1）协助患者取平卧位，面向术者，嘱患者深呼吸，以减轻紧张情绪，指导患者调整呼吸配合穿刺。

（2）帮助患者暴露穿刺部位，协助医生进行局部消毒，严格无菌操作，积极配合医生传送术中用物。

（3）应严密观察患者的生命体征，包括血压、脉搏、呼吸；观察患者意识状态，一旦出现异常立即停止操作进行抢救。

（4）穿刺结束后用砂袋压迫穿刺点，并且用多条长胶布固定好。

（六）术后护理

1. 常规护理。

（1）检查完后将患者用平车推入病房，协助平卧休息 24 小时，腹部砂袋加压时间不少于 6 小时。

（2）术后 4 小时内密切观察生命体征并做好监测记录，观察有无腹痛、呕吐、出血等情况。

（3）向患者交待术后的注意事项，如术后 3 天之内不可洗澡，24 小时之内不做剧烈活动，尽量减少咳嗽，保持大便通畅等避免用力增加腹压的动作。禁食 24 小时，如血尿淀粉酶结果无异常可进流质。患者自觉症状缓解后，逐渐过渡到高热量高维生素、适量蛋白、低脂肪的半流质或普食。

（4）根据医嘱用药。

（5）整个穿刺过程做好护理记录和交班。

2. 并发症的观察与护理。

（1）疼痛：穿刺后部分患者有不同程度的穿刺点疼痛和活动时腹部不适、疼痛。绝大多数患者在 1~2 天内自行消失，无需特殊处理，疼痛剧烈者观察有无其他异常情况。必要时给予镇痛剂。

（2）出血：应密切观察患者生命体征，如出现腹痛、心慌、出冷汗等情况，应建立静脉通路，积极配合抢救。

（3）化学性腹膜炎、胰腺炎：穿刺时可能造成胰液外漏到腹膜腔导致化学性腹膜炎和医源性胰腺炎。观察患者有无腹痛以及疼痛的性质和程度，有无局部或全腹压痛、反跳痛、肌紧张等症状。必要时行血常规、血尿淀粉酶检查。予生长抑素持续静脉滴注 12 小时，以预防急性胰腺炎的发生。

（七）健康教育

指导患者注意休息，饮食以清淡、易消化、少刺激、低脂肪、适量蛋白为宜，避免吸烟、饮酒、暴饮暴食。

九、肾脏穿刺术

经皮肾穿刺活检术（简称肾穿刺）是目前国内外普及的肾活检方法，对原发性疾病、继发或遗传性肾脏疾病的诊断具有重要意义，具有明确诊断、指导治疗、判断预后、节约经费等重要作用。做好肾脏穿刺活检的护理对减少并发症起着至关重要的作用。

（一）适应证、禁忌证

1. 肾脏穿刺活检的适应证。①肾脏实质性和囊肿性肿块的鉴别诊断；②腹部肿块不排除来自肾脏者；③肾良、恶性肿瘤的诊断；④肾转移瘤，原发灶不明者；⑤肾病的诊断、分型和鉴别诊断；⑥取活检组织做组织培养，研究免疫、化学药物和放射性敏感度。

2. 肾脏穿刺活检的禁忌证。①明显出血倾向或正在应用抗凝药物治疗的患者；②肾功能不全患者；③孤立肾，老年人有严重动脉硬化、高血压者；④全身状况不允许者，如妊娠、大量腹腔积液、过度肥胖、衰弱、精神异常不能合作者。

（二）操作方法

根据病变部位，患者取俯卧位。结合术前 CT 增强扫描选好穿刺层面和进针点，穿刺行径区最短垂直线。穿刺时嘱患者屏住呼吸。穿刺行径和深度要避开肾窦和肾门。因肾门处有肾动脉和肾静脉。（图 6 - 5，图 6 - 6）。

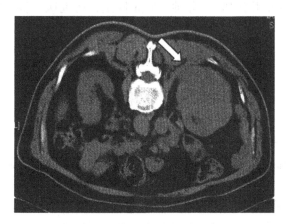

图 6 - 5　右侧肾脏巨大肿块（箭头），性质不明

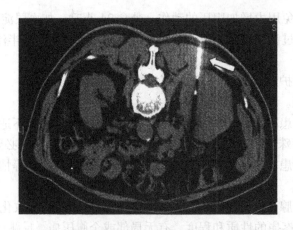

图 6-6 CT 引导下经皮穿刺肾脏肿块，可见穿刺针（箭头）位于肾脏肿瘤内

（三）并发症

肾脏穿刺活检并发症有血尿、尿潴留、肾周围血肿、腰痛和气胸等。肾脏活检发生严重并发症不到 1%。

（四）术前护理

（1）心理护理：肾穿刺术是一种有创性诊断方法，患者及家属对穿刺术会有一定的顾虑，对穿刺能否成功表示怀疑，对术后并发症不了解。因此必须向患者及家属解释穿刺的必要性，穿刺的优点及可能出现的并发症，减轻患者对穿刺的紧张和焦虑情绪。

（2）呼吸训练：指导患者俯卧位，进行深呼吸及屏气动作的训练，以使肾脏下移并固定，减少肾脏的损伤。

（3）准备好便器，训练床上排尿。

（4）常规行血液学检查（包括乙肝五项、丙肝抗原抗体、艾滋病抗体、梅毒抗体、出凝血功能检测、肝肾功能、血常规及心电图检查）以确定适应证及禁忌证。

（5）备齐所有用物和用物，遵医嘱床边注射止血药物。

（五）术中配合

（1）协助患者俯卧于操作台上，腹下垫一枕，以便肾脏顶向背部并固定，并做好患者心理护理，以减轻患者紧张情绪。

（2）配合医师消毒，充分麻醉后，嘱患者深呼吸，屏气。

（3）密切观察患者意识、呼吸、脉搏、血压、面色，认真倾听患者主诉。

（4）术后穿刺点敷无菌纱布并按压 15 分钟，胶布固定，协助医生固定腹带。协助患者取平卧位，平车推至病房。

（六）术后护理

1. 常规护理。

（1）术后俯卧于硬板床上，绝对卧床 8 小时，卧床休息 24 小时。目的是利用身体的压力压迫穿刺点，无肉眼血尿可取下腹带，下床活动，否则应延长卧床时间，至肉眼血尿消失，近期内限制剧烈运动及上下楼梯，避免剧烈咳嗽、打喷嚏。

（2）每半小时测血压、脉搏一次，4 小时后血压平稳可停止测量。若患者血压波动大或偏低应测至平稳，并给予对症处理。

（3）平卧 24 小时后，若病情平稳、无肉眼血尿，可下地活动。若患者出现肉眼血尿，应延长卧床时间至肉眼血尿消失或明显减轻。必要时给静脉输入止血药或输血。

（4）术后嘱患者多饮水，以尽快排出少量凝血块。同时留取尿标本 3 次常规送检。

（5）卧床期间，嘱患者安静休息，减少躯体的移动，避免引起伤口出血，同时应仔细观察患者伤口有无渗血并加强生活护理。

（6）应密切观察患者生命体征的变化，询问有无不适主诉，发现异常及时处理。

2. 并发症的观察及护理。

（1）血尿：有60%～80%的患者出现不同程度的镜下血尿，部分患者可出现肉眼血尿，为了使少量出血尽快从肾脏排出，除绝对卧床外，应嘱患者大量饮水，应观察每次尿颜色的变化以判断血尿是逐渐加重还是减轻。血尿明显者，应延长卧床时间，并及时静脉输入止血药，必要时输血。

（2）尿潴留：肾穿刺术后尿潴留常与平卧位肢体制动所致的排尿姿势改变、担心穿刺处出血、不习惯床上小便等多种因素有关。护理措施：术前3天开始指导患者在床上练习平卧位排尿，3次/天，直到患者自己感觉排尿自然、顺利、舒适为止；术后做好心理护理，消除其紧张心理；排尿时应用屏风遮挡，提供独处的环境；出现尿潴留时用温水冲洗会阴部以诱导排尿；患者诱导排尿无效，在无菌技术操作下给予留置导尿，次日拔除导尿管，自行排尿。

（3）肾周围血肿：肾活检后24小时内应绝对卧床，若患者不能耐受，应及时向患者讲解清楚绝对卧床的重要性及剧烈活动可能出现的并发症，以求得患者的配合。在无肉眼血尿且卧床24小时后，开始逐渐活动，切不可突然增加活动量，以避免没有完全愈合的伤口再出血。此时应限制患者的活动，生活上给予适当的照顾。术后超声检查发现肾周围血肿的患者应延长卧床时间。

（4）腰痛及腰部不适：多数患者有轻微的同侧腰痛或腰部不适，一般持续1周左右。多数患者服用一般止痛药可减轻疼痛，但并发有肾周围血肿的患者腰痛剧烈，可给予麻醉性止痛药止痛。

（5）腹痛、腹胀：个别患者肾活检后出现腹痛，持续1～7日，少数患者可有压痛及反跳痛。由于生活习惯的改变加之腹带的压迫，患者大量饮水或可出现腹胀，一般无需特殊处理，对腹胀、腹痛明显者可给予乳酶生及解痉药等以缓解症状。

（6）发热：伴有肾周围血肿的患者，由于血肿的吸收，可有中等度发热，应按发热患者护理，并给予适当的药物处理。

（七）健康教育

术后1周内避免重体力劳动或剧烈运动，禁洗热水澡，以防出血。

第七节　肿瘤患者的化学治疗及其护理

一、肿瘤患者的化学治疗

（一）概述

1. 肿瘤化疗的历史及发展。肿瘤的化学治疗（Chemotherapy），亦称为化疗，是用一种或多种化学合成药物预防和治疗肿瘤的方法，是肿瘤内科治疗中的主要方法，与外科治疗、放射治疗构成癌症的三大主要治疗方法。

药物治疗癌症的历史虽可追溯到几个世纪以前，但以细胞毒类药物为代表的化疗却从20世纪40年代才真正开始。第二次世界大战中，德国人将运输化学武器氮芥的船只击沉，毒物迅速暴露扩散，导致船员中毒，幸存者出现严重的骨髓抑制，并致使部分船员死亡。基于此，1942年Gilmen和Philips在美国耶鲁大学首先将氮芥用于治疗淋巴瘤的临床实验，并取得了惊人的疗效，使人类相信化学药物可以有效地治疗癌症，同时也揭开了近代肿瘤化学治疗的序幕。1948年Farber等成功地用叶酸类似物甲氨蝶呤治疗儿童急性淋巴细胞白血病，成为药物治愈癌症的第一个范例。1952年Elion等发现了6－巯嘌呤的抗癌作用，并因此获得了1988年度的诺贝尔医学奖。1957年环磷酰胺和氟尿嘧啶两种具有广谱抗肿瘤作用药物的合成，成为肿瘤内科治疗中的又一个里程碑。20世纪70年代顺铂和多柔比星的问世，进一步扩大了肿瘤化疗的适应证，使得一部分血液系统和实体肿瘤的药物治疗效果有了明显提高。20世纪80~90年代，紫杉醇、多西他赛、长春瑞滨、吉西他滨、奥沙利铂等抗肿瘤新药的陆续进入临床，为一些晚期癌症提供了更多的治疗选择。

随着经验的积累、新的抗肿瘤药物和辅助用药的相继研发，肿瘤化疗已取得了重大进展，患者对于化疗的耐受性大大提高，化疗效果也得到了更好的发挥。化学药物治疗的目的逐渐从姑息性治疗向根治性治疗迈进。同时，随着生物学治疗、介入治疗等肿瘤其他治疗方法的不断发展，如何联合化疗与其他治疗以达到更好抗肿瘤效果已成为化学治疗研究逐步扩展的新领域。

2. 细胞增殖动力学与肿瘤化疗。

（1）肿瘤细胞增殖动力学：化疗药物之所以具有抗癌效果，在于药物可干扰或抑制癌细胞的生长。肿瘤细胞无论在细胞数量还是成分等方面，均处于不断变化中，而肿瘤细胞增殖动力学则是研究肿瘤细胞群体生长、增殖、分化、丢失和死亡的变化规律。与正常体细胞相同，肿瘤细胞由1个细胞分裂为2个子代细胞所经历的规律性过程称为细胞增殖周期，简称细胞周期（Cell Cycle）。处于细胞周期中的肿瘤细胞依次经历4个时相（图6-7），即 G_1 期、S期、G_2 期、M期，另外有部分细胞停止分裂或只是暂时脱离细胞活动而处于 G_0 期。

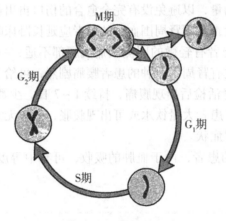

图6-7 细胞周期

G_1 期（分裂后期）：细胞进行 RNA 及酶等蛋白质的合成，并为 DNA 合成做准备。

S 期（DNA 合成期）：完成 DNA 的复制，为细胞分裂提供遗传物质基础。

G_2 期（分裂前期）：继续进行 RNA 和蛋白质的合成，准备进入有丝分裂。

M 期（有丝分裂期）：DNA 和蛋白质形成染色体，并平均分配到两个子细胞中。

G_0 期（静止期）：此期细胞有增殖能力而暂不进行分裂，但在一定条件下又可重新进入细胞周期。G_0 期细胞的存在是肿瘤细胞耐药的原因之一，也是肿瘤复发的基础。

（2）化疗药物在细胞增殖周期中的作用：细胞异常增殖是肿瘤的重要生物学特性，针对此，化疗药物作用于细胞周期的不同时相以达到抑制或杀灭细胞的目的。根据化疗药物在不同细胞周期中的作用，将其分为细胞周期非特异性药物（Cell Cycle Non - specific Agents，CCNSA）和细胞周期特异性药物（Cell Cycle Specific Agents，CCSA）。

1）细胞周期非特异性药物：主要在大分子水平上直接破坏 DNA 结构，作用较强而迅速，对各增殖周期的细胞均有杀灭作用，可能也包括 G_0 期细胞。细胞周期非特异性药物具有剂量依赖性的特点，即杀伤肿瘤细胞的效果与药物剂量成正比。该类药包括烷化剂、抗肿瘤抗生素等。

2）细胞周期特异性药物：主要在小分子水平上阻断 DNA 合成，进而影响 RNA 转录与蛋白质合成，因此只针对某一增殖周期的肿瘤细胞具有杀伤作用。细胞周期特异性药物具有给药时机依赖性的特点，即给药开始时间与药物疗效成正比。该类药包括抗代谢药、植物类抗肿瘤药物等。

（3）细胞增殖动力学与联合化疗：由于肿瘤细胞存在异质性，在治疗开始前就存在对某种化疗药物耐药的细胞，针对此类细胞，单一药物并无效果，致使细胞会继续生长而成为肿瘤不断发展的根源。

而联合化疗则是利用不同药物杀伤肿瘤细胞不同时相的协同作用，将两种或两种以上不同种类抗癌药物联合应用，以达到提高药物疗效、降低不良反应、减少耐药性的目的。

（二）化疗药物分类及不良反应

1. 化疗药物分类及作用机制。按照化疗药物的来源和药理学机制可将其分为烷化剂、抗代谢类药、植物药、抗肿瘤抗生素类、铂类及其他等六类。

（1）烷化剂：烷化剂是临床上较常用的一类抗肿瘤药物，其中烷化基团在体内能和细胞核蛋白质和核酸结合，使蛋白质和核酸失去正常活性，抑制癌细胞分裂。分裂旺盛的肿瘤细胞对烷化剂非常敏感，其缺点是选择性差，对骨髓、胃肠道上皮和生殖系统等生长旺盛的正常细胞有较大的毒性，对免疫功能抑制也较为明显。烷化剂为细胞周期非特异性药物，一般对 M 期和 G_1 期细胞杀伤作用较强，增大剂量时可杀伤各期的增殖细胞和非增殖细胞，具有广谱抗癌作用。此类常用药为氮芥类（如氮芥、环磷酰胺）、甲烷磺酸酯类（如白消安）、亚硝脲类（如卡莫司汀、司莫司汀）等。

（2）抗代谢类药：抗代谢类药物通过干扰细胞正常代谢过程发挥作用。此类药物与正常代谢物质相似，与其特异性酶相结合，使正常酶促反应不能完成，从而阻断代谢过程度，阻止核酸合成、抑制肿瘤生长。抗代谢类药物为细胞周期特异性药物，主要抑制细胞 DNA 合成，其对 S 期细胞最敏感，对 G_1、G_2 期细胞也有一定作用。化疗中常用的有四类抗代谢药包括：叶酸类抗代谢药（甲氨蝶呤，Methotrexate，MTX）、胞苷类代谢药（如阿糖胞苷，Cytarabine，Cytosine Arabinoside，Ara－C）、嘌呤类抗代谢药（如 6－巯基嘌呤，6－Merapio Purine，6－MP）和嘧啶类抗代谢药物（如氟尿嘧啶，Fluorouracil，Fluoracil，5－Fu 等）。

（3）植物药：这类药物多是从植物中提取的抗肿瘤有效成分，属细胞周期特异性药物，主要作用于细胞周期的 M 期，通过阻止细胞有丝分裂而杀灭癌细胞。主要药物有紫杉醇（泰素，Paclitaxel，PTX）、多西他赛（泰素帝，Taxotere，TAX）、依托泊苷（足叶乙苷，Eroposide，VP－16）、长春新碱（Vincristine，Oncovin，VCR）等。

（4）抗肿瘤抗生素：抗肿瘤抗生素类药物是由微生物产生的具有抗肿瘤活性的化合物，可以嵌入 DNA 的碱基对之间，干扰 DNA 的合成，属于细胞周期非特异性药物，对增殖和非增殖细胞均有杀伤作用，对 G_1～S 期细胞作用最强。此类药物的代表为蒽环类、糖肽类药物（如博来霉素，Bleomycin，BLM）及苯醌类药物（如丝裂霉素，Mitomycin，MMC）等，蒽环类常用药物有多柔比星（阿霉素，Doxorubicin，Adriamycin，ADM）、表阿霉素（表柔比星，Epirubicin，EPI）、米托蒽醌（Mitoxantrone，Novantrone，MIT，NVT）等。

（5）铂类：铂类药物的作用机制类似于烷化剂，通过与 DNA 结合导致 DNA 在复制时断裂，达到抑制肿瘤细胞增殖的作用，属细胞周期非特异性药物。主要代表药物为顺铂（Cisplatin，DDP）和卡铂（Carboplatin，Paraplatin，CBP）等。

（6）其他：包括激素类、维生素甲类化合物及羟基脲（Hydroxyurea，Hydroxycarbamide，HU）、氮烯咪胺（Dacarbazine，DIC）等杂类。

2. 化疗药物的常见不良反应。化疗作为全身性的治疗方法，在作用于肿瘤细胞的同时对人体正常细胞亦产生一定的毒性反应，尤其对于增殖迅速的骨髓、毛囊、上皮细胞等损害更为严重。根据 WHO 分级标准，抗癌药物可引起急性及亚急性毒性反应。此外，化疗药物除产生近期毒性外，还可引起一些远期毒性，如致癌作用以及通过影响生殖细胞的生长和内分泌功能而导致不育和致畸等。

（三）肿瘤化学治疗的临床应用

1. 化疗的分类及原则。

（1）化疗的分类：根据肿瘤的病理类型及分期、不同类型肿瘤对于化疗的敏感性、患者的身体状况等因素，化学治疗的目的亦有不同，可将其分为以下几类。

1）根治性化疗：指通过化疗杀灭体内全部肿瘤细胞，达到治愈癌症的目的。适用于对于化疗药物高度敏感的肿瘤，如血液、淋巴和生殖细胞系统的部分肿瘤。根治性化疗常需采取有效的联合化疗方案，运用足够的剂量及疗程以达到根治的目的，故毒副反应的积极处理和支持治疗是其基本保障。

2）辅助化疗：指经手术、放疗等有效的局部治疗后，针对体内可能存在的微小转移灶或残留病灶进行化学治疗，防止疾病的复发转移。因手术等可有效降低体内肿瘤负荷，从而可能降低耐药的发生率，进而提高化疗的敏感性。目前已证实的通过术后化疗可提高治愈率的肿瘤包括乳腺癌、结直肠癌、非小细胞肺癌、卵巢癌和骨肉瘤等。

3）新辅助化疗：指在手术治疗等局部治疗之前进行的化疗。其作用主要包括：①降低肿瘤的临床分期，使局部病灶及区域淋巴结转移病灶缩小，使部分无法手术的肿瘤降期达到可以手术或放疗，进而提高手术切除率、减少术中损害；②减少手术过程中肿瘤细胞播散的机会；③进行局部治疗前，因肿瘤的血管完整，使化疗药物对肿瘤细胞具有良好的、高限度的杀伤作用；④作为最好的体内药物敏感试验，为进一步辅助化疗用药提供重要指导。

4）姑息性化疗：指对于一些已失去手术、放疗等局部治疗价值的晚期肿瘤，或由于某些原因（如患者身体状况较差或拒绝手术等）而不能采取局部根治治疗者所采取的化疗。其化疗效果有限，主要目的在于延长生存期、缓解症状及改善生活质量。

（2）化疗的原则和策略。

1）进行化疗前需有明确的肿瘤病理学诊断，并根据肿瘤的性质选择化疗的时机和方案。

2）患者具有令人满意的功能状况评分：患者一般情况较好，能耐受化疗的毒副反应。

3）采取有效的联合化疗方案：通过多药联合方式、多周期治疗，尽快减少肿瘤负荷，降低或延缓肿瘤细胞的耐药，以提高治愈率。

4）选择合适的药物剂量、时程及给药途径：化疗的实施需参照标准治疗方案中的推荐剂量，并在治疗前及治疗过程中根据患者耐受性进行调整。在患者能耐受的前提下，应给予充足剂量的治疗，以免降低疗效。化疗过程中还需注意药物给药的持续时间、时间间隔及不同药物的先后顺序等。联合化疗中常用的策略之一是先使用细胞周期非特异性药物减小肿瘤负荷，使更多的细胞进入细胞周期，再使用细胞周期特异性药物以杀灭增殖活跃的肿瘤细胞。且根据药物的生物学特性，细胞周期非特异性药物常在短时间一次性静脉推注本周期内全部剂量；而细胞周期特异性药物则通过缓慢滴注、肌内注射或口服来延长药物的作用时间。

2. 影响化疗药物效果的主要因素。

（1）肿瘤相关因素。

1）肿瘤生物学特性：由于肿瘤细胞存在异质性，不同病理类型、不同生长速度的肿瘤细胞对药物的敏感性不同。但多数化疗药物对于分裂中的癌细胞有较好的针对性，因此对于体积小、生长速度快的肿瘤效果较好。这也正是强调癌症要早期发现、早期治疗的原因。

2）肿瘤生长特点：肿瘤的生长、侵袭部位对化疗效果也产生着影响，如神经中枢系统的颅脑肿瘤，因有血脑屏障阻隔而使药物难以进入。此外，因药物需借助血液循环到达肿瘤部位，因此肿瘤血管分布情况越差，化疗药物越无法达到肿瘤部位，其药效也越差。

3）肿瘤的耐药性：常被视为影响化学药物效果的最主要因素。肿瘤的耐药，是因肿瘤细胞存在某些机制使其对化疗药物产生抵抗，即对原来有效的方案变得不敏感，表现为在常规化疗疗程后，肿瘤体积没有缩小或持续增大。但这并不意味着化疗未能杀伤肿瘤细胞，而是因为被杀伤细胞的数量低于细胞增殖的数量，而导致肿瘤细胞数量的净增长。

（2）药物相关因素。

1）药物敏感性：凡特异性越强的化疗药物，其杀灭癌细胞的能力也越强。因此，针对不同的肿瘤需选择相应有效的药物，且由于耐药及药物疗效限制，常需联合化疗。

2）药物剂量及给药方式：药物剂量与化疗效果及不良反应的严重程度有着密切的关系。如何最大限度达到治疗效果、减少不良反应，需根据患者体表面积并结合个体情况而定。此外，给药方式、联合用药的先后顺序、每次治疗的间隔时间等都将影响化疗的效果。

（3）患者相关因素。

1）身体状况：因化疗药物对机体各个系统均会产生不同程度的损害，故患者的年龄、器官功能、营养状况、免疫因素等都将对化疗效果及毒副反应严重程度有一定影响。且由于大多数化疗药物需经过肝、肾分解代谢，因此患者的肝肾功能状况对化疗的耐受和影响尤应考虑。

2）疾病治疗史：由于各种治疗方法均会对人体造成不同程度的永久性损害，癌症及抗癌治疗对于患者身心都将产生巨大的影响。对于曾经历过抗癌历程的患者，由于机体状况的改变、药物耐药性的产生等因素，使其对于药效亦产生不可忽视的影响。

3）其他：除上述因素外，患者的精神状况、对疾病及治疗的了解、治疗依从性、所获得的社会支持、经济状况等因素都可能间接影响化疗的效果。

3. 化疗药物临床试验。

（1）临床试验的分期：药物临床试验（Clinical Trial）是以患者为研究对象的实验研究，是药物进入临床应用之前的必需程序。临床试验分为 4 个阶段。

Ⅰ期临床试验：是起始的小规模试验，对药物进行初步的临床药理学及人体安全性评价，确定用于临床的安全有效剂量，为制定给药方案提供依据。研究对象一般选择经确诊的、对常规治疗不再有效的晚期癌症患者，但需一般状况良好，以便客观评价药物的不良反应。

Ⅱ期临床试验：治疗作用初步评价阶段。其目的是找出对该药有效的肿瘤类型，注意观察疗效与剂量及给药方案的关系，进一步评价药物的安全性。该期试验对象通常选择无其他有效治疗方法可采用且最可能产生疗效的患者。

Ⅲ期临床试验：治疗作用确证阶段。在较大范围内进一步验证药物对目标适应证患者的治疗作用和安全性，包括新药的疗效、适应证、不良反应、药物相互作用等，评价利益与风险关系，最终为药物注册申请的审查提供充分依据。该期试验应采取多中心研究，入选的患者标准也应具有普遍性。

Ⅳ期临床试验：新药上市后由申请人进行的应用研究阶段。其目的是考察在广泛使用条件下的药物疗效和不良反应、评价在普通或特殊人群中使用的利益与风险关系以及改进给药剂量等。

（2）临床试验中患者的风险与获益：药物临床实验由于其疗效的不明确、采用双盲的研究方法等，不可避免会有一些风险。但随着相关法律的健全和制度的规范，风险规避的措施也日益完善。尤其对于一些采取其他治疗方法效果不佳的癌症患者，往往利大于弊。

1）用于临床试验的药物均为相应领域中最新的、前沿的治疗药物，且用药方案是经过药政管理部门批准及医学伦理委员会审批，并有一系列的风险控制措施。

2）双盲研究方法中的对照组并不意味着没有治疗，大多只是未增加新药的常规治疗。

3）由于试验目的明确，整个临床实验阶段，患者的不良反应将更加受到关注。

4）临床试验阶段的用药及检查费用均由研究经费支出，减少了患者的经济负担。

二、肿瘤患者化学治疗的护理

（一）化疗前的护理

1. 化疗前患者的准备。作为"以毒攻毒"的全身性治疗方法，化疗对于患者存在着各种显性和隐性的损害。面对身体形象的改变、即将出现的各种不良反应、经济负担的加重等，患者需在治疗开始前做好充分的准备。护士也应针对不同的个体特点，做好相应的评估、宣教和护理工作。

（1）身体准备：指导患者充分休息、合理饮食、适当运动，鼓励患者进食高热量、高蛋白、富有维生素、易消化的食物，多食水果、蔬菜，少吃油煎食物，注意饮食调配。针对体质较弱的患者，可根据医嘱适当以静脉途径补充氨基酸、脂肪乳剂等，从而改善其全身状况，以便接受治疗。治疗前还需控制原有一些基础疾病，如糖尿病、高血压等；如有口腔溃疡、牙周炎、不合适的义齿等口腔疾患，亦需在化疗前进行检查和治疗。

（2）心理准备：鼓励患者通过各种有效途径缓解由于疾病及治疗而产生的焦虑、恐惧等不良情绪反应。如提供疾病和治疗信息，以帮助患者预防并积极应对不良反应的发生；鼓励患者参加病友组织及活动，帮助其获得更有效的社会支持等。可嘱患者结合自身情况，通过练气功、听音乐等各种形式放松身心；鼓励家属给予更多的心理支持。针对癌症复发转移者、小儿或年轻患者、临终患者等特殊人群，需给予更多的个体化心理关怀。如有严重的精神心理问题则需求助于相关专业人员。

（3）知识准备：护士需结合患者需求与疾病治疗等情况，给予针对性的健康宣教。如通过一对一的宣教、提供宣传资料、组织集体讲座等方式，让患者及家属了解治疗的程序及可能出现的不良反应，并指导其采取积极的应对方式。对于选择新辅助化疗或进入临床试验的患者，应给予针对性的宣教，以缓解其因知识缺乏而产生的焦虑。

（4）治疗配合：遵医嘱完善相关检查，如血常规、肝功能、肾功能、心电图、B超、胸片等，必要时做CT或磁共振等。根据患者实际情况及治疗方法，选择建立合理的静脉通路，如PICC置管、Port埋置、深静脉穿刺置管等，并做好相应导管的护理。

2. 化疗前护士的准备。

（1）建立良好的护患关系：通过恰当的工作方式取得患者及家属的信任，随时了解患者的需求并予以解决，提供各种治疗相关信息及知识。

（2）了解化疗方案：护理人员应了解患者的病情及其化疗方案。同时，熟悉化疗药物的剂量、方法、治疗作用、并发症、药物间的关系、配伍禁忌、有效期、避光注意事项等，对治疗中可能出现的情况要有预见性。

（3）掌握各种给药方式：根据所选治疗方案，护士需熟练掌握各种给药方式，尤其是静脉给药及其不良反应的处理，以及局部给药的配合等。

（二）化疗实施中的护理

1. 选择正确的给药途径。化学治疗可经多种方法给药，需根据药物的药代动力学、溶解后的稳定性、酸碱值，肿瘤的大小、部位、是否转移以及患者的一般生理状况及血管情况等酌情选择。大体而言，给药方式包括系统性全身给药和局部给药。全身给药方式包括口服给药、肌内注射和静脉注射；局部给药方式包括腔内给药、鞘内给药和动脉内给药。化疗的常用给药途径及护理要点，见表6-1。另外局部化疗给药方法的相关内容详见介入治疗，在此不再赘述。无论何种方式的给药途径，在化疗药物配制、给药等过程中，护理人员均须做好自身防护。

表6-1 化疗常用给药方式及护理要点

给药方式	特点	护理要点
A 系统性给药		
口服给药	适用于胃肠道吸收较完全的药物，药物毒性低、作用持久、平缓、用药便捷	让患者了解用药注意事项，了解患者的治疗依从性，观察药物不良反应
肌内注射	适用于对组织刺激性小的药物	注意患者出血凝血时间是否异常，注意药物对局部组织的刺激或损害，长针头深部肌内注射并轮换注射部位
静脉注射	可经周围或中央静脉快速给药；便于给予准确剂量，且易于随时调整或撤出药物；但不良反应可能也较严重，且费用较高	需由训练有素的专业人员选择合适的静脉进行注射，联合化疗时需注意配伍禁忌，有效预防并能及时处理药物外渗
B 局部给药		
腔内给药		
胸腔内化疗 腹腔内化疗 心包内化疗 膀胱内灌注	药物可直接与局部肿瘤细胞接触，可减轻全身毒副反应；需经介入治疗置管或穿刺（膀胱内灌注可置导尿管）；每次注药前需抽尽积液	须严格无菌操作；相应导管的护理；预防感染；指导患者取合理体位，使药物与腔壁充分接触以更好地发挥疗效

给药方式	特点	护理要点
鞘内给药	可通过血脑屏障达到有效治疗浓度；但每次给药需进行腰椎穿刺，患者痛苦较大且增加了髓内感染机会	须严格执行无菌操作，观察患者有无头痛、颈项强直、发热或意识改变
动脉内给药	用于局部肿瘤或单一器官受侵犯，可使药物在靶器官或组织达到最高浓度	导管护理，生命体征监测，观察有无腹痛、栓塞、感染及出血现象

2. 化疗不良反应的护理。

（1）局部不良反应：多数抗肿瘤药物对血管刺激性较大，静脉注射时易造成静脉炎，表现为从注射部位沿静脉走向的皮肤血管发红、疼痛、色素沉着及血管变硬等。如药物不慎外渗至血管旁或皮下组织，则可引起疼痛、肿胀，甚至局部组织溃疡、坏死。具体护理措施包括：①根据患者情况选择合适的注射部位，避开关节、瘢痕及术侧患肢，避免同一部位多次注射。有条件者建议患者建立保留性静脉通路，如 PICC、Port、深静脉导管等；②输注药液时严格按照浓度、剂量要求，禁忌过浓、过快给药；③做好患者宣教工作减少穿刺肢体活动，活动中防止针头及管道滑出，用药过程中如有不适及时告知护士；④化疗前后应用 0.9% 的生理盐水充分冲洗管道，且化疗前须确认针头在血管内，化疗后应确保输液管及针头内的药液完全进入体内，以减少拔针时药物渗出造成局部组织损害；⑤疑有药物外渗或已发生外渗时，应立即停药，保留针头，尽量回抽药物以减少药物存留，若有可用的解毒剂立即从原静脉通路注入，并用解毒剂加利多卡因溶液进行局部皮下注射达到封闭的作用。拔出针头后避免加压于注射处以防药物扩散，抬高患肢并行局部冷敷（部分药物不可冷敷，如奥沙利铂等，详见药物说明书），每次 15～20 分钟，每天至少 4 次，持续 24～48 小时。之后可用 50% 硫酸镁溶液湿敷或遵医嘱应用外用药膏。严重组织破坏或溃疡可能在数天或数周后出现，必要时需行外科扩创及植皮手术。

（2）急性变态反应：在常用的化疗药物中，门冬酰胺酶、博来霉素及紫杉醇等可引起速发型变态反应。表现为哮喘、皮疹、低血压、寒战、发热等。具体护理措施包括：①用药前做好急救准备，遵医嘱给予预防性用药；②用药过程中进行心电监护，密切观察患者反应及主诉，关注高危人群患者，如老年人、营养状态不良者、曾有过敏史者；③怀疑出现过敏反应须立即停药，给予急救药物，并同时报告医师。

（3）疲劳：癌因性疲劳（Cancer – related Fatigue）的机制至今仍不明确，患者表现为身心无力，其程度和出现时间因人而异。具体可表现为劳累、嗜睡、精疲力竭、兴趣及活动减少、敏感或易怒、注意力减弱等。疲劳不仅降低了患者的活动量、自我管理能力及社交活动的机会，而且导致其情绪低落和焦虑，对患者生活质量产生了较大的负面影响。具体护理措施包括：①告知患者及家属疲劳出现的可能性；②排除由其他病理原因导致疲劳的可能，如贫血等；③找出可能加剧或减轻疲劳的因素，协助其制订生活计划，如适当的锻炼及日常活动，调整活动及休息时间；④通过看电视、收听广播等方式寻找信息刺激。

（4）胃肠道反应：人体消化系统因其细胞生长及代谢旺盛，而对化学药物异常敏感。大多数化疗药物均会产生胃肠道不良反应，出现恶心、呕吐、口腔炎、胃肠道溃疡、腹痛、腹泻、便秘等一系列不良反应。其中，恶心、呕吐依其出现时间又可分为急性呕吐、迟发性呕吐和预期性呕吐。具体护理措施包括：①做好宣教工作，化疗时创造良好的环境，减少不良刺激，指导患者通过听音乐、聊天等方式转移注意力；②随时听取患者主诉，观察不良反应情况；③化疗期间应指导患者少食多餐、多饮水，以加快化疗药物的排泄，减少毒副反应；④对患有黏膜炎的患者：指导其戒烟、戒酒，保持口腔清洁；避免食用刺激性较强或较粗糙生硬的食物，且食物温度要适宜；使用软毛牙刷，可用盐水或 20% 利多卡因含漱，或遵医嘱外敷锡类散及相应外用药；⑤对恶心、呕吐的患者：化疗前遵医嘱给予止吐药。指导患者清淡、易消化饮食，避免刺激性食物。化疗日晨可进食少量营养丰富的早餐，化疗后 4～6 小时内最好不进食。呕吐、腹泻者防止脱水及水、电解质失衡等，严重者遵医嘱予以补液；⑥对腹泻的患者：指导其多饮水，食少渣、易消化饮食；无严重肾功能损害者，可适当补充电解质，特别是富含钾离子的食物，如香蕉、橘子等。注意大便的次数和颜色，必要时留取标本并及时就医；⑦对便秘患者：指导其多饮水、吃富含水分及纤维素的食物；适当运动，养成定时排便的习惯。可服用液体石蜡等软化大便或酌情应用缓泻剂。

（5）骨髓抑制：由于化疗药物对于体内血液系统的影响，尤其是引起白细胞减少，常成为导致感染、降低药物剂量或停药的主要原因。化疗药物对骨髓细胞产生的影响多为暂时性。一般在治疗后数天便可出现骨髓抑制反应，10～14天反应达到峰值，大约隔周可恢复。抗肿瘤药物中除博来霉素、门冬酰胺酶、激素类等对骨髓影响较小外，多数化疗药物常会引起不同程度的骨髓抑制。具体护理措施包括：①化疗前后应监测血常规及肝、肾功能，若有明显贫血，或白细胞、血小板减少者慎用化疗药。必要时遵医嘱应用升高白细胞药物；②指导患者进食高蛋白、高热量食物，多食新鲜水果、蔬菜，补充维生素C以增加抵抗力；③避免到人多的公共场所，保持手和口腔卫生，注意保暖，避免劳累或受寒；如有感染、发炎等现象及时就医。

（6）心脏毒性：蒽环类、紫杉醇、氟尿嘧啶等均对心肌有一定的毒性，轻者可无症状，仅表现为心电图异常；重者则表现为各种心律失常甚至心力衰竭。具体护理措施包括：①治疗前评估患者有无心脏病史；②指导患者戒除可能导致心脏疾患的生活习惯，如吸烟、饮酒、高胆固醇饮食等；③指导患者注意休息、少食多餐，以减少心肌耗氧量及心脏负担，避免引起反射性心律失常；④依照体表面积严格执行给药剂量，避免药物累积剂量超过危险剂量，必要时遵医嘱降低药量或停药；⑤给药初期密切观察患者是否有任何与心脏功能异常有关的症状，必要时心电监护，检测生化相关指标，防止电解质紊乱；⑥适当延长静脉给药时间以减少心脏毒性；⑦一旦出现心功能损害，遵医嘱给予相应强心、利尿、扩血管等治疗。

（7）肺毒性：因化学药物造成的肺功能异常可分为肺纤维化、变应性肺炎和心源性肺水肿，其中以肺纤维化最常见。抗肿瘤药物中博来霉素、白消安、甲氨蝶呤等均可致肺毒性。主要表现为疲劳、干咳、呼吸困难等，可伴有发热、胸痛等，胸片及肺功能检查异常。具体护理措施包括：①评估患者是否具有相关危险因素，有无胸部放射治疗史、肺部疾患或其他器官功能异常等；②指导患者进行呼吸运动、调整生活习惯以适应肺功能变化；③注意观察病情，必要时吸氧，一旦出现肺毒性，可遵医嘱给予激素、抗生素等治疗。

（8）肝毒性：抗癌药物及其代谢产物可引起肝细胞变性，甚至坏死及胆汁瘀积，导致急性或慢性肝损害。表现为乏力、食欲不振、肝区疼痛、黄疸，严重者意识不清。常见易引起肝损害的药物有大剂量甲氨蝶呤、阿糖胞苷、阿霉素、环磷酰胺等。具体护理措施包括：①治疗前评估患者肝功能，必要时进行保肝治疗；②指导患者形成良好的生活习惯，戒酒、清淡饮食、适当增加蛋白质与维生素摄入，若因并发症，化疗期间同时进行其他药物治疗，需告知医护人员；③用药过程中加强病情观察，定期监测肝功能，如有异常遵医嘱调整剂量或停药，并给予保肝治疗和对症处理。

（9）肾及膀胱毒性：因化疗药及其代谢产物需经泌尿系统排泄，故许多药物均会产生泌尿系统毒性。如顺铂、甲氨蝶呤等可造成肾脏损伤和电解质异常；环磷酰胺则可导致出血性膀胱炎。具体护理措施包括：①告知患者可能出现的不良反应，如接受蒽环类化疗药时，可致24小时内尿色红染，并带有药物的味道；②嘱患者在化疗前及化疗过程中多饮水，使尿量维持在每日2 000～3 000ml以上；③使用顺铂前需输注生理盐水充分水化，并合理补充电解质；④定期监测肾功能，必要时遵医嘱碱化尿液；⑤防止尿酸性肾病，指导患者低嘌呤饮食，减少肉类、动物内脏、花生、瓜子等摄入，多使用新鲜蔬菜水果。

（10）神经毒性：长春碱类、秋水仙碱类、铂类等一些化疗药物可通过破坏神经轴索的再生能力及神经脊髓鞘，而造成周围及中枢神经功能损害。以末梢神经损害较多见，引起手足麻木、自主神经障碍等症状。严重者可出现感觉异常、共济失调、精神异常等。具体护理措施包括：①评估患者有无相关危险因素，如是否曾有神经疾患、服用对神经损害的药物等；②用药过程中注意观察病情，定期监测神经功能，如有异常，遵医嘱给予营养神经的药物。

（11）脱发和皮肤反应：脱发是由于化疗药物损伤毛囊的结果，其程度常与药物的选择、剂量及个体因素等有关。抗肿瘤药物中烷化剂、环磷酰胺、多柔比星等较常引起脱发，停药后可再生。高剂量或长期化疗还可能造成皮肤色素沉着、皮肤完整性受损、汗腺分泌改变等，随着治疗结束会逐渐改善恢复。具体护理措施包括：①随时评估患者脱发情况及皮肤完整性；②指导患者可在治疗前先剪短头发，以免引起太多的心理不适；③指导患者选择柔软的梳子及性质温和的洗护用品，注意皮肤清洁、避免抓挠，避免长期暴露于紫外线；④指导患者根据自己的喜好，选择合适的假发、头巾、帽子等装饰品；⑤严重的皮肤反应可请皮肤科医师会诊。

（12）远期毒性：化疗药物的远期毒性主要表现为生殖系统毒性、致畸胎作用及第二恶性肿瘤的发生，以烷化剂、亚硝脲类较为常见。其中，生殖系统毒性表现为不孕不育和妇女闭经。化疗引起的第二肿瘤以急性非淋巴细胞白血病最为常见。具体护理措施包括：①治疗前及早与患者及其配偶讨论可能出现的远期毒性及处理方式；②指导患者化疗期间做好避孕，有生育计划者可咨询性及生殖方面专家；③正确掌握化疗的适应证，严格按照规定剂量及疗程给药。

（三）化疗后的护理

化疗间歇期需指导患者调整身心，以应对下一新疗程的治疗。指导患者少食多餐、清淡饮食、加强营养。定期复查血常规、血生化及肝肾功能。注意安全，防止跌倒、坠床。避免到人多的公共场所，预防感冒、防止交叉感染。鼓励患者从事力所能及的日常事务及工作，获得有效的社会支持，以进一步促进身心康复。

第八节　肿瘤患者的放射治疗及其护理

一、肿瘤患者的放射治疗

（一）概述

放射治疗是由一种或多种电离辐射的治疗方式组成的医学治疗手段，即利用放射源或各种医疗设备产生的高能射线对肿瘤进行治疗的技术。作为肿瘤治疗的重要手段之一，放射治疗已发展成为一门临床学科，即放射肿瘤学（Radiation Oncology），建立在放射物理学、放射生物学和放射技术学基础之上。

1. 肿瘤放射治疗的历史及发展。放射治疗的历史可追溯到 19 世纪末，大体上可分为初级放射治疗、常规放射治疗和现代放射治疗三个阶段。自 1895 年伦琴发现 X 线，1896 年居里夫人发现镭之后，放射线逐渐被应用于恶性肿瘤的临床治疗。20 世纪后期，随着技术进步，^{60}Co 治疗机和直线加速器的问世使放射治疗进入了新的阶段，由于其所产生的射线穿透力强、可到达深部肿瘤，使放射治疗的应用范围更加广泛。20 世纪末，随着放射治疗设备的改进和计算机的发展，放射治疗进入了现代放疗时代，并形成集影像、计算机、加速器于一体的现代放射治疗技术。

近年来，三维适形放射治疗、调强放射治疗、立体定向放射治疗、影像引导放射治疗等高新放射治疗技术不断发展，使得照射部位和剂量日益精确，不仅提高肿瘤治愈率，也在很大程度上改善了患者的生活质量。

2. 放射物理学概述。放射物理学研究内容包括放射治疗设备的特性、治疗射线的性质和特点、各种射线的剂量学、放射治疗实施过程以及质量控制和保障等。

（1）放射物理学基本概念。

1）照射区（Irradiated Volume）：是放射治疗医师根据时间－剂量－分次处方确定的剂量范围，一般为 50% 等剂量线面所包绕的范围。

2）靶区（Target Volume）：即放射治疗目标，包括肿瘤及周围潜在的受侵犯组织及可能扩散的范围，还包括因解剖部位及内在运动导致的临床不确定性而需考虑的边缘区域。治疗靶区包括大体肿瘤靶区、临床靶区和计划靶区（图 6－8）。大体肿瘤靶区（Gross Target Volume，GTV）：指临床可见或可触及的、经影像学检查证实的肿瘤部位和肿瘤范围，包括原发灶、转移淋巴结和其他转移病变，如已行根治手术则认为没有 GTV。临床靶区（Clinical Target Volume，CTV）：包含 GTV 和显微镜下可见的、亚临床灶以及肿瘤可能侵犯的范围。计划靶区（Planning Target Volume，PTV）：指包括 CTV 本身、照射中患者器官运动和由于日常摆位、治疗中靶位置和靶体积变化等因素引起的扩大照射的组织范围，以确保 CTV 得到规定的治疗剂量。

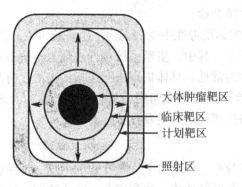

大体肿瘤靶区

临床靶区

计划靶区

照射区

图 6 - 8　靶区定义示意图

3）照射剂量：射线在空气中的曝射量，即空气量（Dm）。

4）吸收剂量：指单位质量物质吸收电离辐射的平均能量，单位为戈瑞（Gy），$1Gy = 1J/kg = 100cGy$。

（2）放射线种类：在放射治疗中所应用的多种射线按其性质和来源可分为三大类：①X 治疗机和各种加速器产生的不同能量的 X 线；②放射性核素发出的 α、β 和 γ 射线；③各种加速器产生的电子束、中子束、质子束、负 π 介子束及其他重粒子束。

（3）放射治疗技术分类。

1）远距离照射（体外照射）：指放射源距患者一定距离，集中照射患者某一部位。由于放射线须通过皮肤、正常组织才能达到肿瘤，使得放射线达到肿瘤部位的剂量受到周围正常组织耐受量的限制。

2）近距离照射（体内照射）：将密封的放射源直接放入被治疗的组织、器官及管道内或表面等部位进行照射。近距离照射具有放射源在肿瘤组织剂量高、周围组织剂量低的特点。与远距离照射相比，近距离照射时，放射源在肿瘤组织剂量的分布均匀性较差。早期的近距离照射的放射源强度低、治疗时间长，医护人员在操作中不可避免接触大量放射线。20 世纪 50、60 年代开始了后装治疗。后装技术指先将治疗容器置于治疗部位，然后利用自动控制的方法将放射源从储源罐输入治疗容器进行放射治疗。后装技术有效减少了工作人员的放射线受量，且放射源活度高，治疗位置准确、牢固。近距离治疗常用的方式包括：腔内照射、组织间插植、敷贴治疗和术中置管术后照射等。

（4）放射源及治疗设备。

1）X 线治疗机：据能量不同，可将其分为接触治疗机、表层治疗机、深部治疗机和超高压治疗机（300 ~ 1 000kV）等。但由于其能量低、穿透力弱等缺点现已较少使用。

2）^{60}Co 治疗机：第一种兆伏级的外照射治疗设备，是将放射性核素 ^{60}Co 所产生的 γ 射线经准直系统准直后来照射肿瘤。具有能量高、穿透力强、皮肤反应轻、骨损伤小等特点，但由于 ^{60}Co 能量单一、深度剂量偏低，且存在放射源污染和半影问题等，在临床的应用逐年减少。

3）医用加速器：包括电子直线加速器、电子感应加速器和电子回旋加速器。直线加速器利用电子从微波电磁场中获得能量并沿直线轨道加速运动，可产生电子束和高能 X 线，也是加速器中使用最多、技术发展最快的。

4）放射性核素：^{226}镭为天然放射源，因其半衰期长，现已为人工放射性核素 ^{60}钴、^{137}铯、^{192}铱所替代。

5）放射治疗辅助设备：包括 X 线模拟定位机、CT 模拟定位机、治疗计划系统（Treatment Planning System，TPS）、图像数据传输网络及质量控制相关仪器。

3. 放射生物学概述。放射生物学（Radiation Biology）是从器官、组织细胞及分子水平研究射线对肿瘤和正常组织的生物学机制，为提高放射治疗效果、降低正常组织损伤及改善放射防护提供理论依据。

（1）放射线的生物学效应。

1）直接效应：射线的粒子或光子的能量被DNA或具有生物功能的其他分子直接吸收，使生物分子发生变化的效应。电离辐射直接作用于核酸及蛋白质，可引起碱基破坏或脱落、单链或双链断裂、氢键破坏、空间结构改变等。

2）间接效应：辐射的能量向生物分子传递时，会游离或激发水分子产生自由基，活性自由基与生物分子如蛋白质、核酸、酶等作用，致使生物体的功能、代谢与结构发生变化的生物学效用。由于人体含水量较高，故间接效应为人体内放射线生物损害的主要机制。

放射治疗的生物效应受多种因素影响，包括组织细胞对放射敏感性、细胞含氧状态、放射剂量、照射时间分配等。

（2）放射敏感性：组织细胞的放射敏感性（Radiosensitive）是指细胞受照射后存活的能力，是细胞的内在固有特性。肿瘤细胞的放射治疗敏感性与其固有敏感性、细胞分化程度及增殖能力、细胞血供等因素有关。肿瘤组织对放射的固有敏感性见表6-2。

表6-2 肿瘤组织的放射敏感性

肿瘤敏感性	杀灭肿瘤所需的放射剂量（Gy）	肿瘤来源
高度敏感	≤50	精原细胞、恶性淋巴瘤
中度敏感	60~70	上皮来源的癌，如皮肤基底细胞癌、皮肤鳞状细胞癌、上呼吸道鳞癌、气管支气管的鳞癌和腺癌、食管鳞状细胞癌、其他消化道的腺癌
低度敏感	≥70	中枢神经系统肿瘤（大部分脑瘤）、软组织和骨恶性肿瘤、恶性黑色素瘤

（二）肿瘤放射治疗的临床应用

1. 肿瘤放射治疗的分类。放射治疗的目标是最大程度消灭肿瘤，同时使正常组织和器官所受损害降到最低。根据治疗目的可将其分为根治性放射治疗和姑息性放射治疗。

（1）根治性放射治疗（Radical Radiotherapy）：指以放射治疗为主要治疗手段，达到治疗肿瘤的目的。适用于因肿瘤生长部位及肿瘤性质不能或不适行手术治疗，但对放射治疗敏感的较早期肿瘤患者。主要用于皮肤癌、鼻咽癌、头颈部恶性肿瘤等。

（2）姑息性放射治疗（Palliative Radiotherapy）：指对于经手术和其他全身及局部治疗方法不能控制的晚期癌症患者，通过给予适当剂量的放疗，达到缓解症状和痛苦，改善生活质量的目的。一般采用单次剂量较大、次数较少的大分割放射治疗。可有效缓解患者因骨转移引起的疼痛，减轻肿瘤引起的梗阻、压迫症状，促进溃疡性癌灶的控制等。

2. 放射治疗与其他治疗的配合。由于不同治疗方法的相对局限性，为了进一步提高肿瘤局部的控制且有效防止远处播散和转移，常需将放射治疗与其他治疗方法相结合。

（1）放射治疗与手术的综合治疗。

1）术后放射治疗（Postoperative Radiotherapy）：使用非常普遍的治疗手段，适用于：①因侵犯重要脏器而不能完全切除的肿瘤，有肉眼和（或）镜下有残留的肿瘤；②手术野内有高度复发危险的肿瘤，如乳腺癌保乳术后，剩余乳腺组织有较高复发风险；③有较高区域淋巴结转移发生率的肿瘤，可行术后预防性放疗。

2）术中放射治疗（Intraoperative Radiotherapy）：指利用手术野暴露的机会，对手术无法切除或残留肿瘤、有高复发风险的肿瘤床和淋巴引流区，进行直接外照射或近距离照射。术中放射治疗可较好避开正常组织和器官，主要用于胃肠道肿瘤。

3）术前放射治疗（Preoperative Radiotherapy）：对于一些局部晚期的肿瘤，通过术前放疗，降低肿瘤分期、缩小瘤体，使不能手术切除的肿瘤变得可以切除。目前，临床应用较多为术前放疗与化疗相联合的新诱导治疗，常用于食管癌、肺癌、子宫颈癌、直肠癌等。

（2）放射治疗与化学治疗的综合治疗：放射治疗、化学治疗综合治疗是临床常用的治疗模式，其目的是利用放射治疗和化学治疗的空间联合作用，提高肿瘤治疗效应，减少对正常组织的损害和不良反应。放射治疗、化学治疗综合治疗可较好地阻止耐药肿瘤细胞亚群的出现、有效降低放疗剂量。其治疗类型包括以下几种。

1）同步放射治疗、化疗：放射治疗与化射治疗同步进行，可增强肿瘤杀灭效应，缩短总疗程，但同时也增加了正常组织的不良反应。

2）序贯治疗：指全程化射治疗后行全程放射治疗，或全程放射治疗后行全程化学治疗，可避免由于两种治疗方法同步进行时不良反应叠加效应。

3）交替治疗：指将放射治疗和化学治疗的疗程均分段后相互穿插、交替进行。对患者的不良反应较同步放射治疗、化疗小。

（3）放射治疗与其他治疗的综合：随着肿瘤治疗方法的不断拓展，对于放射治疗与其他治疗的综合应用也日益增多。包括与分子靶向药物的联合、与热疗的联合等，均可通过不同机制有效增强疗效、降低对正常组织的不良反应。

二、肿瘤患者放射治疗的护理

（一）放射治疗前的护理

1. 治疗准备。

（1）指导患者增加营养摄入，以高热量、高蛋白、易消化饮食为主，充分休息、适当锻炼以增强体质。忌食辛辣、生硬、过冷、过热的刺激粗糙的食物。

（2）全身状况差、不能耐受放射治疗者需给予支持对症治疗。

（3）并发肝炎、活动性肺结核、糖尿病等疾病者，需控制疾病后再行放射治疗。

（4）注意口腔卫生，如有龋齿或口腔疾病应于治疗前就医。

（5）照射部位有切口者需待愈合后再行放射治疗。有全身或局部感染者需先控制感染。

（6）头部放射治疗患者需在治疗前剃去所有头发。

2. 治疗配合。

（1）进入放射治疗室时，不可带入金属物品，如手表、首饰等。

（2）因洗澡、出汗、衣物摩擦等使放射定位线模糊不清时，需及时请医师重新标记。

（3）嘱患者每次照射时都要与定位时的治疗体位一致。

（4）胸部肿瘤照射时要保持呼吸平稳，胃部放射治疗前需禁食，腹腔放射治疗前应排空小便，盆腔放射治疗前留有适量小便。

3. 心理护理。了解患者心理状态及情绪反应，分析其产生原因，并给予针对性心理支持，如介绍疾病及治疗相关知识、不良反应应对指导等。

（二）放射治疗实施中的护理

放射治疗过程中，可使正常组织器官发生不同程度的反应，导致可逆的放射反应和不可逆的放射损伤。后者自治疗开始后三个月为界限，又分为急性放射损伤和后期放射损伤。急性放射损伤主要表现为消化道和黏膜反应，以及骨髓抑制和局部渗出炎性改变等；后期放射损伤主要是血管和间质组织的损伤。在放射治疗实施中，护士应做好治疗配合及不良反应的宣教和指导，以确保治疗的顺利实施。常见放射治疗不良反应有以下几种。

1. 全身反应。经放射治疗后，一方面肿瘤组织被破坏、毒素吸收，另一方面一些快速生长的正常组织细胞对射线高度敏感，如造血系统细胞等。因此患者在照射数小时或 1~2 天后可出现全身反应，表现为虚弱、乏力、头晕、头痛、厌食，个别有恶心、呕吐等症状，行腹部照射和大面积照射时全身反应更为严重。对症护理措施包括：①照射前少量进食，以免形成条件反射性厌食；放射治疗期间进清淡饮食，多食蔬菜和水果及富含营养的食物，鼓励患者多饮水，促进毒素排出；②照射后可完全静卧休息30分钟；放疗期间保证充分的休息与睡眠，酌情适当锻炼；③保持室内空气新鲜，嘱患者少去人多的公共场所，防止呼吸道感染；④通过收听音乐、练气功等方式转移注意力；⑤每周检查血常规1次，遵医嘱给予升高白细胞及提高免疫力的药物或暂停放疗。

2. 皮肤反应。包括急性皮炎和慢性皮肤反应。反应程度与放射源、照射面积和部位，以及有否其他并发症等因素有关。急性皮肤反应分为三度。

（1）Ⅰ度反应：红斑、有烧灼和刺痒感，继续照射时皮肤由鲜红渐变为暗红色，以后有脱屑，称干反应。

（2）Ⅱ度反应：高度充血，水肿、水疱形成，有渗出液、糜烂，称湿反应。

（3）Ⅲ度反应：溃疡形成或坏死，侵犯至真皮，造成放射性损伤，难以愈合。

放射治疗后2个月后或更长时间，照射部位可出现皮肤萎缩，毛细血管扩张、淋巴引流障碍、水肿及深棕色斑点、色素沉着，称后期反应。对症护理措施包括：①指导患者穿着柔软、宽大、吸湿性强的内衣；②保持皮肤褶皱处皮肤清洁干燥，如乳房下、腋窝、腹股沟及会阴部等；头颈部放射治疗者需防止日光照晒；③指导患者使用温和的洗浴用品，照射野皮肤宜用温水和柔软的毛巾轻轻蘸洗，忌用肥皂，不可随意涂抹药物及护肤品，包括乙醇、碘酒等，并避免冷热刺激；④避免照射野皮肤受到各种硬物摩擦和损伤，如首饰、剃须刀等。勤洗手、勤剪指甲，皮肤脱屑期切勿用手撕剥。保持床面整洁干燥，避免不良刺激；⑤照射野不可贴胶布，以免所含氧化锌产生二次射线，加重皮肤损伤；⑥脱发者可佩戴合适的假发、头巾、帽子等；⑦发生干反应，可涂薄荷淀粉或羊毛脂止痒；湿反应需暴露创面，可涂甲紫或氢化可的松；如有水疱形成，涂硼酸软膏包扎1～2天，待渗液吸收后再暴露。放射性溃疡可用维生素 B_{12} 中成药外用，并发感染者需合理使用抗生素。

3. 黏膜反应。放射治疗会使高度敏感的黏膜细胞充血、水肿，继而出现疼痛、溃疡等，严重者引起出血、穿孔。可引起口腔炎、放射性胃肠炎、膀胱损伤、角膜损伤等，出现味觉改变、张口困难、食管狭窄梗阻、恶心、呕吐、腹泻、食欲减退以及膀胱刺激征等。此外，放射治疗可使得唾液腺中浆液细胞快速凋亡、腮腺的唾液分泌急剧减少，引起口干等症状。对症护理措施包括：①指导患者保持口腔清洁，使用软毛牙刷刷牙，遵医嘱使用漱口液含漱；②指导患者少量多餐，进食高热量、高蛋白饮食，可酌情进少渣饮食或流食；避免进食生硬、刺激性以及过冷过热的食物；鼓励多饮水，以促进毒物排泄；③腹泻者避免高纤维素饮食，通过进食饮料、水果等及时补充水分和电解质，并注意保护肛周皮肤；④反应严重致营养不良者，可给予静脉补液并遵医嘱给予相应治疗；⑤指导患者进行张口运动、叩齿等功能锻炼，预防口干、味觉减退、牙龈萎缩、张口困难等并发症；⑥口干者可嚼口香糖，并避免抽烟、饮酒等加重口干症状；⑦口腔炎剧烈疼痛者，可遵医嘱在饭前喷涂利多卡因等，或用中草药决明子、生甘草煎水当茶饮；⑧眼睛在照射野内时，注意保护角膜和晶体，照射时可使用鱼肝油或可的松眼药膏滴眼；⑨倾听患者主诉、注意病情观察。及时处理穿孔、出血等并发症；⑩为预防放射性骨髓炎，建议患者3年内不拔牙。

4. 放射性肺炎和肺纤维变。胸部照射后可发生放射性肺炎。常由上呼吸道感染诱发，轻者可无症状，急性放射性肺炎可于放射治疗后2～6个月出现，多伴有高热、胸痛、咳嗽、气急等，严重者可至死亡。慢性放射性肺炎表现为放射治疗后数月至数年内缓慢进展的肺纤维化。对症护理措施包括：①嘱患者治疗期间保证充分的休息、注意保暖防寒，防止感冒；②患者出现呼吸急促等急性反应时，立即给予吸氧，并遵医嘱静滴氢化可的松和抗生素；③如放射治疗后期出现气短、干咳等进行性肺纤维变症状时，需对症处理。

5. 其他。包括造血系统不良反应、生殖系统损伤及肝、肾功能损害等。脊髓受较大剂量照射后也可能出现放射性脊髓炎，多发生于放射治疗后数月至数年内，开始表现为渐进性、上行性感觉减退，行走或持续乏力，低头时如触电感，逐渐发展为四肢运动障碍、反射亢进、痉挛，以至瘫痪。对症护理措施包括：①定期监测血常规及肝肾功能，白细胞过低者应谨防感染，血小板过低者防止外伤，必要时使用药物或成分输血；②放射时，注意保护睾丸或卵巢，对年轻、有生育计划的患者提前讨论治疗方案以及可采取的措施，如体外受精等；③注意观察患者反应，如有中枢系统损伤，及时给予 B 族维生素、激素、扩血管药物等治疗。

（三）放射治疗后的护理

放射治疗后的护理应主要针对近期不良反应的处理、远期不良反应预防，以及协助患者建立良好的生活方式、促进其提高生活质量。

（1）指导患者均衡营养、清淡饮食，注意口腔及皮肤卫生。充分休息、适当运动，增强机体免疫力。

（2）注意照射野皮肤的保护，皮肤破溃者及时就医、换药等。

（3）结合疾病治疗情况，指导患者进行功能锻炼。如头面部放射治疗患者的口腔锻炼，乳腺癌术后患者的患肢功能锻炼等。

（4）嘱患者定期复查、随访，一般在放射治疗后 1~2 个月应进行第一次随访，2 年内每 3 个月随访一次，2 年后 3~6 个月随访一次，及时了解肿瘤控制情况及有无放射治疗反应。

参考文献

［1］李娟.临床内科护理学［M］.西安：西安交通大学出版社，2014.

［2］翁素贞，叶志霞，皮红英.外科护理［M］.上海：复旦大学出版社，2016.

［3］刘梦清，余尚昆.外科护理学［M］.北京：科学出版社，2016.

［4］徐燕，周兰姝.现代护理学［M］.北京：人民军医出版社，2015.

［5］姜安丽.新编护理学基础［M］.第2版.北京：人民卫生出版社，2013.

［6］李小寒.基础护理学［M］.第5版.北京：人民卫生出版社，2012.

［7］尤黎明，吴瑛.内科护理学［M］.北京：人民卫生出版社，2006.

［8］黄人健，李秀华.现代护理学高级教程［M］.北京：人民军医出版社，2014.

［9］王爱平.现代临床护理学［M］.北京：人民卫生出版社，2015.

［10］唐少兰，杨建芬.外科护理［M］.北京：科学出版社，2015.

［11］黄素梅，张燕京.外科护理学［M］.北京：中国医药科技出版社，2013.

［12］李淑迦，应岚.临床护理常规［M］.北京：中国医药科技出版社，2013.

［13］李建民，孙玉倩.外科护理学［M］.北京：清华大学出版社，2014.

［14］尹安春，史铁英.内科疾病临床护理路径［M］.北京：人民卫生出版社，2014.

［15］史淑杰.神经系统疾病护理指南［M］.北京：人民卫生出版社，2013.

［16］于为民.肾内科疾病诊疗路径［M］.北京：军事医学科学出版社，2014.

［17］蔡金辉.肾内科临床护理思维与实践［M］.北京：人民卫生出版社，2013.

［18］张静芬，周琦.儿科护理学［M］.北京：科学出版社，2016.

［19］武君颖，王玉玲.儿科护理［M］.北京：科学出版社，2016.

［20］陈玉瑛.儿科护理学［M］.北京：科学出版社，2015.

［21］胡莹.儿科护理学实训指导［M］.杭州：浙江大学出版社，2012.

［22］申文江，朱广迎.临床医疗护理常规［M］.北京：中国医药科技出版社，2013.

［23］屈红，秦爱玲，杜明娟.专科护理常规［M］.北京：科学出版社，2016.

［24］潘瑞红.专科护理技术操作规范［M］.湖北：华中科技大学出版社，2016.

［25］唐英姿，左右清.外科护理［M］.上海：上海第二军医大学出版社，2016.